协和急诊总值班纪实

名誉主编　于学忠

主　　编　朱华栋　韩　红

副 主 编　刘继海　李　毅　徐　军

作　　者　（以文章首次出现先后为序）

　　　　　刘安雷　崔庆宏　桂耀松　齐衍濛　盛雅琪
　　　　　王　亚　杨　婧　刘　霜　孙瑞雪　李　妍
　　　　　宋　晓　付阳阳　宗　良

中国协和医科大学出版社

北　京

图书在版编目（CIP）数据

协和急诊总值班纪实／朱华栋，韩红主编．—北京：中国协和医科大学出版社，2021.5（2024.9 重印）.

ISBN 978 - 7 - 5679 - 1706 - 4

Ⅰ.①协…　Ⅱ.①朱…②韩…　Ⅲ.①急诊-诊疗②北京协和医院-医药卫生人员-生平事迹　Ⅳ.①R459.7②K826.2

中国版本图书馆 CIP 数据核字（2021）第 025945 号

协和急诊总值班纪实

主　　编：朱华栋　韩　红
责任编辑：杨小杰
封面设计：邱晓俐
责任校对：张　麓
责任印制：黄艳霞

出版发行　**中国协和医科大学出版社**
　　　　　（北京市东城区东单三条 9 号　邮编 100730　电话 010 - 65260431）
网　　址：www.pumcp.com
经　　销：新华书店总店北京发行所
印　　刷：北京捷迅佳彩印刷有限公司

开　　本：710mm×1000mm　1/16
印　　张：24.5
字　　数：370 千字
版　　次：2021 年 5 月第 1 版
印　　次：2024 年 9 月第 4 次印刷
定　　价：168.00 元

ISBN 978 - 7 - 5679 - 1706 - 4

谨以此书献给北京协和医院建院 100 周年
北京协和医院急诊科建科 38 周年

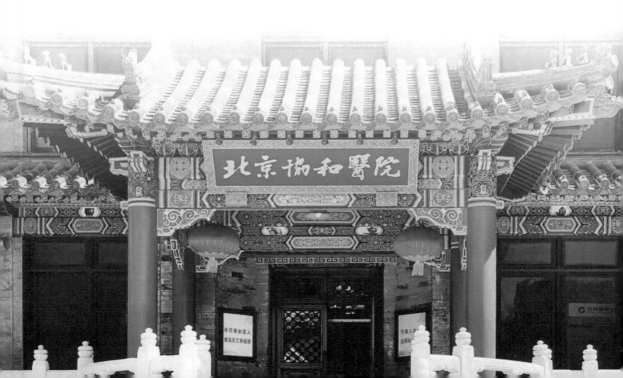

北京协和医院急诊科变迁

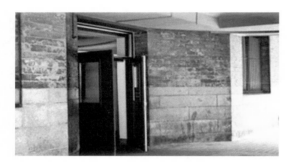

（1983～1994 年）

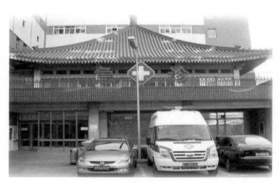

（1995～2012 年）

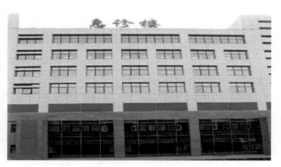

（2013 年至今）

序　言

　　21 世纪以来，急诊医学科（简称"急诊科"）已发展为集急诊、急救与重症监护三位一体的大型急救医疗技术中心、急诊医学科学研究中心、疑难杂症诊疗中心。急诊科从原来只有流水诊室、留观室、抢救室，到现在增加了急诊普通病房、急诊重症监护病房，设有各个专科，可以对急、危、重症及疑难病患者实行一站式无中转急救医疗服务，被誉为现代医学的标志和人类生命健康的守护神。急诊科工作可以说是医院总体工作的缩影，直接反映了医院急救医疗、护理的工作质量和人员的素质水平。

　　急诊科工作紧张忙碌，节奏快，主要面对的是生死攸关的疾病，且医患纠纷高发，所以对急诊医师综合素质要求很高。急诊医师不但要具有很强的独立判断和解决问题的能力、扎实的基本功，而且要有高度的责任心、崇高的医德、较好的管理能力。为了更好地培养优秀的急诊医师，北京协和医院急诊科设置了总值班岗位，竞争上岗，在住院医师晋升主治医师前的关键阶段，强化集中培训，为提升各方面能力打下坚实的基础。

　　本书有精彩生动的故事，有专业知识的经验交流，有精彩病例的分享，还有通俗易懂的科普知识，将带你身临其境地走进协和急诊科，深入了解实际工作中的急诊医师，了解真正的急诊科，透过急诊窗口了解北京协和医院整体的医疗状况。

今年是北京协和医院急诊科建科 38 周年，同时也是北京协和医院建院 100 周年，谨以此书作为急诊科的献礼，也祝北京协和医院百岁生日快乐。

北京协和医院急诊医学系主任

于学忠

2021 年 3 月

前　言

北京协和医院急诊科自 1983 年成立至今已有 38 年。作为国内最早成立的急诊科，在历任主任邵孝鉷主任、周玉淑主任、马遂主任、于学忠主任的带领下，急诊科日益强大、壮大，不仅在专业发展、学科建设方面有重要的示范作用，在全民健康教育、树立医生形象、改善医患关系、宣扬正面舆论导向方面同样有强烈的使命感；医、教、研、管全面发展，连续 5 年蝉联复旦大学医院管理研究所发布的"中国医院排行榜"急诊专科排名第一，成为急诊医学界的领航者。

急诊科是医院最重要的窗口单位，发生在急诊科的故事体现了急诊的方方面面，也体现了医院的风貌。今年正值北京协和医院建院百年华诞，为了让大家更真实、更深切地了解北京协和医院急诊科，我们近 4 年的历任急诊总值班带来了详尽的值班纪实，为急诊人献礼，为协和百年献礼。

北京协和医院急诊科总值班制度实行 10 年有余。总值班又称住院总医师，最初由内科高年资住院医师轮转担任，后来改为由急诊科专科高年资住院医师担任，每位急诊总值班任职期限为 1 年。

急诊总值班不仅要担负区域代主治医师的职责，还要负责协调急诊患者的收治转归安排，负责排班和安排休假，安排科室业务学习和讲课，指导低年资住院医师的临床和操作，负责全院科室间会诊及抢救和有创操作……一般由 2 位或 3 位医师轮流交替 24 小时轮值，不论周末节假日，半年或一年一次集中休假。如此密集强度的工作制度，锻炼了一批批急诊的精兵强将，打造了更优秀的急诊团队，急诊的队伍越来越强大。

对于接受过总值班培训的急诊医师，这段经历将是成长道路上重要的阶段，经常面对惊心动魄的抢救场面，想方设法地完善相关检查，同时还要应对不同区域的请示电话，有抢救成功的喜悦和欣慰，有治疗失败的沮丧和泪水，有疲惫，有忙碌，更有充实和自豪。通过总值班的强化培训，住院医师不仅基本功越来越扎实，熟练掌握各种急救技术，学会诊治各种紧急危重的疾患，还全面提高了各种能力，锻炼了应对处理各种突发事件的能力，锻炼了与各种性情的人交流的能力，锻炼了协调各科室共同治病救人的能力。业务能力突飞猛进，可以充满信心地面对各种病患，不再恐惧，不再惊慌，有条不紊地应对各种情况。

本书收录了2017～2020年各位急诊总值班的工作经历，均以纪实的形式记录下来，并以写作的时间先后为排列顺序。有疑难病例的救治、复杂病历的解析；有多科合作的精彩、无可奈何的遗憾；有解决各种纠纷的经历；有面对各种性格人群的周旋；有各种人情世故……对于医学人士，本书可以作为借鉴，可以学习，可以探讨，是良师益友；对于非医学人士，本书通过一个个真实的故事，让人深刻了解急诊医务人员的工作状态，更好地理解医患关系，了解现实中的急诊。

感谢各位总值班在繁忙的工作之余详细认真地记录工作的点点滴滴，感谢编辑的辛苦付出，感谢同事们的协作，感谢科领导的大力支持和指导。

谨以此书献给兢兢业业、默默奉献、战斗在一线的急诊人。

献给北京协和医院百年华诞！

朱华栋　韩　红

2021 年 3 月

目　录

那个雾霾散尽的夜晚 / 刘安雷 ··· 2

生命不能承受之轻 / 崔庆宏 ··· 5

没有情人的情人节 / 刘安雷 ··· 7

以慈善之名 / 崔庆宏 ··· 9

急诊总值班有感 / 刘安雷 ··· 11

向左向右，不负年华 / 崔庆宏 ·· 13

总值班随笔 / 刘安雷 ··· 15

三生三世十里桃花，此时此刻谁来作陪 / 崔庆宏 ···················· 18

善意的谎言 / 刘安雷 ··· 20

沟通那些事 / 崔庆宏 ··· 22

跨国界的交流 / 刘安雷 ··· 25

回家 / 崔庆宏 ··· 27

繁忙的国际医疗 / 刘安雷 ··· 29

急诊总值班的酸甜苦辣 / 崔庆宏 ·· 31

随风而逝 / 刘安雷 ··· 34

"活"的意义三部曲 / 崔庆宏 ·· 36

愿生者珍重，逝者安息 / 刘安雷 ·· 38

活着不容易，尽量别作 / 崔庆宏 ·· 40

急诊加油 / 刘安雷 ··· 42

你是我的全部 / 崔庆宏 ··· 44

珍爱生命，是对亲人最好的报答 / 刘安雷 ······························ 46

一位高龄孕妇的生死时速 / 崔庆宏 ·············· 48

收获满满的一年 / 刘安雷 ·················· 50

车祸猛于虎也 / 崔庆宏 ···················· 52

你会不讲理吗？ / 崔庆宏 ·················· 54

过敏也要命 / 桂耀松 ···················· 57

最后一班岗 / 崔庆宏 ···················· 60

齐总登场 / 齐衍濛 ······················ 63

难忘的重症胰腺炎 / 桂耀松 ················ 64

难忘的气管插管 / 桂耀松 ·················· 67

要命的鱼刺 / 齐衍濛 ···················· 69

难以缓解的呼吸困难 / 桂耀松 ·············· 71

如履薄冰，如临深渊 / 齐衍濛 ·············· 73

给自己扎针的人 / 桂耀松 ·················· 75

假如选择静静离去 / 齐衍濛 ················ 78

一线生机 / 桂耀松 ······················ 80

艰难的选择 / 齐衍濛 ···················· 82

临床处处是陷阱 / 桂耀松 ·················· 84

要命的感染 / 齐衍濛 ···················· 86

尽人事，听天命 / 桂耀松 ·················· 88

针灸也要命 / 齐衍濛 ···················· 90

凶险的气胸 / 桂耀松 ···················· 91

隐匿的杀手 / 齐衍濛 ···················· 93

理智面对流感 / 桂耀松 ·················· 95

"吸血鬼病" / 齐衍濛 ···················· 97

难以辨明的胸痛 / 桂耀松 ·················· 99

流感下的协和中年 / 桂耀松 ··············· 101

家庭 / 齐衍濛 ························· 103

不一样的腹痛 / 桂耀松 ……………………………………… 105

上任寄语 / 盛雅琪 ……………………………………………… 108

不寻常的心律失常 / 桂耀松 ………………………………… 109

团结就是力量 / 盛雅琪 ……………………………………… 111

五一纪实 / 桂耀松 …………………………………………… 113

都是一本教科书 / 盛雅琪 …………………………………… 116

珍惜生命 / 齐衍濛 …………………………………………… 118

特殊的国际友人 / 桂耀松 …………………………………… 120

陪伴 / 盛雅琪 ………………………………………………… 122

无知很可怕 / 齐衍濛 ………………………………………… 124

多发栓塞为何因？/ 桂耀松 ………………………………… 126

感动有你们 / 盛雅琪 ………………………………………… 128

繁忙的端午节 / 齐衍濛 ……………………………………… 130

急诊第一道关 / 盛雅琪 ……………………………………… 132

宫内孕合并异位妊娠破裂 / 桂耀松 ………………………… 134

没有硝烟的战场 / 齐衍濛 …………………………………… 136

感动 / 盛雅琪 ………………………………………………… 137

中暑 / 王亚 …………………………………………………… 139

感性与理性的思考 / 齐衍濛 ………………………………… 141

感恩 / 盛雅琪 ………………………………………………… 143

平凡的一天 / 王亚 …………………………………………… 144

生活小事 / 齐衍濛 …………………………………………… 146

一路走好 / 盛雅琪 …………………………………………… 147

每逢佳节倍思亲 / 王亚 ……………………………………… 149

累并快乐着 / 盛雅琪 ………………………………………… 150

最甜蜜的礼物 / 王亚 ………………………………………… 151

告别感言 / 齐衍濛 …………………………………………… 153

思考 / 盛雅琪 ……………………………………………… 155

跑赢死神 / 王亚 ………………………………………… 157

总值班的第一天 / 杨婧 ………………………………… 160

不平静的夜 / 盛雅琪 …………………………………… 162

不一样的结局 / 王亚 …………………………………… 164

多变的你 / 杨婧 ………………………………………… 166

孕产妇无小事 / 盛雅琪 ………………………………… 167

再遇孕产妇 / 王亚 ……………………………………… 169

冬至之夜 / 杨婧 ………………………………………… 170

夺命的出血 / 盛雅琪 …………………………………… 172

分诊台有四季 / 王亚 …………………………………… 174

流感之季 / 杨婧 ………………………………………… 176

流感下的我们 / 盛雅琪 ………………………………… 178

生死时速 / 王亚 ………………………………………… 180

凶险的脑膜炎 / 杨婧 …………………………………… 182

临别之际 / 盛雅琪 ……………………………………… 184

七个月的历练 / 王亚 …………………………………… 185

肥胖也是病 / 杨婧 ……………………………………… 187

再现"吸血鬼病" / 刘霜 ……………………………… 190

31991 / 孙瑞雪 ………………………………………… 193

公平的边界 / 杨婧 ……………………………………… 195

陪你度过漫长岁月 / 刘霜 ……………………………… 197

不忘初心，方得始终 / 孙瑞雪 ………………………… 200

消失的肾 / 杨婧 ………………………………………… 202

意识障碍为哪般？/ 刘霜 ……………………………… 205

痛心 / 孙瑞雪 …………………………………………… 207

惊心动魄 / 杨婧 ………………………………………… 209

爱丽丝梦游奇境 / 刘霜 ································· 211

特殊的休克 / 孙瑞雪 ································· 214

典型的反晕征 / 杨婧 ································· 216

美丽的代价 / 刘霜 ································· 218

生不生，自己做主 / 孙瑞雪 ································· 221

感伤 / 杨婧 ································· 223

急诊科"医耗联动综合改革"第一夜 / 孙瑞雪 ··········· 225

"神药"还是"毒药"？/ 刘霜 ························· 227

艰难的选择 / 杨婧 ································· 230

ST 段抬高，是心肌梗死吗？/ 刘霜 ··················· 231

生病了，顺便思考一下人生 / 孙瑞雪 ················· 234

致命的胸痛 / 杨婧 ································· 236

生死时速 / 刘霜 ································· 238

敬佩但不嫉妒，赞叹但不羡慕 / 孙瑞雪 ··············· 241

惊险的一天 / 杨婧 ································· 243

你笑起来的样子，最美 / 孙瑞雪 ····················· 245

坚持到最后一刻 / 刘霜 ····························· 246

不一样的中秋节 / 杨婧 ····························· 248

你笑起来的样子，最美（续）/ 孙瑞雪 ··············· 250

平凡的一天 / 刘霜 ································· 252

国庆有感 / 孙瑞雪 ································· 254

写在离别之际 / 杨婧 ······························· 256

急诊科的那些"群" / 孙瑞雪 ························· 258

北平的秋 / 刘霜 ································· 260

第一个夜班 / 李妍 ································· 263

"九心"急诊 / 刘霜 ································· 265

年轻不是本钱 / 李妍 ······························· 267

抢救室"加九" / 孙瑞雪 ⋯⋯⋯⋯⋯⋯⋯⋯⋯⋯⋯⋯⋯ 268

急诊科"不急"的事 / 孙瑞雪 ⋯⋯⋯⋯⋯⋯⋯⋯⋯⋯⋯ 270

医殇 / 刘霜 ⋯⋯⋯⋯⋯⋯⋯⋯⋯⋯⋯⋯⋯⋯⋯⋯⋯⋯⋯ 272

恐怖的星期五 / 李妍 ⋯⋯⋯⋯⋯⋯⋯⋯⋯⋯⋯⋯⋯⋯⋯ 273

"看着不太好"的患者 / 孙瑞雪 ⋯⋯⋯⋯⋯⋯⋯⋯⋯⋯ 275

春节保卫战 / 李妍 ⋯⋯⋯⋯⋯⋯⋯⋯⋯⋯⋯⋯⋯⋯⋯⋯ 277

告别总值班 / 孙瑞雪 ⋯⋯⋯⋯⋯⋯⋯⋯⋯⋯⋯⋯⋯⋯⋯ 279

新冠肺炎疫情下的急诊患者 / 李妍 ⋯⋯⋯⋯⋯⋯⋯⋯ 282

迎接总值班的挑战 / 宋晓 ⋯⋯⋯⋯⋯⋯⋯⋯⋯⋯⋯⋯⋯ 285

初任总值班 / 付阳阳 ⋯⋯⋯⋯⋯⋯⋯⋯⋯⋯⋯⋯⋯⋯⋯ 287

致命的"生活经验" / 李妍 ⋯⋯⋯⋯⋯⋯⋯⋯⋯⋯⋯⋯ 289

总值班工作之序幕 / 宋晓 ⋯⋯⋯⋯⋯⋯⋯⋯⋯⋯⋯⋯⋯ 291

二甲双胍也疯狂 / 付阳阳 ⋯⋯⋯⋯⋯⋯⋯⋯⋯⋯⋯⋯⋯ 293

胖子的"忧伤" / 李妍 ⋯⋯⋯⋯⋯⋯⋯⋯⋯⋯⋯⋯⋯⋯ 296

第一个夜班的火花 / 宋晓 ⋯⋯⋯⋯⋯⋯⋯⋯⋯⋯⋯⋯⋯ 298

周末的夜班 / 付阳阳 ⋯⋯⋯⋯⋯⋯⋯⋯⋯⋯⋯⋯⋯⋯⋯ 300

时间就是心肌，支架不是负担 / 李妍 ⋯⋯⋯⋯⋯⋯⋯ 302

记第二个白班的"腥风血雨" / 宋晓 ⋯⋯⋯⋯⋯⋯⋯⋯ 304

致命的"咽痛" / 李妍 ⋯⋯⋯⋯⋯⋯⋯⋯⋯⋯⋯⋯⋯⋯ 306

总值班任期之四分之一总结 / 宋晓 ⋯⋯⋯⋯⋯⋯⋯⋯ 307

腹痛寻踪 / 李妍 ⋯⋯⋯⋯⋯⋯⋯⋯⋯⋯⋯⋯⋯⋯⋯⋯⋯ 310

没有憋气症状的低氧患者 / 付阳阳 ⋯⋯⋯⋯⋯⋯⋯⋯ 311

床旁心脏超声可以改变临床决策 / 宋晓 ⋯⋯⋯⋯⋯⋯ 313

端午安康 / 付阳阳 ⋯⋯⋯⋯⋯⋯⋯⋯⋯⋯⋯⋯⋯⋯⋯⋯ 315

"吵架" / 李妍 ⋯⋯⋯⋯⋯⋯⋯⋯⋯⋯⋯⋯⋯⋯⋯⋯⋯ 317

医学常识的重要性 / 宋晓 ⋯⋯⋯⋯⋯⋯⋯⋯⋯⋯⋯⋯⋯ 319

命悬一线 / 付阳阳 ⋯⋯⋯⋯⋯⋯⋯⋯⋯⋯⋯⋯⋯⋯⋯⋯ 322

疯狂 1 小时 / 李妍 ·· 324

疫情中的第一例 VA-ECMO/ 宋晓 ·················· 326

偶然中的必然 / 付阳阳 ································· 328

"一元论原则" / 李妍 ······························· 331

破裂性动脉瘤 / 宋晓 ································· 333

如果肾静脉以下全堵了，会怎样呢？ / 付阳阳 ······ 337

惊心动魄的穿刺 / 李妍 ································· 340

没有当过总值班的医学生涯是不完整的 / 宋晓 ······ 342

抢救 / 李妍 ·· 344

如果肾静脉以下全堵了，会怎样呢？（续）/ 付阳阳 ······ 346

国庆值班有感 / 王亚 ································· 348

那些花儿 / 宋晓 ······································· 351

期待更好的自己 / 李妍 ································· 353

不寻常的高血压 / 付阳阳 ····························· 354

发热的孕妇 / 宋晓 ····································· 358

你好，总值班！ / 宗良 ······························· 361

不寻常的阿司匹林 / 付阳阳 ····························· 362

离奇的出血 / 宋晓 ····································· 364

屋漏偏逢连夜雨 / 宗良 ································· 366

2020 仅剩 1 个月 / 付阳阳 ····························· 369

凶险的夹层 / 宋晓 ····································· 372

缩略语表 ··· 374

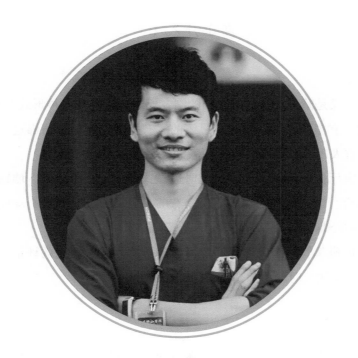

刘安雷
高大、帅气、机敏、乐观的雷总上任总值班！

那个雾霾散尽的夜晚

2017 年 1 月 23 日　刘安雷

阴霾散尽又是晴天，微信朋友圈的圈友们欢天喜地用各种形式迎接旭日朝霞，有拍白云的、有望西山的、有跑步晨练的、有提前踏春的，仿佛这大好天气会转瞬即逝，没有人比现在更珍惜生命、享受美好。

可急诊大厅依旧每天上演着生死时速，这里的每一个角落、墙壁、砖瓦都写满了悲欢离合、生离死别的动人故事，有的不堪回首，有的惊心动魄，有的早已传为医路上的经典，指引着一代代协和人砥砺前行。

急诊总值班掌管整个急诊楼医疗资源的分配，危重病患的评估、抢救，以及有难度的医患沟通，时刻精神高度紧张，往往彻夜不眠。

黄色、白色、黑色

深夜的急诊大厅总算安静下来，保洁师傅抓住时机把地面清理得像溜冰场一样光亮，灯光洒到每一处角落。我像往常一样巡视着患者，映入眼帘的依旧是那些熟悉的面孔，有的黄、有的白、有的黑。的确，急诊医生往往一眼即可推断出患者的基础疾病，黄的可能是肝胆疾病或者溶血，白的可能是贫血，黑的可能是肝肾疾病。

生的渴望

急诊大门被匆匆打开，随着一股寒气逼近，身穿醒目棕色马甲的 120 同仁疾奔而入，床上平卧着一位黄肤色的女性患者，口唇没有一丝血色。我做了简短的询问，得知这是一个中年女性，头晕乏力 2 天，今晨上班期间自觉乏力加重就诊于外院，血常规提示重度贫血，血小板减少，又因为憋气、低氧、指氧饱和度90% 收入外院抢救室，经过一番评估考虑溶血性贫血、低氧血症来诊。我利用测量生命体征的间隙迅速翻阅着外院的病历资料，并不断向患者提出简单的问题以评估她的神志状态，得知患者还有干燥综合征病史，近期未规律服药也没随诊。就在患者回答完姓名和年龄后，她突然双眼凝视，呼之不应，急查大动脉搏动微弱，多年的职业习惯驱使我立即对她启动了心肺复苏流程，同时转入抢救室。经历了约 2 分钟的紧急复苏，监护仪上有了心搏和血压，但血氧饱和度持续偏低，立即给予气管插管、呼吸机辅助呼吸，并迅速用床旁超声评估患者心肺，结果发现其右心负荷增大、肺动脉增粗、左心室受压明显，我立刻怀疑了一个致死性诊断——肺栓塞。但紧接着回报的化验结果令人绝望，血红蛋白 10g/L，血小板 20×10^9/L，血乳酸 17mmol/L，是重度溶血性贫血、高乳酸血症。单纯重度贫血就足以致命，更别说合并肺动脉高压了。患者回报的 CTPA 是阴性结果，考虑可能是免疫病相关肺动脉高压。尽管反复配型不成功，我们还是经层层审批给其输注了 O 型洗涤红细胞；尽管一轮轮的胸外按压、一支支的肾上腺素、一排排的血管活性药物泵的应用，自主循环还是转瞬即逝。抢救室医护人员的汗水不停地挥洒在床头，滴滴饱含着我们对生的渴望，仿佛我们再努力一点就能把她挽救回来。

天堂没有痛苦

患者的亲友们三三两两地排列在床边，眼看着自己的亲人奄奄一息却无能为力，我抬头看到凌晨 3 点的时钟上方清晰排列着几个大字"待患者如亲人"。我们多想让时钟停摆，等到医学发达到可以挽救她时再重新启动。随着"咚咚"的几声响打破了眼前的一切，是患者的儿子和儿媳在人群中突然下跪，生生地磕着头，并深情地呼唤着他们的母亲。此时此刻，现场的所有人都禁不住热泪盈眶。距离患者入室抢救已有 4 个小时，我们终究没能战胜死神。临走时孩子拉着妈妈的手说："再见妈妈，天堂没有痛苦。"我突然间感到一股暖流窜出眼底，不由自主地重复着：天堂没有痛苦！

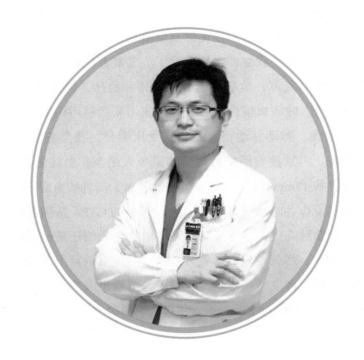

崔庆宏
沉着、稳重、严谨、学究范的崔总上任总值班！

生命不能承受之轻

2017 年 2 月 15 日　崔庆宏

　　从普通老百姓到各级医院，面对棘手难以解决的问题时，说得最多的一句话就是"上协和吧"。每天，北京协和医院急诊科都会接纳来自全国各地的患者，有疑难的，有危重的，有的是慕名而来为求最好的诊治，有的是了却心中愿念不留遗憾。作为协和急诊科的一员，身上背负着诸多的希望与压力。

　　没有什么比看到一个年轻生命的终结更让人感到痛心、挫败。在这个含苞待放的年纪，本该活力无限，享受生命最旺盛的成长历程，却总有一些孩子疾病缠身，甚至是患有不治之症。

　　他，一个 14 岁男孩儿，从遥远的大草原长途颠簸由 120 转运至北京，小小的年纪，突如其来被病毒侵袭了心脏，生命岌岌可危，每一分、每一秒都与父母面临着生死诀别。在当地医院 ICU 本已经给予最强的生命支持设备，中途却因严重并发症被撤除。失去支持的心脏已无力带动年轻的躯体，急诊抢救室内少年的心一次次地停止跳动，医护人员一次次地给予心肺复苏。不同于其他人，每一次按压少年都能清晰地感知，甚至摇头示意，痛苦地呻吟。每次心脏恢复跳动都只能维持短短几十秒，接着又是一次抢救……门外是少年的父母，泪早已哭干。孩子最终还是走了。现实是如此的残酷，留给他父母的是无尽的悲伤。

　　有些病，你不知道是怎么得的，
　　有些病，你知道怎么得的却也无法治，
　　医学无法治愈所有的疾病，
　　敬畏自然，敬畏生命，珍惜健康。

你可能从来都不知道生命是如此宝贵的东西，

你可能从来也不知道健康是如此重要的东西，

零件太贵，还没货配。

只有经历过、体验过才懂得生命与健康的价值。

无可复制，不能重来，

愿我们不要在失去的时候才懂得珍惜，为了你爱的人们，也为了你自己！

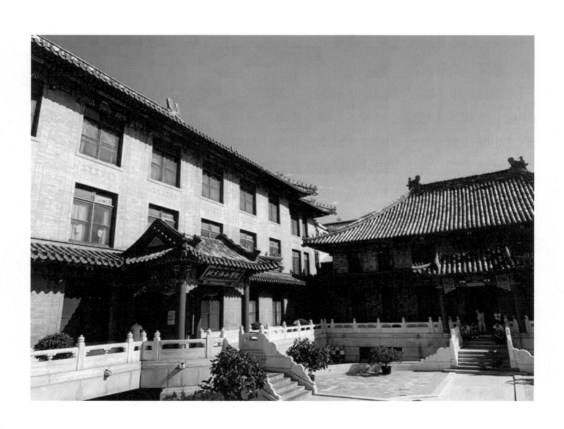

没有情人的情人节

2017 年 2 月 22 日　刘安雷

　　几天前分诊台遇到一位憋气的老大爷，70 岁上下，灰白短发，双眼炯炯有神，眉宇之间流露出饱受病痛折磨的沧桑，最醒目的要数环绕面颊周围粗大的瘤子，宛如一圈络腮胡子，分布得错落有致，居然生生地把一个精致瘦弱的老大爷装扮得魁梧霸气。

　　我问道："您怎么不好啊？"老大爷上气不接下气且不耐烦地说道："我是 IgG4，快给我想办法，我受不了了。"我焦急地盯着监护仪，心率 120 次 / 分，血氧饱和度 85%，血压尚可，八成是肿瘤压迫气管导致低氧，我立即给患者连接上吸氧设备，并将患者女儿和老伴引到角落，交代着缺氧所能导致的各种危害。女儿的双眼渐渐泛起了泪花，老伴倒是故作镇定，总是语无伦次地插入一些"无关紧要"的背景信息。为了节约抢救时间，我不断地把其拉回主题，明确抢救目的，尽早安排进抢救室进一步治疗。可当听到她说"我们家老头子有抑郁症，不能离开家属，更不能独自待在到处是抢救设备的环境下，这样他会立即崩溃"，我渐渐转变观点，开始注意这位慈眉善目的老者，干练的短发略显花白，额头上布满了岁月的沧桑，坚毅的眼神，简朴的穿着。她滔滔不绝地讲述着她对自己老伴的理解和爱："得病这么多年，一直在进展，这一阵夜夜难眠，门诊大夫也说时日不多，我们只想让他少受痛苦，尽量陪他走完最后一程。"于是我做出了大胆的决定，同意他们签字不进抢救室。我发动了集体的力量，为其安排了留观床位，并第一时间安排了吸氧、补液、抽血等支持和评估，随后的血气指标异常糟糕，乳酸 6.8mmol/L。我再次来到这位患者的病床边，此时他的病情似乎有所缓和，女儿和老伴分别在病床两侧，细声细语地交流着，一家人温馨的场景，勾勒出和谐的画面，也让我有了一丝欣慰。片刻后我决定打破这份美好，再次告知一遍病情的严重，患者老伴依然坚毅地回绝了我的"好意"，急匆匆地回到了老伴身边，仿佛此刻的每一秒都那么的珍贵，我只好离开了。

2 天后的上午，正值情人节，我上白班，和往常一样匆匆地打量着滞留的患者，目光不由自主地停留在了一位颜面水肿、满布肿瘤的患者身上，这不是那位"IgG4"大爷吗？只见他脸肿得更大，更圆，深大呼吸，濒死之际仍上气不接下气地和老伴交代着什么，尽管双眼水肿得仅剩一条缝隙，依然那么含情脉脉，依依不舍。我再次冲上前去，试图劝说患者"归顺"抢救室，得到更安全的照护。但也许是对爱人至深至爱，患者老伴居然希望满足老伴回家的念头。我无奈地倾听着她的种种理由，直到她哽咽到没法继续说下去，我近乎命令的坚持打破了她的一切美好愿望，最终，这对老情侣被分隔在了抢救室内外。为了减少痛苦，也是为了满足患者的生前所愿，家属签署了拒绝有创抢救的同意书。2 小时过去了，女儿和老伴早已泣不成声。当老伴再次被叫到他的身边，他早已奄奄一息，面对亲人的到来却浑然不觉。

值此情人佳节之际，愿天下有情人终成眷属，坚守"执子之手，与子偕老"，坚守爱情，坚守承诺。

以慈善之名

2017 年 3 月 1 日　崔庆宏

又是一个繁忙的夜晚，来急诊看病的人依然特别多，男女老少，轻重缓急的都有。一边是焦急等待的患者，一边是紧张忙碌的医护人员。患者多了免不了候诊时间长，有些等不及的人情绪开始焦躁。有找分诊台护士抱怨催促的，有直接和大夫交涉要求提前看病的，偶尔有提出不合理要求得不到满足吵嚷喧哗的，严重时甚至影响急诊诊疗秩序。碰到这样的患者或家属，医生、护士除本职工作外，还要额外分心甚至花费很多精力和时间去做解释工作。不但没有缩短患者的候诊时间，反而会延误正常的诊疗秩序。

今日也不例外，然而却又例外

分诊台护士告知有一位患者候诊，希望提前就诊，经劝无果，希望我帮忙协调。见到患者"家属"，未等我开口，"家属"掏出 2 张证件，开始向我说明情况，她们是某慈善机构人员，经人通报有位空巢老人需要就医，核实情况考虑后决定资助这位老人，辗转 2 家医院后来到协和急诊。因候诊人多，希望可以优先就诊，最后还加了一句："我们做慈善的总是帮别人，也希望你帮助我们，让我们这些做慈善的心里也温暖一下。"经查询分诊系统，患者病情分级为Ⅳ级（不紧急），为最轻微一级，老人前面还有数位Ⅲ级（紧急）的患者，让我甚是为难。不得不说一开始我被打动了，特别是他们提到在院外租床时老板听说是慈善组织带来看病的都没收费，让我觉得我不做点什么都心存愧疚。别人非亲非故帮助老人，这种精神及行为值得赞赏，作为我们来讲也希望尽可能地提供力所能及的帮助。问题是来急诊的人相对而言都是较急较重，分诊系统整合患者的生命体征及症状等已有科学的轻重分级，生命面前人人平等，越过分诊级别更高的患者显然有失公允。看病和饭店、银行排队本质有所不同，前者不只是时间的概念。经过内心挣扎权衡，我没有同意这一要求。慈善工作人员表示明天还要出差去外省看一个申请待资助的人员，没有太多时间在急诊逗留。听到这儿我不免担心，患者的病情未必如他们所期望，看完开药就可以回家了，来急诊的患者有相当一部分会需要留下来观察，从看病到化验到治疗不是想当然几个小时就能解决问题。老人的问题不只是带到医院这么简单。慈善工作人员表示不能多陪同，但可以请个护工。我试图向慈善组织工作人员解释其中缘由，但很遗憾没有得到理解，末了慈善机构人员气愤地说了一句："我说了这么多什么用也没有！"说完转身离开了。

回想整个过程，慈善工作人员一口一个慈善，以慈善之名要求特权，也许是平素在别人那里处处"绿灯"惯了，如今在医院未得到优先安排，对医护人员甚是不满。然而，事情的背后让人疑惑重重：做慈善是否应该享受特权？如果一边做慈善助人，一边损害别人的利益，是否与慈善初衷相违背？慈善事业是人们在没有外压力的情况下自愿地奉献爱心与援助的行为和从事扶弱济贫的一种社会事业，如果是为了工作而工作，因为对一个人的慈善损害了其他的人，这不是纯正意义上的慈善，充其量不过是完成一项工作罢了。另外，如果慈善工作人员以言语或者行为对别人进行道德绑架，无疑也是违背慈善本身。更可怕的是有些动机不纯的人利用慈善之名实现自己的利益。

做慈善，是好事，世人皆支持，但请不要以慈善之名做违背慈善之本的事。文中慈善工作人员随身携带机构许可证，不知是单纯为了证明身份，抑或是将其看成一张特殊"通行证"。

真正的慈善，不需要人尽皆知

社会在发展，在进步，越来越多的人投身于慈善事业，越来越多的慈善机构被建立，慈善也需要被监管。慈善不应该是道德的制高点，应当回归本真的谦逊、低调、不求回报、心态平淡、不骄不躁、与世和谐。

急诊总值班有感

2017 年 3 月 15 日　刘安雷

记忆里的日记都是用来记录生活的，包括阳光雨露、日月星辰、喜怒哀乐、潮起潮落。可自从走上了医学道路，尤其是成为一名急诊医生，日记的概念偷偷地被换了，换成了胆战心惊、跌宕起伏、峰回路转、如临深渊、如履薄冰。没错，急诊让本该如花浪漫的年轻医生提早地经历生死的洗礼，不，是反复经历生死洗礼，让自己的日记里充满了一段段陌生人生离死别、转危为安的悲喜剧情，让自己时而如同伟大的救世主力挽狂澜、悬壶济世，时而如同死神的棋子举步维艰、撕心裂肺。这就是属于医生的日记，没有山花烂漫、四季分明，没有欢歌笑语、五彩斑斓，这里最鲜艳的颜色是红色，是鲜血染红的治疗巾和刷手服。

火眼金睛

急诊总值班每天在满布患者的各个病区穿梭，在同行看来好像巡山的小妖，不停地请示汇报分析汇总；在外人看来好像威风凛凛、法力无边的齐天大圣，往往仅凭双眼就可宣判生死。没错，急诊总值班的首要任务就是判断病情轻重缓急，把有限的医疗资源最大化地合理分配，谁该立即抢救，谁需要留院进一步观察评估，谁可以回家。经总值班过目的疾病种类繁多，经总值班评估的生命体征千变万化，要求总值班必须具备"火眼金睛"，快速识别出藏在哪个患者背后的病魔更恶毒、更致命，一旦识别有误，往往会错过最佳治疗时机，正可谓任重道远，都必须刻苦修炼出一对"火眼金睛"。

交通警察

还有人把急诊总值班形容成交警，只不过急诊总值班指挥的主要是救护车、平车、轮椅等。面对每天各地蜂拥而至的救护车，来急诊第一站就是总值班评估病情，通过测量患者生命体征，浏览以往病历资料，迅速指出下一站的方向。分诊台就好像交警指挥的十字路口，保证诊疗安全有序的运行。

岁月如梭

不知不觉，半年过去了，从当初一听到值班手机响起就胆战心惊，到现在的安神自若，甚至有些爱上了这个铃声，每当它响起会觉得考验我的时候到了。不值班的时候甚至还会期盼下一个班的到来，难道值班也会成瘾？的确，急诊总值班可以让人以百倍的速度成长，丰富你的阅历，增长你的见识，强化你的意志，拓宽你的胸怀，时刻体味着百变的人生，在血雨腥风中壮大、成长。当一辈一辈急诊医生暮年回首时，收获的定是别样的年华，是交警？是指挥官？是齐天大圣？不，我们就是医者，我们都有仁心，不论年华老去，四季更迭，始终不变的医者仁心，致力于为患者去除顽疾，上下求索！

向左向右，不负年华

2017 年 3 月 22 日　崔庆宏

　　一个平常的工作日，值班手机铃声依旧时常响起，多数是分诊台有危重患者需要评估。随着 120 救护车呼啸而来的声音，值班手机也再次急促响起。我快步走向分诊台，原来是一位躺在救护车担架床的女性患者。分诊台护士迅速测量患者的生命体征，我则向随行家属及 120 工作人员了解患者情况。患者是一位接近 80 岁的女性，全血细胞（白细胞、红细胞、血小板）减少，查不清原因，重度贫血，间断输血治疗，这次病情加重遂呼叫 120 送诊。看到患者神志已不清楚，有些点头呼吸，职业警觉性告诉我这位患者恐怕凶多吉少。随行而来的是她的老伴，看年龄也 80 多岁了，虽动作不甚麻利，但思路依然清晰，和老人简单交流患者病重需要进入急诊抢救室救治，老人同意了，还不忘嘱咐一句："有创伤的治疗我们不做了，让她少受些罪吧。"我点点头，带领这对老夫妻进入抢救室。抢救室的医护人员迅速而有条不紊地安置下一步的诊疗，我则继续巡视别的区域。当再次路过抢救室门口时，发现那位老者正坐在门外的轮椅上，独自一人，旁边没有别的亲属。他目光低垂，神情凝重，偶尔悄悄擦去眼角流出的泪水。看到如此情景，我心中不由地被触动，他一定是在担心自己的爱人，一次次地带老伴儿看病奔波，这次却不知道她还能不能挺住。两位老人，相依为命，相互扶持，相濡以沫，在疾病面前，他们做不了什么，能坚持的是那份陪伴和关爱！心中被他们的感情所感动，也默默地祝愿老人能转危为安。

　　电梯间，碰到一对青年男女，都二十岁左右，女孩拿着一张 B 超报告单，男孩则目不转睛地盯着手机屏幕玩网游，不知道是什么游戏，手指噼里啪啦地点个不停。女孩看了看 B 超结果，对男孩说："我腹痛，B 超大夫为什么问我有没有怀孕，我例假结束几天？"男孩头也不抬随口应了一句："是吗？"女孩一脸不解与焦急，像问男孩又像是自言自语："B超大夫让拿结果去诊室问大夫，诊室在哪儿啊？"男孩只顾玩游戏置若罔闻，电梯到了一层，女孩冲了出去右转去找诊室，男孩玩得专注，居然走向了相反的方向。刹那间，我心中一声叹息，真为这个女孩不值，生病了需要人照顾时，他却只顾玩游戏。或许是太年轻，男孩认识不到事情的严重性，抑或是觉得有太多的年华可以肆意挥霍。但像这种没心没肺的年轻人也实属少见。

急诊，一个社会百态都会展现的地方，

人性的光辉与丑陋在这里都有。

有些人，是你一辈子的依靠，有些人，还是尽快远离为好。

审视自身，看看周围，努力成长，担起责任，保护好你所爱之人。

若干年后，历尽沧桑，四目交接，两两相望，内心安然满是欣赏。

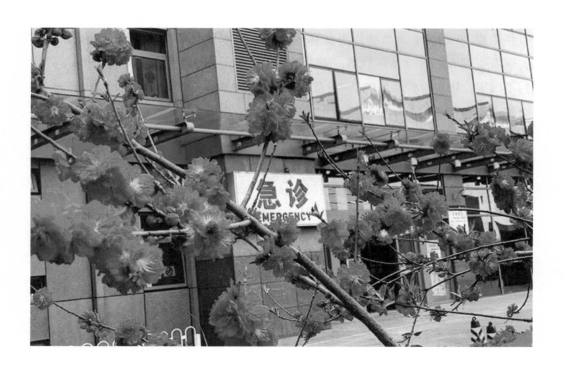

总值班随笔

2017 年 3 月 29 日　刘安雷

京城冬末的气候可谓异彩纷呈，有黯淡的雾霾灰，有寂静的瑞雪白，有欢快的奥运蓝，有冰冷的连夜雨。经历了最后一场冬雪，皑皑白雪装点着京城每一处角落，仿佛大自然携京都古城为我们献礼。日光洒满大地，照到几处积雪，很快便形成了晶莹剔透的水流，折射出路边小树的倒影和川流不息的人群，勾勒出和谐的世界，让一切烦恼淡去，只留一抹清风拂面，好不享受。

训练有素

早交班后我便提前接过手机，跟往常一样提前浏览着病历。忽然铃声响起，只见楼下救护车床上躺着一位 60 岁出头的女性，痛苦面容，口唇发绀，呼吸急促，鼻导管吸氧指氧饱和度只有 70%。我一路小跑赶到后，立即被家属围住，一顿七嘴八舌后我大致了解到这是一个发热憋气半个月的患者，外院胸片提示肺间质病合并感染。我粗算了一下患者的呼吸频率接近 50 次/分，判断出这是一个严重呼吸衰竭的患者，如果不马上抢救随时会有生命危险，于是把她送进了抢救室。交接班队伍中迅速走出 2 名医生、2 名护士、1 名护理员，娴熟地安排着患者的入室常规，有取面罩的，有整理床位组织过床的，有连接监护抽血输液的，有了解病史的，有办理手续的，一切流程井然有序，顷刻之间患者的状态便平稳了下来。尽管患者繁多，但抢救室医护的应对能力和团队素质堪称完美，总能高效地完成急危重患者的诊疗。

感恩的微笑

紧接着没过半小时是一个 70 多岁呕血的老爷子，基础病是胃间质瘤，一早上呕血 2000ml，血红蛋白浓度降到了 38g/L，相当于丢失了人体一大半的血液。我迅速判断出这是一个消化道大出血，必须立即进行抢救及多科会诊，商议下一步诊疗计划。于是这位患者被送进了抢救室，经过紧张的多科讨论，与家属商议后决定保守治疗，也是最能接受且痛苦最小的办法。随着大量止血药物及血制品的应用，几天后患者逐渐转危为安。虽然患者还很虚弱，但每一次和他的眼神交流都能察觉到他对我们的认可，每一次感恩的微笑也是我们前行的动力。

进退两难

一辆外地救护车呼啸而来，送进来一个憋气的小伙子。皮肤苍白，面部水肿，胸廓快速起伏，意味着他的呼吸功能在逐渐走向失代偿状态，左侧腹部可见较长的斜行切口，下肢水肿，肢端发凉。虽然生命体征尚可，血压 128/98mmHg，心率 120 次 / 分，鼻导管吸氧（氧流量为 3L/min），每分指氧饱和度 99%，但种种临床表现让我坚信这是个非常危重的患者。接下来我了解到他祖籍辽宁，几年前因为贫血、肾功能不全在北京协和医院诊断为冷球蛋白血症，住院期间稍有改善，但因经济原因被迫转回老家治疗，此次脾切除后出现心包积液、胸腔积液，因憋气转回协和。了解到这些后我迅速理清了可能的憋气原因：脉压小，心音遥远，大量心包积液？心包填塞？肺栓塞？大量胸腔积液限制性通气功能障碍？术后卧床导致肺不张？无论是什么原因，首要任务是把患者转运到安全的地方监护，以便给进一步评估和处理赢得时间。可是世事难料，患者家属明确表示因经济原因无法承担抢救及监护的费用，希望躺在急诊大厅做最基本的处理。听到这样的答案着实令我进退两难，眼看着年轻的生命奄奄一息，我做出了大胆的决定，同意他先在急诊大厅完善评估，通过加强医护人员的巡视力度弥补不能监护的缺憾。

床旁利器

近年来，急诊危重症领域多了一项快速评估病情的先进"武器"，就是床旁便携式超声机。它小巧便携，功能强大，可以快速评估患者的心肺急症及循环状态，同时还能引导各种穿刺技术，可谓神通广大，协助无数急诊医生披荆斩棘，化险为夷。我果断地推来床旁超声机，快速地找出了患者憋气的主要原因：大量心包积液，中量胸腔积液，肝大，使膈肌上移。于是我迅速地找到积液量最大的心尖处作为定位穿刺点，但他的既往病史让我停了下来，患者既往血液系统疾病，肾功能不全，低蛋白血症，肝大，脾功能亢进，近期切脾，一系列病史都提示患者可能存在血小板计数低、凝血差等穿刺禁忌，且最容易穿刺的部位积液量也不过2cm，并随着心尖的摆动距离还有所出入，看到心脏各房室舒缩尚可，我决定先按兵不动，待完善各项功能检查、对症纠正凝血、利尿后再决定是否穿刺。2个小时过去了，经过输血浆和白蛋白、利尿等治疗后，患者的呼吸频率趋于正常，窘迫状态逐步改善。接下来的诊疗按部就班，我也轻松了不少。

的确，对于一个普通家庭，久病不愈花干了他们所有积蓄，然而对生的渴望和美好未来的憧憬却从未放弃。医生用其毕生所学满足着患者的渴望与憧憬，患者用坚韧的毅力同病魔抗争，医患之间最重要的桥梁便是信任，哪怕只是一个微笑、一个赞许的眼神，便是对医生最好的肯定。愿医患之间更加互信互助，愿医疗行为更加高效有序，愿生命之花永远绽放异彩。

三生三世十里桃花，此时此刻谁来作陪

2017 年 4 月 5 日　崔庆宏

　　已是深夜，前来就诊的患者变少，我也得以休息片刻，倒在床上迅速进入睡眠。没过多久，熟悉的铃声再度响起，分诊台护士告知 120 送来一位憋气的患者，考虑是肿瘤压迫气管。耳鼻喉科医生建议行气管切开术，但家属不同意，希望先行气管插管，耳鼻喉科医生认为插管成功的可能性极小，但无法说服家属，希望总值班协助判断病情，一起与家属进行沟通。电话中听耳鼻喉科医生描述患者瘤体很大，根本无法经口进行气管插管，家属又不同意气管切开，当时心里一下就急了："家属怎么这么糊涂，插不进去管又不切开的话，命可能分分钟就都没了。"

　　虽然电话中了解了一部分情况，心中已有预期，但当我见到患者的时候还是不由倒吸了一口冷气，患者面部长满了肿瘤，瘤体大且厚，相当于又多了头颅 1/3 的体积，额头、眼、鼻、口等器官完全看不到原来的样子。看到此种场景，瞬间明白为何耳鼻喉科医生说无法插管了，因为连入口都很难找到。退一步说，即便是成功地插了管也只是权宜之计，坚持不了几天仍然需要做气管切开，与其让老人受两次罪，还不如及早切为好。气管切开可以暂时缓解肿瘤压迫带来的呼吸困难，但肿瘤无法控制仍会持续生长，气管进一步被侵犯患者还能坚持多久无法预测。家属也是左右为难，老父亲呼吸困难，切开不解决根本问题，不切随时又有生命危险。患者 2 年前出现肿瘤快速增长，在外院行瘤体切除，每次切完又很快生长出来，以至于做手术的间隔越来越短，效果越来越差，后期不建议再行手术，遂返家休养。

　　患者女儿沉思良久，始终无法做出决定。作为医生，我们也处于比较为难的境地，原本还想劝说家属尽快给患者行气管切开缓解症状，但面对这种局面，一个技术问题变成了一个人文问题：做气管切开手术对于患者来讲有意义吗？是帮助减轻痛苦还是反而延长了痛苦？可能延续若干天后最终仍避免不了瘤体长满或压闭气道的现实，到那时可能将面临比现在更尴尬的局面。

患者女儿举棋不定难以抉择，走到老父亲身边商量接下来的治疗方案，老人十分激动，紧紧抓住女儿的手："我要回家，回家，马上回家！""可是爸，您回家了如果憋气严重了，我却只能看着做不了什么，我该怎么办呀？"女儿说。老人沉默片刻，握紧的手示意女儿，仍然坚定说："回家，我想回家！"此刻，老人像个孩子一样，牵着可以依靠的手，请求可以满足自己的心愿。或许老人心里明白自己的病情，此时此刻让他无法割舍的就是家了吧，这种对家的依恋和渴望甚至已经超越了对生命的坚持。

最终，女儿顺从了父亲的意思，带着父亲离开医院返家，目送他们走出急诊大门，心中思绪万千，难以言表，久难平静。

善意的谎言

2017 年 4 月 19 日　刘安雷

每当下夜班，洗漱更衣后冲出急诊大楼的一刻，像心绞痛患者舌下含服了硝酸甘油一样畅快通透，一抹朝阳翻过眉梢，飞速地挤进正在缩小的瞳孔，来到视网膜前，映射出眼前的万物，树仿佛一夜间绿了，花也一下变得五彩斑斓，柳絮随着微风游移到脸庞，疲惫的五官瞬间慌乱起来，生怕被它们迷了双眼、塞了口鼻，期待它们消失的同时也欣然地感受着春的到来，夏已不远。

总值班行程过半，几近经历一个四季轮回，想必领略四季不同时期的病种也是培养青年医生成长的必备环节，赞前辈领导们的良苦用心，同时也慨叹医生成长的不易。

虚假广告

老师们从小就教育大家要诚实守信，可长大后发现诸如电信诈骗、虚假广告等谎言和欺骗无孔不入，各行各业都深受其害。在医学领域，常常也有包治百病、神医神药等宣传广告，也成了部分绝症患者的"救命稻草"，让其心驰神往、欲罢不能。但这显然并不能解决根本问题，属于真正地浪费时间、精力、财力，到头来空欢喜一场。家属需要明白现实，理智对待，要咨询正规医院的专科大夫，不要相信小广告，但可以给予患者一个希望，一个安慰，一个善意的谎言，往往能让无法治愈的患者在最后的日子不在绝望中度过。

呼吸衰竭的大叔

中年男性，喘憋 20 多年，加重 1 周。当地医院诊断为肺气肿、肺大疱、肺部感染、陈旧性肺结核，治疗效果欠佳。患者求生欲望强烈，女儿万分焦虑，在网上发现一家医院声称专治此病，于是连夜慕名赶来，穿越了张北草原、京藏高速，途中因病情危重、吸氧条件有限，被迫停靠北京协和医院急诊。分诊台前见到这位瘦骨嶙峋的患者，我被其体位所惊呆，只见其双膝跪在平车中央，纤细的上肢已无力支撑上身，靠着额头和肩膀勉强掌握着整体平衡，随着慢频率的深大呼吸，清晰可见的肋骨微弱地浮动着，仿佛每一口喘息都是用生命在战斗。他虚弱地转过头翻看了我一眼，深邃的眼窝，突出的唇齿，欲言又止，却饱含了其对生的渴望。

善意的谎言

我瞬间感受到了紧张的气息，没等护士测量出生命体征便拖着平车带患者冲进了抢救室。监护、吸氧、建立静脉通路后，患者仍很痛苦，但氧合指数与神志略有见好。我翻看病历资料发现，患者整个右肺几乎毁损，右下肺还有肺大疱，左肺肺气肿，胸膜增厚，结合病史及化验检查是个严重的限制性通气功能障碍，单纯手术处理肺大疱很难改善。目前的状况也存在呼吸机治疗禁忌，如此棘手的呼吸衰竭，广告中的医院居然声称可以治愈！？我耐心地向患者一家解释病情多么复杂、预后不佳，并努力说服家属不要轻信广告，半信半疑的家属最后接受了现实。经过了抗炎、平喘、氧疗等处理后患者的病情略有好转。后来，一家人还是因为经济原因打算带着协和医院的会诊方案回家。欣慰的是他们没再提去广告医院，可同时也剥夺了他们"唯一的希望"。临走时患者情绪低落，双眼饱含着泪花，或许是肺性脑病的"泪"，或许是绝望的"泪"，我见状悄悄地凑上前来，紧握着患者的手，轻轻说道："大叔，您别着急，咱们回家再巩固一段时间就能去治疗肺大疱了，您很快就能好起来的。"大叔的目光中瞬间充满了希望。患者女儿也会意地冲我点了点头。

记得医学伦理中有句名言：有时去治愈，常常去帮助，总是去安慰。或许，有时善意的谎言也能帮助和安慰到患者，让其免受临终绝望之苦，带着希望重生。

沟通那些事

2017 年 4 月 26 日　崔庆宏

不觉间已快到夏天，总值班工作也已过半。经过半年多总值班的历练，业务、沟通以及应对各种突发事件能力有了明显提高。虽少了一些当初的稚嫩焦虑，但依然感到"压力山大"，如履薄冰。总值班的工作更多的是与患者及家属沟通，在这个过程中深刻感觉有效沟通的重要性，对患者疾病的判断及预后有非常重要的作用。医生在学习业务知识的同时，也把医患沟通列为必修科目，掌握医患沟通技巧有助于医疗实践的顺利进行。除从医生角度去努力外，患者的配合也十分重要，作为患者或家属，你了解和医生沟通的技巧吗？

对于患者来说，掌握和医生沟通的技巧可以提高看病的效率，使医生更快更到位地了解自己的问题。那么，在和医生沟通的过程中，哪些情况是医生比较反感的呢？患者来医院原因可能有各种不同，有些是身体的问题，有些是精神心理问题。无论是哪种都需要和医生交流病情，通过问诊、查体、化验及治疗反馈来明确到底是何问题，普通的诊治过程却又总会有不普通的事情发生。

问这么多，你自己不会看啊

有些患者来到医院满怀怒气，对待医生询问问题非常不耐烦，一句话能把医生"噎死"，但看病怎么能不问呢？面对这类患者，医生问的问题往往得不到想要的答案，不是存在情绪抵触顾左右而言他，就是间断粗暴反问医生会不会看病。举个简单的例子：一个腹痛的患者来看病，医生问什么时候开始痛的，痛得厉害吗，有什么可能的原因，目的想了解疾病发生的情况，患者回应："废话，不痛能来看病呀！我要是知道原因还来找你看啊！"接诊医生瞬间觉得很受伤、很无语。面对这类不太好沟通的患者，医生可能就默默查体开化验单做检查了，你以为这样就行了？错误！患者或家属会追问："医生，腹痛是什么原因啊？你给解释解释！"接诊医生一脸"黑线"，心中默想：你又不让我问情况，检查也没做，我哪知道是啥原因啊？口头解释：需要做个化验看看情况。患者或家属又不耐烦了："一个腹痛也查来查去，搞得这么复杂，会不会看病？"接诊医生更加郁闷了：肚子里有那么多脏器，有那么多病种，我要是不问不查，隔着肚皮就知道是啥病那才怪嘞！

这类事情是少数，但有时沟通时确实会有类似的问题存在。在医院就诊过程中，多数医生都没有和患者聊天的时间，问的问题代表他对疾病思考的一部分，如能提供答案无疑对病情的诊治是有利的。友情提示去医院看病的朋友们，在面对医生的询问时，请直面医生的问题，不要反击，也不要顾左右而言他回避问题，不扯闲篇，直接提供重点，才有利于疾病的诊治。

真把网络当医生

有些患者在看病前或看病过程中会上网搜索一下自己的症状，这部分患者参与感比较强，这样的态度医生是欢迎的，但有一小部分人会很偏执，让医生非常头痛。医学是个系统庞大的学科，从基因分子到组织器官，各个系统紧密联系不可分割，人体是大自然里最精密的一部仪器，神奇到现在科技能探索发现理解掌握的只是冰山一角。一个医生要学习和身高差不多的理论知识，身经百战层层选拔，进入临床真刀真枪练习数年才来到病患面前，这样尚不能完全诊断目前的所知疾病。无医学基础的人想要依靠网络里的知识搞定自身的病更是难上加难，如果坚持自己的意见，不能和医生沟通协调反而会延误病情诊断。

网络上的信息可以作为参考，但不能拿来就看病。疾病的诊治个体化较强，且需灵活变通，给医生一点耐心，给自己一些耐心，共同努力把问题解决。

进了医院就保险了，花钱得把病看好

对于医生而言，听到这么一句话，更多的是感到无奈吧。患者想看好病，医

生想给患者看好病，大家的目的是一致的。本应是亲密的战友，实际中却常有医患对立的现象，究其原因，一是医患对疾病的认识不一致，二是相互之间缺少信任。科学在进步，很多不能诊断和不能治的病现在有了新的办法，即便如此，仍然还有很多疾病无法逆转病程。面对治不了、治不好的疾病，虽然第一时间无法接受，但我们仍要仔细想想能做什么，把能做的事情做好。不理智不接受，无视现实强行要求做不可能达到的事情，其实徒劳无益。有钱固然可以享受更好的医疗条件，但在起决定性作用的疾病面前，钱又似乎没有那么大的能量，可以让人起死回生。

一方面，医生需要学习和患者打交道的方式方法；另一方面，患者及家属也需要掌握与医生沟通的小技巧，这样才能更有效顺畅，才更有利于疾病的快速诊断与治疗。

不让医生背负不切实际的期望与压力，把医生的精力和时间还给患者，还给医疗，才是有利于患者的做法。

跨国界的交流

2017 年 5 月 3 日　刘安雷

　　穿行在都市傍晚的街道，感受着夕阳的余晖，和煦的微风，两旁饱满的绿树沙沙作响，昭示着春的生机。马路上飞驰着各色的单车，骑行的人们行色匆匆，脸上写满一天的困倦和回家的急迫，路中央红灯下面一行行刹车灯和间断迸发出刺耳的鸣笛声，组成了大都市喧嚣的乐章，而伫立在这座城市中心的医院，仍旧灯火通明。

母爱

　　第一眼看见她让我震惊，凌乱的金色短发，深邃的眼窝，卷曲的睫毛，半遮半掩的虹膜间或散发出蓝色的光芒，一看就是典型的俄罗斯奶奶。因为言语不通，喘憋至极，老奶奶早已坐卧不安，庞大的身躯致使她完成翻身这么简单的动作都需要两人协助，如果是想坐起来，甚至需要把腿和腹部都提前摆好才能实现。老奶奶是个坚强的女人，丈夫刚刚因为肿瘤过世，自己又久病缠身，每年发作几次心力衰竭和哮喘，长年的痛风早已在其肾脏及关节里沉淀了不少创痕，每当劳累、气候变化时便会发作，疾病仿佛是岁月在其器官上的烙印，日益深刻。女儿会说简单的英语，但看上去十分娇弱，得知母亲病重后一直在角落哭泣。通过交谈我们了解到，来中国旅游是女儿的梦想，母亲想让女儿早日走出父亲离世的阴影，故冒险陪女儿来了北京，我不禁慨叹战斗民族之无所畏惧。

朋友的错爱

　　京城的美景令人目不暇接，马不停蹄的游览使奶奶的身体报警，前几天因为腰痛来过北京协和医院国际医疗急诊，当时肌酐水平轻度升高，泌尿系超声提示肾盂扩张，可疑肾结石排石，本应留院观察，但出于对异国他乡医疗的陌生以及对朋友的信赖，决定签字回住处自服朋友推荐的排石汤治疗，几天的排石并未起到太好的效果，反而尿量越来越少，排石汤和石头加重了肾脏负担，水分纷纷跑到了五脏六腑的间隙之间，使它们彼此产生了更大的隔阂，失去了以往的默契，全身的血液犹如一潭死水，蓄积在她的心肺之间，她的枕头越垫越高，最后仅靠坐位入眠，愉快的旅行变成了一程苦旅，深刻而煎熬。

朋友们终于按捺不住再次带她来北京协和医院，复查的指标全面异常，突出体现在心、肾和呼吸衰竭。我们一致认为，患者需要接受呼吸支持和肾脏替代治疗，否则会有生命危险。然而，倔强的奶奶坚决不肯，我们上演了医患之间激烈的博弈，最终以我们失败告终。奶奶继续着目前保守治疗的方案，沮丧的我们只能眼睁睁看着她每况愈下，却爱莫能助。

自信的家庭医生

不一会儿，奶奶的两个朋友又带来了来自患者家庭医生的远程建议：集中精力消炎平喘！这让我们的诊疗再次陷入旋涡。记得急诊前辈教导我们，临床判断一定要亲临床边，仔细地问病史、查体，把病史、临床表现和实验室结果全面分析，绝不能一叶障目、以管窥天。此时家庭医生的判断显然不能全面评估病情，处理自然欠妥当，而其朋友的推波助澜、一意孤行有可能让患者付出生命的代价，我们不寒而栗。

最终，由于意见分歧，坚强勇敢的外国奶奶和她固执的朋友们选择签字离院了，望着她喘息的背影，我陷入了沉思：如果医患之间抛开国界，多些信任和理解，或许可以改变许多病患的结局。增进医患互信，你我任重而道远！

回　家

2017 年 5 月 10 日　崔庆宏

　　一位 85 岁澳大利亚籍女性，跨越半个地球由女儿陪同来中国旅游，谁曾想飞机落地后尚未来得及欣赏异国风景，却被疾病击倒，由 120 送至北京协和医院国际医疗部急诊。来时老人显得十分虚弱，主诉腹痛较为明显，并伴有恶心、呕吐，没有胸痛、腹泻等不适，接诊医生迅速为老人安排了一系列检查，种种迹象表明老人可能得了胃肠炎，但化验结果还是让医生大吃一惊，在胃肠炎的背后隐藏有更严重的问题——心肌梗死！一位高龄老人遭遇心肌梗死，危险性可想而知，医生甚至都为老人是否还能回到家乡而担忧。经过与老人及其女儿交谈后，她们选择了药物保守治疗，希望回国后再行冠脉造影检查。就在监护观察期间，老人心率突然快速下降，护士发现后迅速跑到床旁，老人已无意识，瞳孔甚至已散大，看不到呼吸动作，第一时间进行心肺复苏抢救，幸运的是老人很快恢复了自主呼吸、心跳。好在医护人员训练有素、处置果断，及时把老人从鬼门关上拉了回来。老人病情危重，不得不转到抢救室监护治疗，短期无法出院，更不可能回国。面对陌生的环境，老人神态却十分平和，没有一丝焦虑慌乱，和老人交流时感到是那么的亲切友善，内心默默替老人祝福。

　　经过一天多的监护观察治疗，老人病情逐渐稳定，未再发作致命性心律失常，本人已没了不适的感觉。每次交谈老人都态度和蔼，对于需要继续留院观察的事情也十分理解。对于如此乐观可亲的老人，你很难不觉得可敬，总想多做些什么。周末病室满员，处于超负荷运转状态，都没有一张正式的床位，只能把老人加床放到过道中，但老人没有任何抱怨，安静地躺在床上休息，没事一般不会打扰匆忙的医护人员。

虽是 85 岁高龄的老人，但平素身体还真是不错，除血压有些偏高外，没有别的疾病。老人喜爱旅游，每年都会外出几周，去年还刚去了欧洲，为老人对生活的热情打动。这次因病在北京逗留，也是以后回忆里的一段不寻常经历。按照我保守的想法，可能老人以后无法再出国旅游了，但她不是我，谁又知道呢？我们只有祝福她，平安回家！

因为工作的原因，常会接诊来京旅游突发重大疾病的外籍友人，轻则逗留数周，重则客死他乡。尽管现在地球愈发像个大村子，但个人身体状况确实是阻碍回归的拦路虎，常有病情太过严重无法归国的情况。旅游期间是否得病、有何预案应当成为外出前仔细思考的一个问题，尤其是高龄或有疾病在身的人。在外就医可能会面临语言不通、环境陌生、支付困难等问题，如果没有心理预期可能会给家庭带来不可承受之痛。

希望人在旅途，乐在旅途，平平安安回到家。

繁忙的国际医疗

2017 年 5 月 17 日　刘安雷

　　岁月如梭，我来京已有八九个年头，家乡的春风细雨、碧空如洗、风吹麦浪、银装素裹似乎渐渐模糊，取而代之的是桃红柳绿、青砖碧瓦、如烟如梦、飞沙走石，季节的更替与其特有的天气交相辉映，让人体会得越发深刻，仿佛一场场免费的 5D 电影。翻看朋友圈里沙漠旅行的照片居然毫不陌生，因为此刻我也正体味着狂风肆虐、呼啸而至时被风沙填满七窍的感觉。路边的高树也不甘寂寞、一起摇摆，参与着大自然的这次狂欢。

　　不久，沙过天晴，白云慵懒地摆着各种造型，骄阳下忙碌的赶路人继续为各自的前程奔波。急诊仍旧井然有序地运转，浑然不觉外面发生了什么，只是往来急诊的救护车常常在院内堵车，让我们也为都市的交通拥堵问题担忧。

　　接班后我就被国际急诊传来会诊，刚迈进大厅便被现场的阵势吓倒，可谓"门庭若市、车马盈门"，各科专家齐聚一堂，各自操持着熟练的英语与不同颜色的患者交流，有潜水外伤感染后急性肾衰竭的，有极度肥胖不慎坠床腰椎骨折的，有遭受家暴后遍体鳞伤、神情恍惚的……我迅速评估了每位患者，并与专科医生商讨下一步诊疗。

　　此时在人群中传来阵阵哭声，我循声而至，这是一位二十几岁的塞尔维亚姑娘，棕色的长发凌乱地散落在枕旁，深邃的眼神饱藏着悲伤与无助，晶莹的泪珠滚滚滴落，仿佛也滴在了身旁姐姐和父母的心里。她是因为突发颈背部疼痛进行性四肢瘫 1 天来诊，一家 4 口来京教外语已有一年，父母会一些中文，日子过得四平八稳，谁知突然倒下的竟然是他们年轻的女儿。为避免病情进展甚至影响呼吸，她被迅速转到抢救室，随着急诊医护及各专科的通力协作，患者迅速完善了多项影像学检查，并初步诊断为脊髓前动脉病变导致脊髓梗死，通过应用改善循环、抗血小板、激素、补液等治疗，患者的病情趋于稳定，上肢近端肌力逐渐恢复，一家人的心情也平复了许多。动脉瘤？血管畸形？血栓栓塞？血管损伤？尽管病因尚不明确，但庆幸的是我们挽救了一个年轻的生命，让异国他乡的游子得以重生。

所谓医者，必应谨遵希波克拉底誓言，不分国界、不论种族、竭诚尽职、济世救人，给每位海外漂泊的游子提供温暖的港湾、牢靠的驿站。

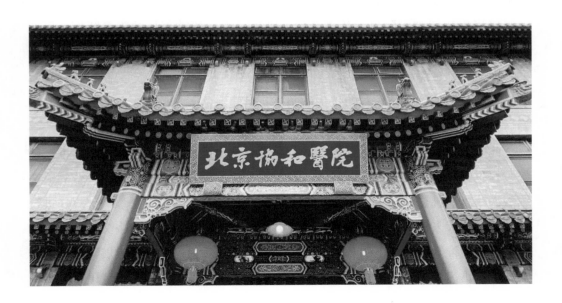

急诊总值班的酸甜苦辣

2017 年 5 月 24 日　崔庆宏

　　医院有这样一群人，他们在不同科室身担总值班一职，每天上班期间在医院穿梭不停。因为值班频率高，所以总是在值班；因为在各区域大领导不在的时候要肩负起指导一线值班人员的重任，所以叫总值班。每个科的总值班负责的业务虽不相同，但共同点是都要经过长时间魔鬼般的历练。我是来自协和急诊科的总值班，担任总值班已有大半年的时间，今天就跟大家诉说一下总值班的酸甜苦辣。

总值班之酸

　　急诊总值班覆盖的区域比较广，既有留观和病房"知根知底"的老患者，也有如潮水般汹涌而来新的急危重症患者，老患者治疗方案大多已定，但又可能随时有新的变化，而新患者则是一切未知，需要从头仔细评估。对总值班而言，不怕病情重，也不怕病情复杂，怕的往往是医疗之外的问题。大部分患者通情达理，能够配合治疗，但也常有个别患者蛮不讲理，无理取闹，碰到这部分人，往往要花费大量的时间和精力。另外，有一些无身份信息、无家属朋友陪同、无钱的患者，处理这样的患者也是困难重重，正常的医疗不能顺畅地进行，非医疗问题（联系保卫处甚至警察确认患者身份、寻找患者家属、寻求费用支持等）会花费更多时间。医生除看病外，沟通也是一项重要的内容，总值班时常会被呼叫处理纠纷，去做善后工作，有的是患者不合理的要求没被满足，如加塞、违规开药，有的是接诊医生与患者沟通有问题，有的是对没有床位不能住院不理解，诸如此类。常常是患者或家属怀着满腔怒火，见面就是劈头盖脸一顿发飙，有上纲上线讲政治、制度的，也有无理取闹的。一开始碰到不讲理的心中也是特别恼火，沟通效果自然不好。任总值班时间长了，我就反复告诫自己不能生气，要控制住自己的心态。

总值班之甜

总值班这个岗位是比较有存在感的，从接电话的频率上就能看得出来，忙的时候十几分钟甚至几分钟就有一通电话，虽然一般没有什么"好事"找上门，但被需要感着实是大大满足了。总值班常常会掌握各个区域患者出入的"大权"，有时患者较多，会把各个区域塞得满满的，经常遭到各区域兄弟姐妹们的"嫌弃"，开个玩笑"吐槽"过后大家关系依旧融洽。也正是因为做总值班的缘故，可以每天和科内大多数同事见面，关系自然比较熟稔。急诊科是医院的窗口，总值班常常会第一时间接触一些危重疑难的病例，通过和大家齐心协力将患者转危为安无疑是一件非常有成就感的事情。在这个岗位上，能够站在更高的视角去看问题，分析问题，解决问题，对提高自身能力很有帮助。

总值班之苦

总值班的值班频率要高于其他岗位，频繁上夜班，作息十分不规律，久而久之，身体与心理都会遭遇疲惫期。有一个良好的身体基础非常重要，建议未来要上总值班的小伙伴们要先做好身体的准备，并学会利用一切可用的时间，保证睡眠，适当锻炼，调整状态。除临床工作外，总值班常会有一些"兼职"，协助组织业务学习、参与科研、参与科室指派任务等，这些也需要一定的时间保证。在总值班期间，多数时间需要待在医院，家庭的支持尤为重要。

总值班之辣

在值班期间常会碰到一些棘手的事情，各种各样的矛盾都有可能会推到总值班的面前。一个医院科室的接纳能力是有限的，但患者对医疗资源的需求是无限的，每当急诊各区域爆满而患者又源源不断而来的时候，总值班的内心都是无比焦虑的，病房没有床位了可以不收入患者，但急诊没有床位了不能不治疗患者。轻症的患者还好一些，实在没有地方了可以带药去社区输液治疗，但重症患者就很令人揪心，需要监护但无监护可用，矛盾十分尖锐。抢救室空间有限不可能无限制加床，面临没有病床躺没有监护用怎么办？建议重症患者转院存在较大风险且家属常不理解。如果资源敞开用，来再多都不怕，辣就辣在一个资源3个用。急诊永远少一张床。好钢需用在刀刃上，希望能少一些非急诊患者就诊，把急诊资源还给真正的急诊患者。

　　总值班岗位是一个在特殊时期的特殊训练岗位，经过总值班的洗礼不说脱胎换骨也得蜕一层皮，每个人的体验收获可能不尽相同，但很有成就感，这就是这个角色的魅力，让人刻骨铭心，又爱又恨。

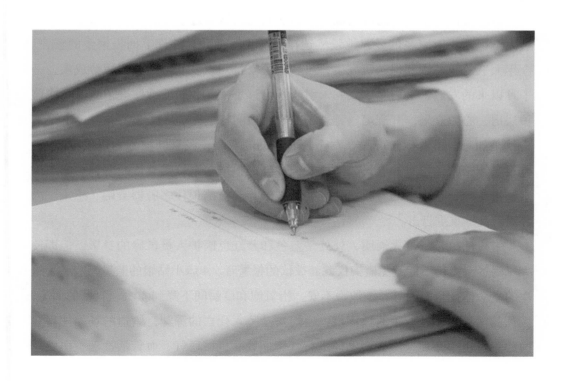

随风而逝

2017 年 5 月 31 日　刘安雷

急诊门前来了辆外地救护车，一路风尘仆仆的司机匆匆拉开车门，映入眼帘的是一个年轻的姑娘，稀疏微黄的头发略显凌乱，眼睑水肿致使其睁眼都很困难，精致的口鼻要通过间断叹息来调整呼吸节奏，皮肤散在瘀斑，颈静脉充盈，呼吸浅快，全腹膨隆，下肢可凹性水肿，单从一系列体征即可勾绘出一个多系统受累的疾病。通过翻阅当地医院一周来厚厚的病例资料，逐渐印证了我的判断——系统性红斑狼疮！

她出生在山东美丽的海滨城市，品学兼优的她通过十年寒窗考入哈尔滨某重点大学，因为对家乡的爱，她毅然选择海洋工程专业，并许下回报家乡的誓言。今年大三的她还顺利保送研究生，暑假还可安排回家乡实习。不料积劳成疾，一个月以来的发热、乏力、少尿并未引起她足够重视。一周前她住进了当地重症监护病房，心力衰竭，肝衰竭，肾衰竭，凝血功能特别差。一张张的化验单不是箭头就是加号。望着她父母和亲友企盼而无助的双眼，我果断把她送进了抢救室，通过紧锣密鼓的检查和会诊，考虑系统性红斑狼疮多系统受累诊断明确，需要激素冲击治疗，接下来的考验便是她能否在治疗起效前顶住多脏器衰竭、感染、内环境紊乱等重重打击。

午夜的抢救室灯火通明，处处是蓝色和紫红色医护人员忙碌的身影，但即使大家竭尽全力仍不能避免监护仪此起彼伏的报警音。4 床小姑娘的监护又响了，这次的生命体征全面闪烁，她烦躁不安，指氧饱和度瞬间下降到 40%，青紫的面庞，濒死的喘息声，她双手紧抓床栏，生怕自己坠入死亡的深渊，紧迫的场面使得对面的患者也不寒而栗。我们迅速进行气管插管、机械通气、血管活性药、血液净化等治疗，片刻之间生命体征稍有稳定，但每个人都不敢放松警惕，生怕这个脆弱的小生命再次跳出我们的掌控范围。面对糟糕到极点的肝功能和凝血功能、飙升的心肌酶和乳酸值，预后极差是不争的事实。我绝望地评估着她每一个系统，试图找到可以挽回的蛛丝马迹，此时此刻，哪怕尿袋里的几滴尿液也会让我们兴奋不已。

渐渐地，她的心音遥远了，她的脉搏微弱了，呼吸机条件越加越高，升压药剂量越加越大，此前监护仪上跳跃的绿色音符突然变成了简单的直线，死神来得如此突然！一双手按压在她的胸前，压过的皮下瞬间出现了片片淤紫。随着肾上腺素的注入，她的自主心跳恢复，但像流星一样转瞬即逝，她的瞳孔已经散大，冰冷的四肢，预示着死神早已徘徊在其左右。

女孩的母亲踉跄地来到床边，双手小心地扶起她的额头，在其耳旁轻声道："孩子，快睁开眼睛，看看这美丽的城市，你可是第一次来北京啊，你不能这么无情地丢下妈妈，妈妈还没带你爬过长城呢……"孩子的父亲也在一旁哽咽着，紧紧地握着女孩的手，痛苦地的呼唤着她："爸爸对不起你，爸爸尽力了，爸爸答应你，一定带着你一起去爬长城，看草原，走遍全世界，来世我们还做父女。"此情此景，在场的我们都已湿润了双眼。

世界，因为存在生命而美丽，因为充满情感而可敬、可爱；然而，这美丽的世界，可爱的生命，需要你我共同营造和维护。

"活"的意义三部曲

2017 年 6 月 7 日　崔庆宏

"活"不明白

医学生从踏入医学院校那一刻就开始了对生命的参悟，从一个医学小白不知道"人靠什么活着，为什么会死"开始探索。5 年的学习，大概有差不多身高一样的教材，大到人体器官组织，小到分子基因，专业知识包括解剖、生理、病理、各科各系统疾病、免疫等，亦涉及物理、化学、人文、心理等知识，从正常的生理是如何运行到各种的病理如何出现，慢慢开始知道人体是怎样运转，疾病是如何发生。在这一阶段，知识还停留在书本上，停留在自己虚构的认识中，带着心中的不确定，医学生奔赴临床一线。

"活"得明白

有些医学生经过 5 年本科学习就进入了临床工作，而有些则进入研究生 3 年或 5 年更长时间的学习，而无论哪种都需要进行住院医师规范化培训，在临床工作中摸爬滚打。随着实践中接触病例的积累，逐渐对疾病和人体有了更深刻的认识，对于某些疾病，慢慢能预测其发展变化规律，成为心中"有谱"的医生。在这一阶段慢慢知道了为什么能活，为什么不能活，更高一境界则甚至可以预期某种疾病的生存期。疾病在医生眼中不再那么深奥，有些病来到医生面前，医生可以自信从容地去制定诊疗计划，甚至知道哪些病能治，哪些病不能治。

不"活"明白

在初步到达第二阶段时，医生心中往往是充满喜悦，充满自信，好像是自己了解了人体，了解了疾病，掌握了医疗的法宝，对病情有着清醒而理智的认识。这个阶段，医生常会以专业而又理性的角度去和患者家属谈话，告诉他们这个病还有没有治的希望，患者还能活多久。然而，这种感觉并不会持续太长时间，有一天医生会突然感到，自己似乎是看得太长远，看得太清晰，对于笃定结局不好本是没有治疗的患者不抱有希望的放弃太过于理性。人生，之所以有意义，是因为谁都无法预料明天等待你的是什么。如果一个人从生下来就知道自己的一生是如何被导演的，那也就丧失了意义和乐趣。医生知道疾病能不能被治疗，但不能判断一个个体活着对自己意味着什么，对家庭意味着什么，即便是飞蛾扑火，即便前方满布荆棘，却依然满含着爱一起向前迈进。或许有时候不能活得太明白。

愿生者珍重，逝者安息

2017 年 6 月 14 日　刘安雷

下班清晨的第一口呼吸，是重生的味道。挤过发间的缕缕光亮，是太阳的光芒。略过街旁绿得发光的树叶，它们是都市园丁的杰作。马路上奔波的人们，为着各自的梦想拼搏，收获幸福、成功和阅历。总值班也在战斗中历练、成长。

伤心的酒

昨夜有个帅气的年轻患者，生活在小城镇，作为两个孩子的父亲，工作生活四平八稳，每日靠喝点小酒打发三餐。夏天来了，户外活动增多，海鲜、啤酒成为了夜生活的主旋律。因为初夏天气干燥，使他多年未正规治疗的脚气越发加重，指缝干裂，某日又一次海鲜大餐之后发作，左足逐渐红肿热痛，短短 3 天时间已经长出血泡，随后出现胸闷憋气，当地医院诊断为坏死性筋膜炎伴多脏器衰竭转诊北京协和医院。眼前的小伙子早已失去了酒桌上的意气风发，喘憋、水肿、血压低，再翻看着他的病例，发现左心室射血分数不到 30%，心源性休克！立即抢救！结合病史考虑感染导致心肌抑制、酒精性心肌病可能，经过强心、抗感染、维生素营养心肌等治疗，几天后小伙子的状态趋于稳定。一次查房中他坚定地对我们说：我向"心"发誓，戒酒！

宝宝没错

深夜救护车疾驰而来，平车推进一位面色惨白的女子，32 岁的年纪已多次光顾妇产科病房，子宫肌瘤、卵巢囊肿、异位妊娠，多次的手术让她的受孕概率大大减低。因为对成为妈妈的渴望，她不得不选择试管婴儿。正是双胎妊娠第 10 周的一晚，突发腹痛让她神志淡漠，血压高压不到 70mmHg，她被立即推进了抢救室，经过及时的抢救，她恢复意识后的第一句话竟然是："宝宝没有错，我要留住他们。"在场的我们无不震惊。

妈妈别走

老奶奶 80 多岁，逐渐增粗的脖子让她越发憋气，孝顺的子女不远万里送她来京看病。考虑甲状腺巨大占位伴转移可能，为赢得诊治时机，我们安排了急诊气管切开，术后病理回报恶性肿瘤转移，已经丧失了手术机会。老奶奶的脖子一天天变粗，呼吸机条件一加再加。整个气管被肿瘤侵蚀得失去了正常结构，可孝顺的儿女不愿接受现实，坚持着能有奇迹的出现。这天夜里奶奶的呼吸机条件加到极限也无法正常通气，只能靠手捏皮球继续坚持，儿女们冲到床边，夺过我们手中的皮球用力地捏着，含泪道："妈妈，别走！我们不想离开您！"

大爱无疆，万物轮回，愿生者珍重、逝者安息。

活着不容易，尽量别作

2017 年 6 月 21 日　崔庆宏

　　人们在物质与精神追求的道路上不断奋进，得不到的东西常显得珍贵，而拥有的东西往往会被忽略，健康也一样。

　　在你拥有一个健康的体魄时，你可能不会有什么特别的感觉，而一旦遭遇疾病，躯体的不适感会异常强烈，以致精神焦躁不安、茶饭不思、兴趣全无。

　　呼吸衰竭的人，能平静呼吸都是一种享受，

　　心力衰竭的人，能轻轻活动都是一种奢望。

　　普通的感冒，都会发热、酸痛、乏力、浑身不适，

　　诸如此类，太多太多。

　　疾病面前才明白无病的状态有多么的幸福！

　　能呼吸，有心跳，能走能跑，神清气爽，

　　如此普通的东西却又是那么珍贵的需要！

　　鱼的记忆只有 7 秒，在关于疾病的记忆方面，人的记忆往往也不久，常常是好了伤疤忘了痛。如果说，有些疾病是飞来横祸，那么有些则纯属自作自受。

　　抢救室收治过一位意识模糊、休克的 20 岁小姑娘。因为追求骨感美，真的是往死里减肥。然而画面真是太骨感了简直不敢看，活生生把 20 岁的人减成木乃伊的感觉，一眼看去苍老无比。这还不是重点，除廋骨嶙峋、骨瘦如柴外，体内指标也一塌糊涂，再不医治恐命不久矣，即便小命保住，已是落下严重并发症，本是青春活力无限的年纪，真是可惜。

　　一位 19 岁的男孩，平时常暴饮暴食、饮酒，还喜爱喝碳酸饮料和苏打水，多次诱发胃出血。做了胃镜发现胃黏膜糜烂，十二指肠狭窄，保守治疗好转。按道

理说应该有所收敛，换做小心谨慎的人那得尤其注意护胃了。可这个男孩仍恶习不改，依然反复暴饮暴食，喝碳酸、苏打饮料，你可能难以想象他胃里冒泡的画面，我们则真是在超声下看到了胃里液体在冒泡泡！不得不说，伤不起的胃真的是"压力山大"，已被折磨得极度扩张，功能全瘫痪，每日大量胃液无法下排，只能靠一根胃管向外引流。偏偏这位男孩我行我素惯了，自己不爽时就抽胃液，抽到严重碱中毒住进了抢救室。多年来，儿子反复折腾，父亲陪着反复就医，每次好了不多久又得闹一次。

人难免会生病，可没病硬要把自己作出病来真是害人害己！

来了医院才知道，没病是多么的好！

来了抢救室才知道，和要人命的病相比，其他的都是浮云！

生命多变化，健康本不易，愿君多珍惜。

急诊加油

2017 年 6 月 28 日　刘安雷

　　眺望夏日的天边，云卷云舒，它们紧张地布局着，蓄势待发，组合成随时可以来场倾盆大雨的结构。各类防雨预警信息接踵而来，提早下班，足不出户，紧闭门窗，大街上剩下三三两两打不到车的人，任狂风疾驰，枝叶婆娑。刹那间大雨倾盆，阻挡了归程人的路，却无法扑灭求医者的希望。

　　起初接班的一两个小时还算宁静，匹配了坏天气的节拍，急诊大厅清晰的棱角，闪亮的砖瓦，笔挺的翠竹，患者们有序地端坐成排，看着很快就能出现自己名字的屏幕，勾勒出和谐的急诊印象。

　　忽然，呼啸而来的救护车打破了眼前的宁静，患者是一位中年男性，松乱的头发，痛苦的表情，扭曲的四肢，4 个人陪同。翻过 3 袋子的病历资料并未发现什么端倪，得知生命体征平稳后我试图引导他们排队就诊，可焦虑的家属冲上前来，呼喊着要立刻抢救。经过简短的询问才得知，这位患者因肩痛扎针灸后疼痛加剧，前后三家医院所有检查均没有阳性提示，可家属不依不饶，扣着小诊所医生一直陪着，非要看出些病来才肯罢休。我把双方叫到大厅一角，向他们解释肩痛可能的高危疾病，并说明现有的检查已经证实没有急诊继续就诊的指征，如仍有纠纷可走法律程序维权。双方这才安静下来，各自离去。一场虚惊反映了恶意占用急诊医疗资源的可恶行径，值得深思。

　　不久，又一辆外地救护车冲进急诊，中年男性，双眼炯炯有神地仰望着天花板，狰狞的面容，牙关紧闭，唇齿之间狭小的空间里仅够塞进一个压舌板，四肢、颈部、躯干过度背伸，在床档间左右摇摆，好一副典型的破伤风表现！家属陈述到：患者十几天前在工地摔伤，右前臂和下肢开放性骨折，复位后打了破伤风类毒素，谁知防不胜防，昨日发病，牙关紧闭、角弓反张、进食困难。我迅速安排了监护、吸氧、破伤风免疫球蛋白、经验性抗生素以及解痉等治疗，期待他早日康复。

从深夜到黎明，看似漫长，徘徊在脑梗死患者心肌酶高、肺部感染患者呼吸衰竭、肝脓肿患者伴肺脓肿、肝硬化患者自发性腹膜炎等疾病之间，反复思索着问题与答案，时光飞速流逝，为他们的每况愈下而焦虑，为他们的转危为安而欣喜，捍卫生命、追逐健康！

近期正在排练北京协和医院七一建党的歌舞，梦里面朝协和群英，背靠巨幅彩幕，头顶多彩霓虹，脚踩绵绵红毯，能在如此盛会献礼，紧张之余激动万分，反复吟唱着"还记得当年我穿上白大褂……努力工作是我们的青春秀……"，更加坚定了我们为医学事业奋斗终生的念头！

2017，急诊加油！

你是我的全部

2017 年 7 月 5 日　崔庆宏

初次看到她，难以想象她会是一位 20 岁的姑娘，或许是疾病让她的面容呈现出与年龄不符的成熟。神志恍惚，面容苍白，皮肤水肿，没有一丝这个年纪的活力。陪伴她来的父母告诉医生，她们的孩子 10 年前就发现罹患了淋巴瘤，虽然经过积极治疗淋巴瘤已被控制，未再复发，但却时常有尿路感染，每隔一段时间就需到医院输液治疗。

这一次，她的病情较前严重许多，被送至抢救室治疗。经过初步评估，发现她严重感染合并肾衰竭，20 岁的年龄已经面临随时需要血液透析才能维系生命的境地。在医生安排了 CT 等进一步检查去寻找肾衰竭原因后，发现治疗难度超乎想象，患者存在肾后性梗阻却又不典型，泌尿外科医生尝试膀胱镜放置引流管却无法找到输尿管开口，梗阻程度又无法经由介入医生穿刺处理，只能每日持续膀胱冲洗，应用强有力抗生素。患者病情并未向预期发展，反而出现加重，医生也反复向家属交代病情重，预后较差。

然而当女孩儿意识逐渐模糊时，她的父亲还是变得十分激动，无法接受的现实令其短暂失去了理智，与医生发生了争吵，她的母亲更多的是哭泣与祈祷。冷静过后，父母接受她病情恶化的现实，也对后续可能出现的情况有了充分的认识，他们对医生说得最多的一句话是："大夫，救救我们的孩子。"医生竭尽全力去控制她的病情，然后心中并无大的把握，她所面临生的希望远远小于死的威胁。在父母和医生的坚持下，她真的熬过了最困难的阶段，生命体征慢慢稳定，肾衰竭的情况也未再继续发展，可感染依然无法完全控制，每日仍有发热。她每日躺在病床，没有力气活动，也没有太多的言语，含混的声音勉强分辨出是在喊妈妈。就这样过了一天又一天，每日父母都会过来探望。她的情况不能说好，但也没再变化，父母见了医生表露出的是感激。

周末我值班，和女孩儿的母亲交流她的病情，她母亲面带笑容地对我说："大夫，我闺女的情况能稳定下来，感谢你们。"通过和她母亲的交谈得知，患者平时基本不能自理，其母亲辞去工作在家专职照顾女儿，其父亲间断出去工作挣钱，不知不觉就过了 10 年，其中的辛苦可想而知。她也明白女儿最好的结局可能是恢复到之前生活不能自理的状态，而是否真的能够如愿也未可知。最后患者母亲含着泪说："有时我们也感到很疲惫，感觉要坚持不下去了，但我女儿就是我现在生活的全部，我所有的时间和精力都用来照顾她，如果她走了，我不知道自己还能干点儿啥。"

可怜天下父母心，孩子就是父母的全部。外人看不到他们的孩子这般没有质量的坚持有什么意义，但对他们而言，孩子活着本身就是意义！

珍爱生命，是对亲人最好的报答

2017 年 7 月 12 日　刘安雷

　　清晨迎来倾盆大雨，硕大的雨点拍打着窗外平台的花盆、地面的砖瓦、屋檐，演奏出气势磅礴的交响乐，雨水沿着窗棂流淌，顷刻之间淹没了蓄水槽，漾到阳台一角形成水汪，映出外面的高树、楼宇和厚云，勾勒出一幅都市水墨画，只是这画中缺少些生机罢了。

　　我在一阵湿冷的气息中惊醒，但时空仍定格在梦中的一幕幕抢救场景。救护平车冲进急诊大厅，床上躺着一位中老年男性，微白整齐干练的发型，略微暗淡的面部皮肤上稀疏地分布着岁月留下的沟壑，双眼微睁，瞳孔固定。您可能猜不到他正在经历此生最大一次也是最后一次抢救。来到北京协和医院之前他已经在救护车上被持续心肺复苏了接近 20 分钟，其间间断除颤，但仍没有恢复自主循环。抢救室全体成员立即进入战斗状态，迅速接管抢救：高质量心外按压、建立高级气道、静脉通路、强心、纠酸，整个流程无比娴熟。抢救期间得知病史后我不禁一震，老人尿毒症血透几年居然保养得如此矍铄，只可惜近几天胸闷没有重视，酿成如此悲惨后果。我趁轮替休息期间接来伤心欲绝的患者老伴，安排了他们最后的道别。

　　简单洗漱后冒雨赶到医院，又开始了新一天的征程。值班电话响起，救护车上安静地躺着一位面色苍白的奶奶，稀疏的白发，消瘦得近乎露骨的面颊，左手持着沾满鲜血的纱布按住下颌，呼吸浅快，手足冰凉。这是一位口腔癌晚期的患者，常年肿瘤的困扰已经让她失去了一半的容貌，孝顺的儿子不惜一切代价为母四处求医问药，局部手术、气管支架、放化疗等想得到的治疗一项不落，为的就是让母亲能多活几天。今天来就诊是局部肿瘤出血，血压低、心率快，失血性休克诊断明确，我们争得抢救同意后立即组织多科会诊，急诊、麻醉、耳鼻喉科医生评估气道，口腔科医生局部清创止血，介入科医生评估有无栓塞止血可能，随着多科协作有条不紊地进行，患者出血很快得到控制，儿子和老伴来到床边，握着患者回暖的双手，激动得说不出话来。

有时治病就好像一份信仰，不去计较得失，哪怕只为了收获几天的团聚，依然飞蛾扑火，义无反顾！这就是亲情的境界，我们虽不完全赞同，但也不忍割舍这份寄托。珍爱生命，是对亲人最好的报答。

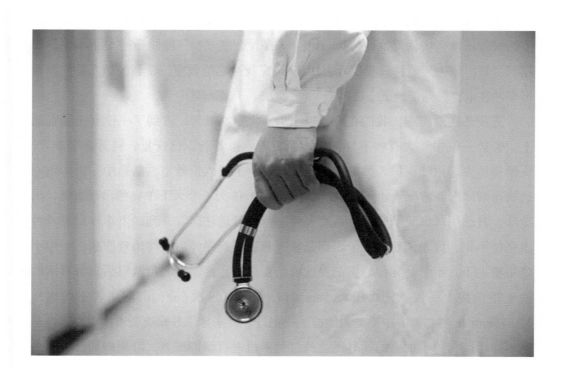

一位高龄孕妇的生死时速

2017 年 7 月 19 日　崔庆宏

　　那天是我的夜班，从上一班同事手中接过值班手机，心中有点小忐忑，又有点小兴奋，时刻待命着，不会知道下一秒会碰到什么样的事情。

　　像往常一样，间断会有电话打来，协调处理一线医生碰到的各种问题。一切似乎还算平稳，就这样过了三四个小时，平静突然被一个孩子的喊叫声打破："医生，救人，快救救我妈，快！快！"话音刚落，分诊台的电话瞬间打了过来，我边接电话边冲出抢救室，出现在我眼前的是一个神色焦急慌张的男孩子，目测年龄大概 15 岁，还没等我开口问，男孩儿急促地说："我妈晕倒了，人快不行了，快救救她，快救救她！"我问他："人在什么地方？"他回答："地下车库，三层。""好，你去开电梯，我找人去接。"说完我冲进抢救室，带领医护人员们推着平车冲往电梯，到了地下三层。

　　男孩儿在前面跑，我们在后面追，追了大概 200 米，看到了一位女士躺在地上，旁边一位中年人有些手足无措地照应着。患者意识已恢复，自诉腹痛难忍，头晕得厉害。招呼医护人员迅速把患者移到床上送入抢救室。路途中一边奔跑一边快速询问患者情况，才知道原来患者已停经 43 天，今天下午突然出现腹痛，出冷汗，自己用试纸验孕阳性，其丈夫开车将患者送往医院，到地下车库后患者再也坚持不住，虚脱倒地，儿子跑到急诊呼救。听到停经后突然出现腹痛，心中不禁咯噔一下，不会是异位妊娠吧？这可是要命的急症。进入抢救室后训练有素的护士很快接上了监护，血压 88/58mmHg，心率 109 次 / 分，询问患者平时血压 120/75mmHg 左右，心中更是为她捏了一把汗，看来异位妊娠破裂出血十有八九是跑不掉了。在护士抽血的同时迅速拉过超声机进行腹部探查，肝周脾周已有不少积液，下腹亦有游离积液，但位置偏深试穿没成功，但看到这些影像更支持妇科急症——异位妊娠破裂出血可能，出血性休克。呼叫妇产科医生会诊，行妇科检查确认诊断，同时完善术前检查，紧急输血，建立深静脉通路快速补液支持，一切都在紧张有序地进行。很快，患者被送上了手术台，术中可见盆腔和腹腔有大量积血、血块，左侧输卵管间质部妊娠，靠近宫角侧可见破口，内有新鲜绒毛，活跃出血，行左侧输卵管切除，吸取腹盆腔积血及血块3200ml，患者转危为安！

只用了3天的时间，患者便康复出院了。这位患者是幸运的，来得及时，诊断得及时，治疗得及时，最后有了一个圆满的结果。她已41岁的年纪，有一个接近成年的儿子，不知道是什么原因驱动她在这个年纪冒着风险再次怀孕。母性的伟大在于她们是在用肉体实实在在地去承受，有时甚至是冒着生命的危险！她们是最可敬可爱的人！

事后，抢救室领导对我说："小崔，听说你夜班的时候在地下车库救回来一个异位妊娠的患者，这件事很有意义，患者有没有送你锦旗呀？"我笑了一下，说："没有。"是啊，情况危急，我没有时间和患者多聊，或许她出院时会记得手术医生救了她的命。而作为急诊科医生，我们做的事情有时患者甚至看不到摸不着，很多时候急诊科医生是在默默付出，做着铺路石的角色。但不管怎样，看到患者能康复出院，我们由衷替患者感到高兴。患者是否感谢不重要，值班时能救人一命再累也值。

急诊和专科是一个链条上的战士，二者通力合作是患者的福音。急诊作为危重病症窗口，重要性不言而喻。在这里，我要为我们急诊的战士们点赞！不得不说，危急关头，还得看急诊！

收获满满的一年

2017 年 7 月 26 日　刘安雷

匆匆一年，时光荏苒，当年我接过沉甸甸的二线手机，意味着责任与使命。

这一年心底积淀了太多感动、感恩与感悟，不知不觉间成了今生最宝贵的财富，千金不换，弥足珍贵。

感动

身为急诊一线医师，整日浴血奋战，与死神竞速，不断运用有限的武器协助绝望的患者抵御病魔。挥洒着额头的汗水、眼角的泪水、心底的热血，换来一场场没有硝烟的战斗。每当昏迷患者张开双眼，呼吸衰竭患者平静微笑，心肌梗死患者转危为安，感动我们的是付出总有回报；每当肿瘤晚期患者一家生离死别，多脏器功能衰竭患者每况愈下，绝望的亲友挥手道别的一刻，感动我们的是亲情，是人生苦短，世事无常。医者总在经历感动的故事，创造感动的奇迹。

感恩

记得医学院上解剖课之前，老师会让我们面对遗体／标本鞠躬。后来走上临床，每次经手的疑难病例柳暗花明，心中都会默默地向患者致敬，患者是医生最好的老师。感恩我们经历过的每一份精彩，随着时光慢慢沉淀，不忘初心，感恩过往，是你们让我拥有了智慧，是你们让我学会了爱。

感谢

感谢一路走来老师们授予我们的基础理论、基本知识、基本技能，感谢你们高标准、严要求让我们扎实地成长。还记得每次老师们不辞辛劳利用午休和下班时间为我们分析疑难病例、传授急诊核心理念;还记得每次老师们手把手教我们穿深静脉、安装血滤机管路;还记得每次老师们亲自与我们进行复苏轮替,汗流浃背,无怨无悔。感谢我们成长过程中每一位师长,你们的辛勤付出伴我们成长,在我们内心生根发芽,有朝一日开出最美的郁金香,永不凋零。

当我给多器官功能衰竭患者完成气管插管,当我送走了最后一位 ST 段抬高心肌梗死患者上台行冠脉造影,当我成功将快房颤、低血压患者电复律,当我默默地和呼吸衰竭、肝衰竭的老爷爷道别,忘不掉监护仪上跌宕起伏的生命体征,忘不掉家属心急如焚的面庞,忘不掉慈祥的老爷爷临终的释怀,每一位经历的过往都是我前进的动力和信念。在成功的彼岸,有你们的健康做伴,为你们的生命护航,让我们携手迎接美好健康的明天。期待下一轮总值班,期待更多难忘的故事、多彩的人生。

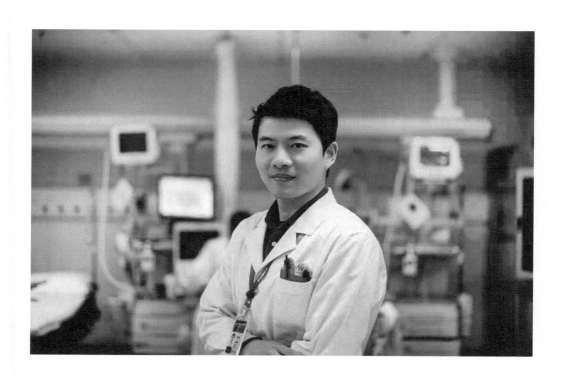

车祸猛于虎也

2017 年 8 月 2 日　崔庆宏

在急诊待久了，发现有一个现象，有些病要来可能会扎堆来，如昨天可能同时来了好几个消化道出血的患者，今天说不定会是"昏迷专场"，这种现象在抢救室比较突出，不知道别的科室和区域是否也有这种情况。最近，不知道和什么原因有关，急诊抢救室来了一批车祸伤的患者，有本地人，也有外地人，有中国人，也有外国人。目睹这些患者的经历，真是感慨车祸猛于虎也，出了问题治疗已太被动，防范才是根本。

一位张家口转来的患者，车祸伤已 1 个多月，全身多处骨折，腹腔多个脏器受损伤，当地医院已手术修复，但术后还是有很严重的并发症，腹腔大量积液积脓，胰瘘难以处理才转协和就诊。胰腺是人体的消化器官，其出现损伤导致并发症往往多且严重，内科处理困难，因其所处位置特殊，病变蔓延广泛，外科治疗棘手。患者每日高热，积极抗感染效果欠佳，腹腔大量积液，尽管已放置多个引流管，但要做到充分引流依然十分困难。不手术，看不到出路，要手术，风险大难以承受。不幸的是，患者没能挺到条件改善反而出现了新的严重并发症，腹腔血管破裂出血，病情急剧恶化。虽然经过紧急介入栓塞暂时止住了血，但根本的危险并未解除。有时候，病情发展到了一定程度，再高级的药品设备都难以逆转挽救。与他相比，另外一位患者虽然失去了半条腿，好在命保住了。

相比于病魔把人击倒，还有其他的情况同样令人沮丧。一位 80 岁的澳籍男士，被车撞倒伤势严重，肇事司机逃逸，由交警和 120 救护车送至北京协和医院，救治同时多次联系家属无果，而联系大使馆又被告知周末休息无人值班。最后，费尽周折通过警方得知他有个中国老婆，小他三十多岁，有一个未成年的孩子，医生们紧绷的心情才舒缓下来，满心期待终于有家属可以沟通病情，交待事宜。然而，令人扎心的是，他老婆来了说："我没有钱，他的事儿我不管。"望着她离去的身影，接诊医生目瞪口呆。接下来的日子，医生一面安排检查治疗，一面帮他寻亲求助。被撞已是不幸，肇事者逃逸，老婆也"逃逸"，真是祸不单行。

有些车祸是天灾，有些则是人祸，轻者带来痛苦或是财产损失，重者会给个人和家庭带来毁灭式的打击，安全意识应长期警醒心间！

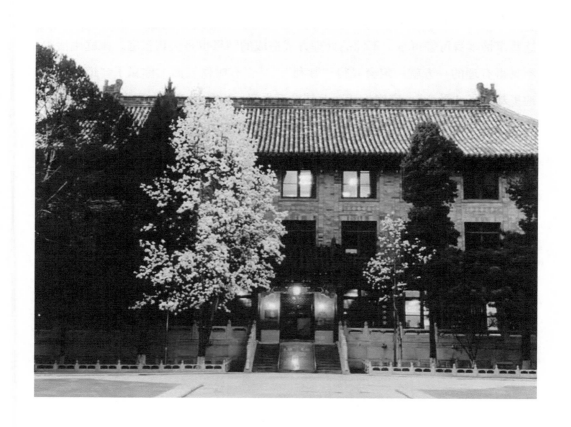

你会不讲理吗？

2017 年 8 月 16 日　崔庆宏

一直以来，我接受的教育都是做人要讲道理，是非曲直、黑白爱憎极其分明。每当遇到事情，也尽量以摆事实讲道理的方式去解决。然而，随着社会阅历的增加，这种观念逐渐受到挑战，讲道理未必能解决问题。有时候，你不能太讲道理，或者根本不需要讲道理。

在家庭，有时候夫妻之间难免会有磕碰，会因为一些或大或小的事情争吵，这些事情本身可轻可重，不同的处理方式造成的结果也是大相径庭。家庭生活中，不见得有理的一方就一定会赢得"胜利"，甚至有时候表面上你赢了"道理"，内地里却失了"爱意"。家庭生活，尤其夫妻之间，不是用道理来摆平一切，而是用爱来解决问题。家是个讲爱的地方，不是个讲理的地方。和谐的生活有时可能就是从"不讲理"开始。

在工作中，因为担负总值班一职，常常也会处理一些纠纷投诉，有时这些纠纷和投诉者本身提的要求就很无理，面对非分要求即便讲道理也不能满足他的需求。有可能原本是一件小事，但双方各不退步，较起真儿来事儿越闹越大。还有的只是借事发挥，起因是 A，拿 B 说事儿。而有时真的有事儿，但相互理解也就不是事儿。无论是否在理，事出总有因，表现出来的不满是其内心的一种渴望和发泄。有时讲道理未必能解决问题，反而是"忽悠"抚慰了其愤怒而又渴望的内心，对一个本意不在理上的人去讲理效果自然不好，这时不去讲理反而是解决问题的一种策略。

　　遇到问题，还是要透过表现象看内里，思考一下，什么情况需讲理，什么情况不去讲理，用好这两种武器，会有更好的效果。从来都是教育人要讲理，少见教人不讲理的，真正碰到事情，才发现讲理并不能解决所有问题。学学不讲理也是重要的人生经验。你，学会"不讲理"了吗？

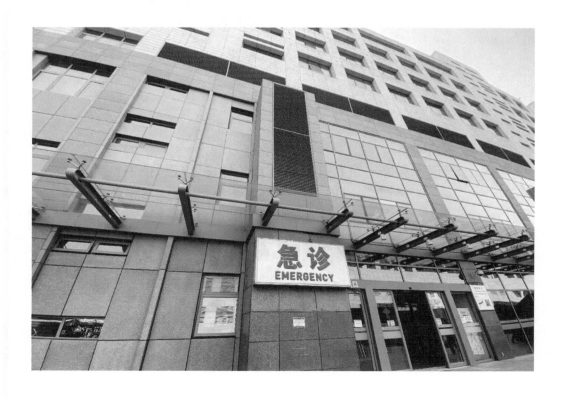

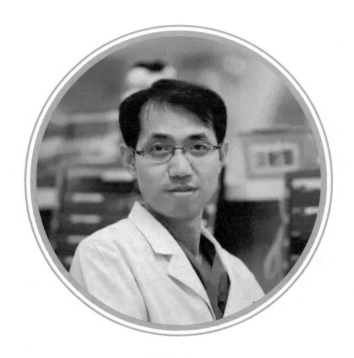

桂耀松
严谨、果断、沉稳、经验丰富的桂总上任总值班！

过敏也要命

2017 年 8 月 21 日　桂耀松

从这个月开始，我接替雷总，开始为期一年的急诊总值班生涯。最近大半年工作时间我都是在抢救室里度过的，接任总值班后这里依然会是我工作的主战场，几乎每天都会有各种抢救场景在这里上演。在这里，跟大家分享几个在抢救室遇到的过敏性休克的病例。

病例 1

某天白班时突然值班电话铃声响起，电话告知门诊输液室一老年患者输液过程中突发意识不清，血压 90/60mmHg，随即被送至抢救室。接诊时患者神志淡漠，无法完成指令动作，全身皮肤未见皮疹，双下肢病理征阴性。追问病史，患者发热 1 周在急诊输注抗生素效果欠佳，当天看过感染科门诊后仍考虑感染性发热，将抗生素调整为莫西沙星，输注过程中出现上述情况。患者既往有高血压病，看了病历本上近期在急诊的就诊记录，血压收缩压均在 140～170mmHg 之间，当天早上在急诊测的收缩压仍在 140mmHg 以上。虽未见明确皮疹，仍考虑过敏性休克可能，即予以肾上腺素 0.3mg 肌内注射，同时给予氢化可的松、苯海拉明、补液等治疗后血压上升至 120/56mmHg，神志较前有明显改善。

病例 2

中年女性，因心悸不适 10 余小时来急诊就诊，心电图提示室上性心动过速，心室率达 190 次 / 分，血压 108/70mmHg。既往有肺结节病史，口服泼尼松治疗中。入抢救室后患者神志清楚，能正常对答交流，主诉心悸不适，血压

120/75mmHg。予以吸氧、心电监护、建立静脉通路、抽血化验处理。血气结果很快回报,提示电解质正常,即考虑药物转复,选用了普罗帕酮 70mg 静脉推注,心室率下降至 160 次 / 分(仍未恢复为窦性心律),血压 112/80mmHg,患者仍诉心悸不适,20 分钟后再次给予普罗帕酮 70mg 静脉推注,用药后约 5 分钟患者出现烦躁不安,诉胸闷、头晕不适,伴全身冷汗,心电监护示血压 76/42mmHg,心率 112 次 / 分(心电图未见明确 P 波),查体发现前胸、左上肢皮肤红色皮疹,考虑过敏性休克可能,予以升压、抗过敏、加快补液等治疗,患者症状缓解,血压回升至 96/71mmHg,心率 86 次 / 分,转为窦性心律,次日病情平稳出抢救室。

病例 3

中年女性,因盆腔包块在 CT 室行增强 CT 检查,注射完造影剂后出现恶心、呕吐不适,伴头晕,测血压 80/50mmHg(基础血压正常),即送入抢救室,考虑造影剂所致的过敏性休克,予吸氧、肾上腺素 0.3mg 肌内注射、抗过敏、补液等治疗,症状缓解。

病例 4

青年女性,来北京旅游,食用桃子后出现胸闷、憋气,伴有全身弥漫分布的红色皮疹,瘙痒明显,来急诊测血压 79/48mmHg,经皮动脉血氧饱和度（SpO_2）94%,考虑急性荨麻疹、过敏性休克、喉头水肿不除外,予以吸氧、肾上腺素 0.3mg 肌内注射、气道雾化、激素、抗过敏、补液等治疗后,症状缓解出室。

这几例患者均考虑过敏性休克,3 例考虑是由药物引起,1 例由食物引起。在临床上遇到可疑药物过敏时,我们思维要开阔一些,不要只想到常用的药物(抗生素、造影剂等),也要想到不常用的药物(如上述第 2 例的普罗帕酮),理论上所有药物都有引起过敏的可能性。过敏性休克患者的临床表现多样,最常见的是皮肤表现(潮红、风团样皮疹等),但仍有 10% ~ 20% 患者皮肤完全正常,其他临床表现包括休克(神志改变、皮肤湿冷、血压下降)、呼吸困难(喉头水肿)、消化道症状(腹痛、恶心、呕吐)等,严重者可直接猝死。针对此类患者,早期识别极为重要，处理上需强调肾上腺素的使用（0.3～0.5mg 肌内注射，其使用是没有绝对禁忌证），同时要注意气道的维持（出现喉头水肿的患者可能需要气管插管，必要时需紧急气管切开）。其他的治疗包括吸氧、快速补液、支气管扩张剂（针对喉头水肿的病例）、抗过敏药物、激素等，治疗过程中需密切监护。

只要我们能及早识别并及时处理，过敏性休克患者往往都能取得不错的效果，而延误诊治则可导致严重后果，甚至死亡。

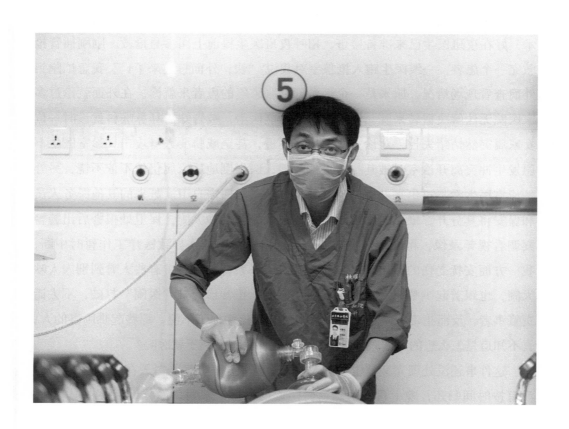

最后一班岗

2017 年 8 月 30 日　崔庆宏

七夕情人节晚，也是我的最后一个总值班夜班。即将离开总值班这个岗位，不知道今天会是怎样的经历。在这个美好的节日，希望有个平安和谐的夜晚。然而往往事与愿违，不仅依旧繁忙，还要遭遇虐心的事情。

一接班就感到异常忙碌，一直在诊间奔走，筛查高危患者，危重者送入抢救室。白班的一线医生日间已遭受过一轮轮的攻击，再入新的危重患者已然分身乏术，好在夜班医生已来准备接班，招呼夜班医生提前上岗参与抢救。刚刚插管抢救完一个患者，一线医生跑入抢救室对我说："快，外面打起来了！"我急忙跑到外面查看现场情况，原来是一个因颈部肿胀憋气的患者来就诊，在外面就诊过多家医院无法解决辗转来院，询问内科是否能医治，被告知需耳鼻喉科就诊时一位女家属突然情绪失控，对诊室医生出言不逊，甚至威胁要人身攻击。诊室医生不愿发生冲突离开诊室时被其一把推倒在地，医生倒地后家属仍然不依不饶，另外一诊室医生看不过出来劝说又遭其殴打，不得已回击自卫。赶来的其他医务人员和保安将其分开，肇事家属情绪亢奋，公共场合大吵大闹，保卫处报警后出警警察调看视频录像，将肇事者带至派出所。出诊医生受伤导致医疗工作暂时中断，我一方面安抚受伤的医生，一方面紧急协调联系替班人员。有些人看到别人大吵大闹，也跟着起哄嚷嚷。出诊医生受伤停诊，正常诊疗被"医闹"打破，不去谴责肇事者，反而指责医院更换出诊医生对其诊疗增加了不便。那些起哄闹事的人，真不知道是怎么想的，把医生打跑，把医院搞乱，有利于就医吗？

这件事还没处理完又被告知有人在分诊台吵架。原来是白天在门诊租的轮椅，没有按时间归还，晚上再去退轮椅时门诊已下班，来到急诊分诊台要求退轮椅，手续不是在急诊办理的自然无法退，本是自己不遵守规则，却非要求别人去为自己的失误"买单"。但你和他说理他不听，只是在大厅高声嚷嚷。他虽无理，但也不能不管，联系院总值班和保卫处继续沟通。

这边未处理完又听见诊室好像有争吵，赶紧跑去"灭火"，争取消灭在萌芽状态。原来是一个憋气1个多月，加重3天来的患者，可能是有过敏性鼻炎的原因，排除了一些紧急问题后，在交谈过程中患者表现出不理解，认为没有对其症状给予明确的诊断，没有诊断清楚的情况下给其用了药物，反复说大夫没有查清楚，没有进行"对症下药"（其想表达的意思应为对因治疗）。殊不知医生正是在对症下药，想要搞明白病因再治疗需要时间，需要进一步检查。初衷是好的，但实难实现。患者不理解，只好苦口婆心耐心解释。

刚处理完这里又被叫走查看其他的重症患者，梳理病情，安排诊治。不知不觉三四个小时就过去了，不曾喝一口水，吃一口饭，坐一下椅子。等到终于有时间脚步停下来，发现自己像在做梦一样，接班后的经历还真是"梦幻"，人停下来了内心却已停不下来。最后一班岗的威力果真不可小视。就当我以为夜班之神的威力发挥得差不多时，一个电话又被叫起复苏抢救，迅速进入战斗状态，指挥按压、插管、用药、评估，复苏10分钟患者恢复自主循环，向家属交代病情预后。值班手机铃声间断响起，奔波于分诊台、诊室、抢救室，继续着我的最后一班岗。

总值班的一年是辛苦的一年，每个班要接几十个电话以至于听到值班手机的铃声就"肝儿颤"，有时手机已交给了下一班，听到铃声还会不自觉地摸口袋。总值班的一年夜班从不曾睡过安稳觉，每隔一段时间就会有电话打来，睡眠被切割成一段儿一段儿。总值班的一年也是收获的一年，在不停地锻炼中成长。间经历各种人间冷暖，学会和各种人打交道，提高了处理各种应急情况的能力，医学技能突飞猛进，业务水平快速提高，锻炼了领导力、组织能力，不得不说总值班的经历刻骨铭心，永生难忘。

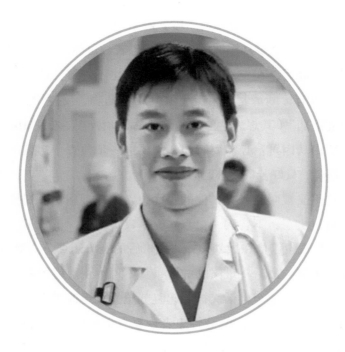

齐衍濛
温文尔雅、脾气温和的齐总上任总值班！

齐总登场

2017 年 9 月 6 日　齐衍濛

现代医学为医生的诊断提供了各种各样、越来越全面的仪器做辅助检查，但这也使得医生可能会忽略基本的查体和对既往病史的询问。很多时候医生在依靠各种仪器的检测之后还是难以对病患做出准确的判断。其实既往病史和查体检查往往会为医生的诊断提供关键信息。

我的第一个夜班遇到这样一个病例。一位 65 岁老人突发抽搐被送进抢救室，既往高血压病史。外院病例资料显示右上腹痛 1 天起病，化验 D- 二聚体水平高，其他结果基本正常，胸腹部 CT 也未见明显异常。入室后急查血糖及心电图正常，心电监护示指氧饱和度、血压偏低。什么原因引起抽搐，急性脑血管病、代谢性脑病？低氧血症是有肺栓塞吗？立即给予咪达唑仑控制抽搐、吸氧等治疗，完善相关检查，血的检查除 D- 二聚体水平偏高外基本正常。患者神志逐渐恢复清楚。接诊的医生询问病史，得知这个患者是以胸背痛起病的，难道是主动脉夹层累及颈动脉？这个时候接诊医生查体两侧股动脉搏动不一致，右侧摸不到，右侧足背动脉也触摸不到，高度怀疑是主动脉夹层。经过跟放射科总值班讨论后完善主动脉 CTA，最终确诊是 I 型夹层，累及颈动脉，一侧大脑半球缺血水肿。诊断明确，联系心外科会诊进行下一步治疗。

急诊的患者不但数量多，而且有时候病情很重，我们越来越依赖各种化验及检查，但有时候详细的病史、准确的查体往往能给我们最快的诊断。

难忘的重症胰腺炎

2017 年 9 月 15 日　桂耀松

　　作为急诊科医生，总是会对自己曾经救治过的某些患者印象深刻。尤其在上总值班之前的准备日子里，需要提高急救技能及危重症抢救的能力，至今，仍对于曾经参与救治的两例相似的重症胰腺炎（SAP）病例记忆犹新，不能忘怀。

　　春节大年初三，我在急诊重症监护病房（EICU）值班，从抢救室收治了一例50多岁的男性，既往体健，进食油腻食物后出现持续腹痛不缓解，验血显示胰酶水平明显升高，CT 提示胰腺肿胀，胰周大量渗出。入院时患者已经出现肝肾功能异常，高钾血症，代谢性酸中毒，乳酸水平升高，急性呼吸窘迫综合征（ARDS）症状明显，考虑 SAP 明确，予以吸氧、心电监护、补液等处理。因患者血钾水平偏高，我们在第一时间行股静脉穿刺，上了血液净化治疗。但患者随后不久即出现憋气加重，烦躁不安，无奈之下只好暂停连续肾脏替代治疗（CRRT）。考虑 ARDS 症状加重，即予以气管插管。充分镇静、开放气道、预氧合、置入喉镜、放置气管导管，接呼吸机……一切看起来似乎都非常顺利。测血压为 90/50mmHg，考虑插管后低血压，予以加快补液速度，5 分钟后复测血压为 70/40mmHg，此时自己的心里开始有点不安，予以继续快速补液，同时下医嘱让护士给予多巴胺注射。正当护士准备药物的时候，心电监护显示出现了室颤，我们马上开始了心肺复苏、电除颤、使用各种抢救用药，抢救过程持续了 2 个小时，患者最终还是离世。

　　至今仍忘不了在抢救期间同患者家属交代病情时患者家属那慌乱、期待、绝望的眼神，忘不了家属下跪的那一幕场景。那一刻，涌起心头的是一种强烈的无助感。在接下来春节的几天假期里，心情一直都很沮丧，总是在想如果再给一次重来的机会，自己能不能做得更好，能否避免这糟糕的结局？虽然知道 SAP 的高死亡率，但还是希望再多给患者一些机会。

很久以后，还是在 EICU 值班的日子，收治了另一例 SAP 患者。看到这个患者的第一眼，脑海里就想起了前面的那个病例，两者何其相似啊：都是 50 多岁，身材矮，腹型肥胖，颈部短，入院时都出现了多脏器功能不全（肝、肾、肺、胃肠），不同的是这一例既往犯过心肌梗死放过支架。入抢救室后通过膀胱内测压估计腹内压足以达到腹腔间隔室综合征的标准，腹内压的升高使得患者胸廓活动明显受限，再加上非肺源性 ARDS，患者呼吸困难的症状非常明显。当时心里也惴惴不安，想着这一次是否就是自己曾经想得到的另一次机会，自己能不能做得更好？马上予以中心静脉穿刺，准备好静脉通路。因患者烦躁不安，并没有马上行 CRRT，而是先予以镇静后气管插管。插管前准备了 2 个通路补液，并提前备好了升压药物泵，幸好患者没有出现明显的插管后低血压。小插曲是这个患者困难气道的特征更为明显，插管过程算是有惊无险。在稳定气道和循环后，自己的心里踏实了很多。

接下来长达近 50 天的日子里，发生的种种抢救场景及治疗过程足以给我们留下深刻的回忆。治疗方面，持续有创呼吸机辅助通气，持续 CRRT，心肺容量监护仪（PiCCO）有创血流动力学监测，"花样式"中心静脉置管（轮流右股、左股、右颈内、左颈内），床旁胃镜放置空肠营养管（过程也是一波三折），多次床旁支气管镜吸痰，多次浆膜腔穿刺减压（胸穿、腹穿），为了促进胃肠蠕动使用多种中药（鼻饲及灌肠），吲哚美辛栓置肛，反复输血支持，早期恢复空肠内营养，抗凝（出现右下肢深静脉血栓），抗感染……那段时间，几乎每个夜班的大夫都被他的病情变化"折磨过"，各种原因所致的血压及氧合不能维持都让大家揪心。每天早晨交班的第一个病例必然是他，大家围在一起针对他的病情变化进行讨论并争执，评估每天的容量负荷、感染状态、营养状态、脏器功能等，以确定最佳的治疗方案，每天都会积极地核实处方的执行情况。似乎大家辛苦的付出都没有白费，终于在入院后的第 12 天停止 CRRT（肾功能改善，尿量恢复），第 16 天拔除气管插管及各种深静脉置管。然而可惜的是，意料之中，患者还是完成了由低血容量性休克向感染性休克的角色转换，从患者支气管吸取物、肺泡灌洗液、血液、中心静脉导管及腹腔穿刺引流液培养中找到多种细菌生长（大肠埃希菌、鲍曼不动杆菌、铜绿假单胞菌），甚至出现了让大夫谈之色变的碳青霉烯耐药的肠杆菌（CRE），我们的处理就是根据药敏结果选用多种抗生素积极抗感染治疗，并多次请介入科协助行腹腔内脓肿穿刺引流（引流出大量脓性液体），并予以积极的液体复苏及支持治疗。患者后来体温高峰有明显下降，肠蠕动明显恢复（空肠内营养液可加至每天 1000ml 以上），各脏器功能明显改善，转至普通病房 1 周稳定后转回当地医院胰腺外科拟行进一步手术治疗。

很多医学老前辈都提到，患者是我们最好的老师。经过这两个 SAP 患者的救治，我深刻地体会到这一点。很怀念在 EICU 轮转的那段时光，在这里自己可以全程参与危重患者的救治过程，并有时间去思考在救治过程中的得与失，同时跟领导及同事学习到很多宝贵的经验。如今担任急诊科总值班，依然会遇到各种危急重症患者的抢救，曾经的经验积累使得自己处理起来会从容很多。因为是医生，医生的职责告诫我们只能不停地去学习，并一路向前。

难忘的气管插管

2017 年 9 月 29 日　桂耀松

作为急诊科医生，在面对危重症患者的抢救时，稳定气道和循环是我们的两项首要任务，气管插管是我们必须掌握的临床技能之一。尤其在总值班这个岗位，几乎每个班都会有需要抢救的患者，气管插管是救命的必要手段。回想总值班上任之前几次难忘的、历久弥新的气管插管经历仍旧历历在目，为更好地胜任总值班岗位积累了宝贵的经验。

青少年男性，因咯血合并消化道出血入抢救室。诊断血三系减低原因未明，继发噬血细胞综合征可能。入室不久后患者憋气明显，呼吸急促，烦躁不安，予气管插管。因患者身高 180cm 以上，颈部长，考虑存在困难气道的可能，插管前特备好了可视喉镜。意想不到的是，在使用司可林肌肉松弛后，使用可视喉镜竟完全无法看到声门及会厌，改换直接喉镜下观察声门显示亦不清楚。使用球囊呼吸器接面罩维持呼吸，氧合尚能维持，但这期间出现较多胃内容物经口呕出，为避免误吸，只得反复使用吸引器吸引。在直接喉镜下尝试插管，置管深度 22cm，接球囊呼吸器氧合能维持，但两肺呼吸音弱遂拔出后重插。急诊总值班尝试插管成功，置管深度 23cm，固定后接呼吸机。联系转重症监护病房，又出现漏气音，调整深度及气囊充气不缓解，再次置管，予纤维支气管镜引导下调整置管深度竟为 28cm，这样的气管插管深度是自己先前不敢想象也是唯一遇到过的特例。看来特殊的身材一定要注意插管深度，要及时拍片确定插管位置，及时调整，避免插管失败。

中老年女性，因低血压休克状态转入 EICU，氧合不能维持，意识不清，紧急插管。直接喉镜下声门暴露充分，但普通导丝引导下气管导管置入困难，多次尝试（包括上级医生插管、更换小型号的气管插管）均无法插入，考虑存在气道狭窄可能，改换球囊呼吸器面罩氧合亦不能维持。无奈之下，只得在直接喉镜直视下，将6号气管导管套在硬质喉镜的金属导杆上，借助硬质金属导杆的硬度强行插入成功。事后复习病史，患者曾在北京协和医院ICU住院，曾因气管狭窄导致插管困难而行气管切开。

中年女性，意识模糊伴低氧入抢救室。外院诊断为嗜酸性粒细胞肺炎合并真菌感染。由120转运床往抢救床搬运过程中出现意识丧失，颈动脉无法扪及，立即行心肺复苏。5分钟左右自主心律恢复，直接喉镜直视下气管插管，固定后接简写呼吸器后捏皮球阻力大，听诊双侧呼吸音低，但氧合尚能维持。当即拔除气管导管，重新在喉镜直视下再次置管，但接呼吸器后捏皮球时仍十分费劲，胸廓起伏不好。在我们困惑之际，发现患者前胸部皮肤鼓起，触之捻发感及握雪感明显，出现了皮下气肿，立刻想到气胸可能，随后在维持氧合及循环的情况下安排CT扫描，提示双侧气胸、纵隔气肿并皮下气肿，立即联系胸外科行双侧胸腔闭式引流。事后追问病史，家属告知患者在外院曾因反复气胸多次引流。

通过这几例患者的救治，我深刻地意识到，对病情危重需要气管插管的患者，事先获取重要病史信息是多么的重要。除关注必要的基本病情外，还需要重点了解患者既往呼吸道病史情况，如有无气道狭窄，有无肺气肿、肺大疱、气胸等。当然，在紧急情况下这对我们急诊科医生提出了很高的要求，但也只有这样，我们才能做到有备而战。另外，我们应该熟练掌握困难气道的管理流程，紧急情况下需要我们冷静、沉着应对，遇到困难时积极主动去寻求帮助，尽早联系上级医生，必要时联系麻醉科、耳鼻喉科共同抢救，提高抢救成功率。每个医生的成长都是经验积累的过程，感谢这几年的磨炼，让我从懵懂"小白"步入总值班行列，成熟很多。医学无止境，希望历经总值班考验，在继续积累经验同时，帮助更多学弟学妹成长，救助更多患者。

要命的鱼刺

2017 年 10 月 11 日　齐衍濛

　　鱼是我们餐桌上的美食，在享受鱼肉的美味时，也要注意别被鱼刺卡入咽喉。被鱼刺卡住时怎么办，是不是会选择吃馒头往下咽、喝点醋"软化"鱼刺？殊不知，有时这些方法会引起很严重的后果。急诊经常会遇到这样的患者，甚至为此丢了性命，人财两空。

　　老年女性，咳嗽伴发热 10 余天。外院胸部 CT 发现肺部感染，同时合并纵隔气肿来就诊。既往慢性肾衰竭，规律透析，用的是锁骨下永久透析管。进入抢救室后我们发现老人不仅有纵隔气肿，颈深间隙、胸部皮下组织，甚至透析管路周围也都是气体，同时合并严重的肺部感染及纵隔感染。泛影葡胺上消化道造影（图 1）证实食管穿孔，追问病史，发病前 1 周曾吃鱼，被鱼刺卡过，开始有疼痛，后来不敏感了，就没有管它。这个患者基础病多，虽经过积极治疗，纵隔感染无法控制，最终还是去世了。

　　中年男性，发热伴咳嗽，咳痰 1 周，外院考虑肺部感染，治疗效果欠佳来诊。既往体健。行胸部 CT 检查发现多发脓气胸，纵隔气肿，纵隔感染，考虑食管穿孔。追问病史，发病前 1 周曾被鱼刺卡过，未予注意，未处理。这个患者后来在急诊 ICU 住院 2 个多月，胸腔及纵隔放了多条管路，最后花了 30 多万治愈出院。

　　这两位患者都有被鱼刺卡过的经历，未予重视，未求医，鱼刺卡在患者食管，进而造成食管局部溃疡感染后穿孔，最终引起严重的纵隔感染及肺部感染。

　　被我们吞下去的鱼刺如果卡在食管，是很难自行排下去的。大部分患者起初并不在意，仍然继续进食，伴随着食管的蠕动，卡住的鱼刺会损伤食管，轻者黏膜损伤，重者如上面两位患者出现严重的纵隔感染及肺部感染。纵隔感染的死亡率接近 100%，更严重的是鱼刺穿到食管后方的主动脉，瞬间毙命。

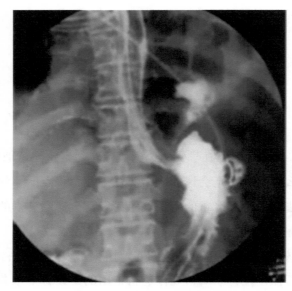

图 1　泛影葡胺上消化道造影

所以不要小看了鱼刺。当我们被鱼刺卡住时，及时就医，千万不要用馒头、烙饼硬往下咽，试图把刺带下去，这样很容易让刺扎得更深，造成不可挽回的结果。

难以缓解的呼吸困难

2017 年 10 月 20 日　桂耀松

　　入秋后，急诊班更加繁忙，各种心肺疾病患者明显增多，抢救室不停地进进出出已成常态。总值班上任短短 3 个月来，密集经历了各种抢救、各种操作，感觉似身经百战，成熟了很多。然而一次心包积液的患者救治深深震惊了我，真是医海无涯，临床到处是陷阱，永远不能放松警惕，处处要小心，事事要谨慎。

　　一日临近下午交班，熟悉的总值班铃声再次响起，原来是一线医生呼叫，外院转来一位胸闷、憋气的年轻女性，外院心脏超声考虑大量心包积液，病情较重。我看到患者呼吸急促，平卧困难，颈静脉充盈，外院心脏超声示心包积液（大量），左心室壁运动欠协调，胸部 X 线片没有显示肺实质病变，虽然血压及 SpO$_2$ 尚正常，仍考虑存在心包填塞，立即把患者转入抢救室，拟行心包穿刺。安置好患者后，立即拿起抢救室床旁利器——床旁心脏超声探查起来，患者确实有心包积液，量以左侧、下侧为著，左右心室舒张受限，心脏位置右偏，请示值班三线医生，核实心脏超声，完善必要检查后，与三线领导一起完成了心包穿刺，剑突下入路引流出血性心包积液，大家都舒了一口气，想着患者问题解决了，危险解除，症状应该缓解了。观察了几小时，引流约 300ml 血性积液后给予夹闭，患者憋气症状略缓解，但效果并未立竿见影，生命体征还算稳定，继续观察。

　　次日夜班，我再次接到一线电话，被告知该患者憋气复加重，呼吸急促，此时心包引流液总量达 1000ml，似乎无法用心包积液解释憋气原因，令人费解。立即安排急诊胸 CT 检查，惊奇地发现左侧胸腔巨大囊性占位，大小约 12.9cm × 10.9cm，考虑纵隔来源可能，纵隔心脏受压右移，心包积液微量，左肺主支气管受压变窄，双侧胸腔积液。十分罕见的纵隔占位，此时才明确现在患者呼吸困难的主要原因为胸腔内占位，心包积液经引流后已基本缓解。次日经多科讨论，由介入科医生行 CT 引导下左侧胸腔占位穿刺引流，陆续引流出数千毫升的黏稠性胶冻样液体，患者呼吸困难症状才得到明显缓解。

在急诊，几乎每天都会进行各种穿刺操作。急诊穿刺的主要目的是缓解症状，同时也为检查病因，如胸腔、心包穿刺缓解患者呼吸困难的症状，腹腔穿刺缓解患者腹胀不适的症状。绝大多数心包积液引起的呼吸困难患者，经积极穿刺引流后症状都能得到明显缓解，但该患者症状缓解不明显，继而加重，这种反常情况确实不能单用心脏情况解释，引起了我们足够的重视，进一步完善相关检查寻找原因，发现了胸腔内巨大占位对心脏及肺主支气管的压迫，而并非单纯的心包积液所致，最终经胸腔内占位穿刺引流后症状缓解。

通过该例患者的救治，我深刻地认识到，在临床上，当患者的诊治过程遇到难以解释的情况时，多问问为什么，要积极去寻找原因，并去想办法解决问题。心脏超声、胸部 X 线片有一定的局限性，如果情况允许，患者可以常规先完善肺部 CT，可以尽早全面明确病变情况。临床上心包积液患者不少见，但也要小心其他罕见情况存在。在这个患者诊治过程中我们积累了宝贵经验。

如履薄冰，如临深渊

2017 年 10 月 21 日　齐衍濛

入职培训时，我经常听到张孝骞老师的名言："如履薄冰，如临深渊"。随着工作时间越来越长，经历的抢救越来越多，越能体会这句话的含义。

自上任总值班以来，每个班都在经历各种抢救，在与死神赛跑，在各类抢救人群中最让我揪心难忘的是孕妇的抢救，压力主要在于同时抢救两条生命。

一天，120 救护车急急火火地送来一位腹部膨隆的孕妇，出现室性心动过速，到现在有半小时了。看到 120 的心电图显示宽 QRS 波心动过速，立刻把患者送进抢救室，给予心电监护、吸氧、抽血、开放通路。这时候我发现这位患者前几天来过抢救室，是位妊娠 38 周的孕妇，当时是频发室性期前收缩，经过治疗后好转出院了。患者意识到自己病情重，情绪烦躁，冲我们喊"别给我用伤害胎儿的药"，我们一边安慰患者，一边观察生命特征，评估病情，没有出现血流动力学不稳定的情况，但心电图显示持续室性心动过速（150 次 / 分）。这是一种致命性的心律失常，如不及时治疗甚至会出现一尸两命的情况，哪些药能用？哪些药不能用？似乎能用的药都是 B 级以下的，是否电复律？我立即电话请示心内科会诊医生和抢救室主管李教授，李教授和心内科医生以最快的速度赶到了抢救室，经过商议后先给予镇静药物（因为患者太烦躁），然后给予艾司洛尔泵入控制心率，不久患者安静下来，心律转为窦性心律。我悬着的心终于放下了。由于孕妇的特殊性，不能像正常成年人一样用药，医生确实会困惑纠结，我也不例外。相信经历总值班的锻炼，我会越来越成熟，越来越淡定，经验也会越来越丰富。

通过这件事，我充分体会到了张老前辈那句话的含义，急诊科承担着急危重症患者的抢救任务，而且常常会出现一些特别棘手的情况，我们的治疗决策直接决定患者的治疗效果，甚至决定患者的生死。如履薄冰，如临深渊，时时刻刻提醒我们的职责不容有失。

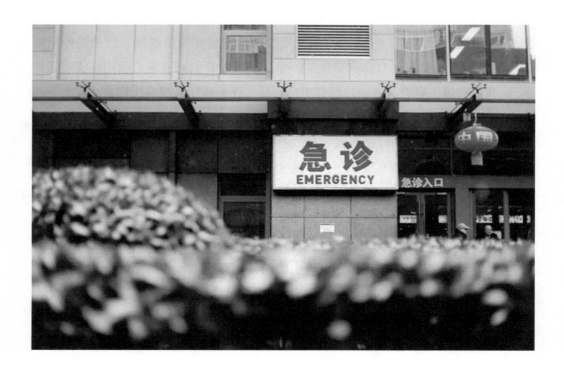

给自己扎针的人

2017 年 11 月 3 日　桂耀松

一天夜班，总值班的值班手机铃声再次响起："青年男性，全身抽搐，既往有血友病，家属情绪激动，直接送抢救室了。"我还没缓过神来，患者就被直接送到了抢救室的抢救床上。当我见到患者时，他已经没有抽搐发作，神志清楚，痛苦表情，看上去双侧髋关节活动明显受限。监护仪显示其生命体征平稳，旁边有他的父母陪同着，这是一对 50 多岁的中年男女，表情中充满了焦虑和不安。

血友病患者，突发癫痫，我第一反应想会不会是颅内出血，可以安排头 CT 检查；另外，患者髋关节活动受限，可能存在髋关节腔内出血，也需要进一步的评估，病情不明确之前患者应留抢救室进行评估。

"家属，患者的就诊卡在哪里？现在需要去办理进抢救室的手续，先去分诊台挂一个号。"

"大夫，我儿子不需要抢救，我很清楚他的情况，他是这两天休息不好，躺着休息一会就好了。"说话的是他的父亲。

"他有血友病，突发癫痫，有脑出血可能，需要做一些检查进行评估。"

"大夫，不用做检查了，不会有事的。"

"那你挂个号，办一下抢救室手续吧。"

"不挂了，给我们找一张床休息就可以。"

··············

这样的交流持续了 5 分钟以上，这期间包括我、其他医生及护士、医院的保安等多人都试图跟患者的父母交流，告知其应该挂号看病，需要医生进行评估，但最终发现这一切交流都是徒劳的，家属还是不肯去挂号。此时患者神志已经恢复，生命体征尚平稳，主诉双髋关节疼痛明显，无法活动。无奈之下，我只有在诊室中找到一张检查床，将患者转移到诊室里。简单交流后得知，患者自幼就有血友病，曾有反复多次关节出血史，平时关节疼痛怀疑出血时都是自己在家里打针输第8因子，这是第一次出现癫痫发作的症状。

随后就出现了让我难忘的一幕：患者家属从随身的行李包里取出输液器、消毒棉签、药物，准备打针了。

"你要干什么？"

"输第8因子。"

"你最好挂个号，让医生检查评估一下，我们给他用药。"

"你们能用我们自己的药吗？"

"不能，医院规定不能用外带的药，而且第8因子需要冰箱保存，你带来的药不安全，最好不要用。"

"没事，那我们还是自己扎针吧。"

"平时在家是父母给他扎针吗？"

"都是他自己扎的。"

…………

再一次沟通失败，患者家属还是拒绝去挂号，甚至说出了"你们要我挂号就是为了用你们医院的药"之类的话。经过一番简单的准备后，他们开始让患者自己在手臂上为自己扎针，因双髋关节疼痛明显，患者活动受限，他在自己右手臂上尝试了几次，最终成功扎出一条输液通路，家属利用其输了4小瓶据称是第8因子的药物（共800单位）。因为担心，我一直待在诊室门口观察着，怕患者病情有什么变化。凌晨3点以后，诊室的医生轮班要开始接诊患者，需要使用检查床，患者的生命体征尚平稳，但患者还是拒绝挂号，也不离开，为了不影响诊室接诊，只能暂时把患者放置在大厅，以便随时能看到，及时给予处理。次日，患者因疼痛明显，挂号找医生开了镇痛针，但扔拒绝抽血化验及头CT检查，劝阻无效，后来自行离开了医院。

现实中有很多人久病成医，自以为是，不知疾病险恶，不计后果，其实这样的结果可能会造成更大损伤、更大痛苦，花更多的钱，甚至就此结束了生命，还是尊重科学，尊重医学，减少损伤，减少痛苦，人生不易，且行且珍惜吧！

　　在急诊科我们会遇到各种各样的患者，偶尔会遇到极难沟通的时刻，这个时候我们依然需要关注患者的病情，注意尝试沟通的技巧，给予必要的救治。这段时间，在抢救室里，我们救治过连续三次被送到抢救室的流浪患者，也遇到过一名多脏器功能衰竭的青年，在我们多次与其家人电话沟通时，家属在电话里说"你们是骗子吧"。尽管会遇到辛酸和无奈，被误解、被忽视，我们还是应该不忘初心，毕竟救死扶伤始终是我们的天职。

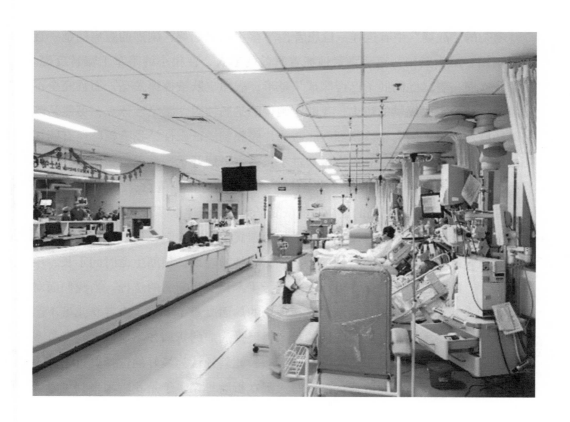

假如选择静静离去

2017 年 11 月 8 日　齐衍濛

秋末冬至，急诊大厅人潮涌动，紧张的气氛充斥着每一处角落，排队建卡的，排队挂号的，排队测量生命体征的，排队交费取药的，甚至连进抢救室都在排队。大厅里几个救护平车一字排开，等着急诊二线医生挨个评估，急救车医生各个表情凝重，一来是怕患者在自己手上出问题，二来是希望早点卸车好去接其他救护任务。

嘈杂的"战场"中有这样一位患者，70 多岁的老奶奶，剧烈的腹痛使她一直双眼紧闭、眉头紧锁，双手紧紧地抓着腹前的毛衣，在狭小的平车上辗转反侧。我翻开衣服一看，她的肚子已经胀成了球形，表面皮肤被撑得发亮，而且完全不让触碰。结合家属提供的病史，我断定她得的是肠梗阻，感染性休克，可能是既往结肠肿瘤所致，因为持续剧烈腹胀腹痛，腹膜刺激征阳性，我猜她已经有肠坏死或肠穿孔的存在，于是立刻将她送进了抢救室，展开了一系列抢救措施，同时召集外科会诊。正值深夜，抢救室全体医护人员没有丝毫倦意，个个精神抖擞、动如脱兔，顷刻之间老奶奶的生命体征恢复了大半，精神也好了不少。

经过会诊，外科医生建议立即手术，否则病情难以控制，死亡率接近 100%。但手术风险高，后续支持的费用昂贵，且患者肿瘤晚期，预期生命时间不长，手术创伤大，痛苦难免，是保守治疗还是进行手术，等待家属的选择。当我们面对老奶奶的女儿，她唯一的直系亲属时，现场的局面凝重了下来。患者女儿虽不愿放弃抢救，但更不愿看着肿瘤晚期的母亲再经受病痛的折磨，不愿再看到老母亲每天望着乳白色液体滴滴下落的绝望与无奈，此刻她认为最好的选择莫过于放手让母亲静静地离开，毕竟肿瘤的病痛每天都在折磨母亲。于是我陪她来到了患者的床边，在监护仪刺耳的滴滴报警声中，我们握紧了老奶奶的双手，用泪水和温情陪伴她走完了人生最后的旅程。望着老奶奶安详的面容，我也仿佛接受了一场亲情离别的洗礼，许久不能忘怀。

我们时常遇到肿瘤晚期患者急症来诊，伴随着各种器官功能衰竭，各个来势汹汹危在旦夕，而家人对病情的认识和理解也参差不齐，有的态度强硬，不到最后一刻决不放弃，各种手术、操作、监测管路一样不少，通通安置在患者身上，实际这些抢救措施也许短时间延长生命，却给临终患者带来重复伤害和巨大痛苦，解决不了根本问题。比起这种轰轰烈烈的抢救，有时静静的守护、温暖的陪伴或许更能让患者欣慰和释怀。

一线生机

2017 年 11 月 8 日　桂耀松

最近几次值班接班后，我做的第一件事不是同往常一样去了解急诊各区域的情况，而是坐下来打开电脑，点击医院信息系统（HIS）中的患者查询，输入一个 ID 号，去了解一个患者的治疗情况。如今该患者终于顺利出院，而患者刚来急诊的那一幕仍记忆犹新。

那一天上夜班，像往常一样我提前到了抢救室，刚到抢救室门口，就被告知 5 点钟会有一个多科会诊（在抢救室，针对危重患者的多科会诊是家常便饭）。简单了解情况，老年女性，因"发现甲状腺肿物 10 余年，憋气、声音嘶哑 20 天，加重 1 周"来诊，患者出现呼吸困难，在安静状态下憋气明显，稍活动即加重，无法平卧。外院 1 周前 CT 提示甲状腺肿物明显压迫气道，北京协和医院当天复查的 CT 显示甲状腺区巨大占位，气管向左移位，咽腔及中上段气管明显狭窄，狭窄程度较外院 CT 显示有明显加重，估测最狭窄的部位不过 0.5cm，而正是这个窄缝维持着患者的呼吸。这是一种非常危险的情况，患者存在极高的窒息风险，需要紧急解决气道问题，所以马上联了基本外科、麻醉科、耳鼻喉科、ICU 进行多科讨论。经过商量以后，大家确认了处理方案：去手术室，由麻醉科首先尝试气管插管，若插管困难改由耳鼻喉科进行气管切开，建立气道后由基本外科行甲状腺肿块部分切除以缓解压迫。该患者很有可能因无法成功建立气道而死亡，而且这种风险很高，但如果不去尝试的话，患者随时都有可能窒息死亡。所幸的是，患者的儿子和女儿在沟通的过程中对我们表示出极大的信任和理解，这对我们而言无疑是一种催促我们努力向前的动力。

意料之中，手术过程是一波三折。尽管做了充分的准备，还是出现了麻醉科插管失败，改由耳鼻喉科行气管切开，这期间患者出现了氧合指数及心率下降，进行了心肺复苏，最后在气道保护情况下由基本外科做了甲状腺占位部分切除，术后转至 ICU。当我得知患者做了心肺复苏后，就一直关心患者的神志能否恢复。接下来的日子，每次我值班的时候，我都会详细查看该患者的病程记录，在看到患者能遵嘱活动的记录后一颗悬着的心终于放下来了。接下来的情况就很顺利，患者第二次被送回手术室做了甲状腺占位残留部分的切除，术后恢复良好，从基本外科病房出院。

　　这例患者的救治过程，让我欣慰地看到了各科同事们为了解决该患者病情而表现出来的精密合作精神，看到了大家不轻言放弃临床棘手难题而是努力去解决问题，看到了家属的信任对我们临床医生而言是多么的重要。即使只有一线生机，我们也应该努力前行，这应该也算是协和精神之一吧。

艰难的选择

2017 年 11 月 22 日　齐衍濛

　　入冬时分，酒美蟹肥，傍晚的霞光洒上喧嚣的街头，伴随着最后几片秋叶翩翩飘落。下班的人们三五成群地忙着聚会约饭，储备着过冬的能量。这天是我值夜班，急诊大门半开半掩，时不时挤进的几股冷风与屋里的暖流相撞，瞬间变成片片白色水汽。分诊台像往常一样热闹喧嚣，患者及家属的病痛和焦虑很快让所有人燥热起来，我一遍遍穿梭在"冰与火"之间，评估着身边危重的患者，确保他们都能得到及时的救治。

　　天色已暗，120 医护人员推着平车急速进来，送来一位孕妇，妊娠 33 周，痛苦病容，呼吸急促。2 天的腹痛让家里人万分着急，去了几家医院，外院的检查单提示血淀粉酶水平很高，胰周渗出，诊断是胰腺炎。由于近期的鱼肉大补加之妊娠期的代谢紊乱，患者的血脂水平也异常升高，脂源性胰腺炎可能性很大。眼看着监护仪上处于休克边缘的生命体征，我果断地把她送进了抢救室进一步监护支持。经过了一系列的对症治疗，患者的病情趋于稳定。询问到患者坎坷的生育史，曾经历多次人工流产，后来因为受孕困难不得不采取人工授精，大家都知道这个孩子来之不易，患者及家属一致坚持要保孩子，我们也开出了对胎儿损伤最小的药物以确保尽量周全。

　　不久，监护仪滴滴作响，孕妇的腹痛再次加剧。我跑到床边，只见豆大的汗珠流过她的两颊，她紧紧地抓着床栏，紧锁着眉头冲我呼喊着："大夫，救救我的孩子！"我定睛一看，不好！胎心监护也同时报警，胎心率下降，胎儿随时有生命危险！安排好镇痛对症支持的同时，我们立即组织多科室会诊，妇产科、基本外科、麻醉和 ICU 等多个科室专家瞬间汇聚一堂，此时大家的目标只有一个，挽救孕妇、挽救胎儿！妇产科医生判断胎儿宫内窘迫可能性很大，从胎儿角度看必须马上终止妊娠，基本外科和 ICU 等医生也都认同终止妊娠的决策，因为这样可同时降低腹腔内压力，缓解胰腺炎的进展。

可接下来的术前谈话让我们捏了一把汗。患者的丈夫和父亲虽然口头表示同意积极治疗，但当我们谈到胎儿出来后由于本身疾病的影响以及药物的作用，不能保证胎儿百分之百的健康，而且 33 周的早产胎儿，出生后会面临一系列的难关，他们开始犹豫不决。我们都在焦急地期盼着，期盼着这两个男人能做出正确的选择，期盼着他们能留给我们更多的时间去拯救这两个生命。时钟滴答地飞转，短短的几分钟恍如隔世，突然之间患者丈夫用颤抖的手签下了同意终止妊娠、全力保大人的字样，在场的人都松了口气。最终手术过程非常顺利，患者术后病情逐渐好转，胎儿生下是正常的，被家属抱走，拒绝在北京协和医院治疗，几经劝阻无效。

事后听一位会诊的医生提起：也许在国外一些国家这样的事情就是另一番处理，或许根本不是问题。如果孩子生出来有残疾，他的父母很可能会继续抚养他，社会也会接受他，不用太考虑经济问题，但在咱们国家却大不相同，家长们都希望自己的孩子健全健康，都不愿意承担任何风险，确实有问题的孩子会给家庭带来沉重的负担，文化的差异导致我们的选择跟国外一些国家有所不同。

每位父母都深爱着自己的孩子，也许是爱的方式不同罢了，可怜天下父母心，也希望全天下的孩子健康平安。

临床处处是陷阱

2017 年 11 月 29 日　桂耀松

作为急诊科医生，你永远不会知道下一辆 120 运送过来的是什么样的患者，而我们平时的抢救过程也经常是充满着刺激和紧张的节奏，正是因为这种未知感和紧迫感，给我们平常的工作增添了很多魅力和趣味。分享几个自己在最近一个月内遇到的病例。

某天夜班，接到留观区医生的电话，一老年患者，突发憋气不适。简单询问病史，了解到患者基础有糖尿病，慢性肾功能不全，本次因意识障碍就诊。考虑与低血糖发作有关，经治疗后意识状态明显改善，由抢救室转至留观。见到患者时，患者处于端坐位，烦躁不安，监护仪显示血压明显升高，我的第一反应是心力衰竭发作？予以面罩吸氧，患者憋气改善不明显，跟家属简单沟通后决定转至抢救室。转运途中患者氧合指数尚能维持，转至抢救室后患者喘憋症状明显加重，并开始出现精神状态减弱。当我们决定开始气管插管的准备时，家属突然说出刚刚给患者喂了 3 颗糖块，我们恍然大悟，很有可能是糖块引起的窒息，马上予以施行海姆立克（Heimlich）腹部冲击法，同时准备气管切开包，联系耳鼻喉科。腹部冲击方法失败，患者出现氧合指数及心率下降，由耳鼻喉科行紧急气管切开，氧合指数改善，患者喘憋缓解。事后追问病史，因患者在留观室再次出现低血糖，家属给喂了糖块。次日复查 CT 未见气管内异物，考虑糖块可能溶解。该患者毒品检测结果显示有格列美脲，考虑低血糖发作可能同此药相关，数日之后，患者未再有低血糖发作。

某周末值班，接到诊室大夫电话，一老年患者，既往有高血压、心动过缓，胸痛 1 小时来诊，伴大汗，心电图提示窦性心动过缓转为交界性逸搏，胸前导联有 ST 段压低，考虑急性冠脉综合征（ACS）不除外。第一份心肌酶结果正常，D-二聚体（D-dimer）水平轻度升高。看到患者时仍有胸前区疼痛不适，收入抢救室，请内科会诊，亦考虑 ACS 不除外，给予口服负荷量双抗药物，拟进一步评估是否急诊经皮冠状动脉介入治疗（PCI）。但心里面总是觉得有点不踏实，为何患者心肌酶正常（虽然第二份结果还没出来）？ D-二聚体水平轻度升高？再次来到追问病史，患者除胸痛外，亦有上腹部不适，此时测双上肢血压，收缩压相差 20mmHg 以上，马上安排主动脉 CTA 检查，提示Ⅲ型主动脉夹层（降主动脉至髂动脉水平），遂予以积极降压，联系血管外科。

一中年男性，血尿来诊，B 超发现膀胱中血凝块，血化验结果提示血小板正常，凝血提示 PT > 90s，APTT > 140s，INR > 7。仔细追问病史，患者既往体健，否认近期有服药、误食、吃烤串等情况，当时处理上予以维生素 K_1、凝血酶原复合物及血浆输注，同时予以送毒物检测。次日毒检回报：患者血液中检测到溴鼠灵，确诊鼠药中毒。经过治疗后患者凝血恢复正常，拟回家，继续维生素 K_1 治疗，建议其报警。

一青年男性，诊断"肝脓肿、感染性休克"，化验提示肝功能异常、凝血异常、血小板减少。某天夜班，患者出现血便，血红蛋白值明显下降，安排 CTA 检查未见明显造影剂外溢，但发现结肠区一高密度影，长约 10cm，宽约 1cm，形态规则，CT 图像多层面均可见，诊断为"异物可能？"次日，在输注血小板后患者接受了胃肠镜检查，从肠道中取出一长约 10cm 的木棍，经仔细辨认，可能为冰糕棍。追问病史，患者自幼患有自闭症，平时喜欢将笔等物品放在口中。现患者消化道症状有明显改善，介入科已行肝脓肿穿刺。

这也算是我们急诊科的日常，但回想起来竟有点后怕，临床处处是陷阱。《诗经》有云：战战兢兢，如临深渊，如履薄冰，用此形容我的心情竟不为过。

要命的感染

2017 年 12 月 8 日　齐衍濛

　　孕产妇急症患者一直是急诊医生工作的重点，有时检查和用药因为顾及孩子而不能正常进行，为诊疗带来困难，经常会出现保大人还是保孩子的争论。有时因为妈妈疾病严重，孩子来不及见到这个世界就闭上了双眼；有时为抢救孩子以及更好治疗母亲，不得不提前让孩子来到这个世界。选择是残酷的，但我们必须要面对，尤其值班时的急诊老大——总值班。

　　有一天值班，突然接到妇科诊室电话，说这里有一位孕 39 周胎死宫内，怀疑妊娠期急性脂肪肝的患者，病情危重，能不能进抢救室。我立即赶去妇科诊室，这是一位宫内孕 39^{+2} 周的患者，发热 3 天，少尿、憋气、乏力 1 天，下腹痛伴阴道流血 12 小时来诊。当地医院检查发现胎心监护示胎心率减低，化验示肝功能异常，血小板减少，具体数值不清，建议立即转上级医院。看到患者状态很差，喘憋，不能平卧，立即将其转到抢救室。入室后患者的化验单陆续出来：血小板 15 × 10^9/L；白蛋白减低，26g/L；总胆红素 147.4μmol/L；直接胆红素为主，125.0μmol/L；血肌酐水平升高，366μmol/L；血气：pH 7.243，乳酸高达 9.6mmol/L；妇科 B 型超声波检查（BUS）：宫内晚孕，未见明确胎心搏动，脐血管未探及明确血流。病情危重，于是我们立即组织了多科会诊，妇科觉得还是全身系统性疾病导致的多脏器功能衰竭，弥散性血管内凝血（DIC）。血液科会诊考虑此患者现在为多脏器功能衰竭，DIC，代谢性酸中毒，严重乳酸酸中毒、内环境紊乱，至于有什么原发病不清楚，但目前已胎死宫内，拖下去可能更危险，DIC 更难以纠正，危及孕妇性命，最后多科会诊结果：妇科上台剖宫产取出死胎，术后回内科重症监护室（MICU）继续治疗。后来患者的外周血培养及宫腔拭子、胎盘拭子回报均为产单核细胞李斯特菌感染，经过积极抗感染治疗后，患者病情好转，转危为安，转到感染科病房继续治疗。

什么感染这么厉害，差点同时要了 2 条性命，让我们一起认识一下。

李斯特菌是一种需氧和兼性厌氧的革兰阳性杆菌，在光学显微镜下呈现出特征性的翻滚运动。李斯特菌的革兰染色结果可能类似肺炎球菌（双球菌）或类白喉杆菌（棒状杆菌），或染色结果可能不一，易与嗜血杆菌混淆。李斯特菌主要分布于土壤和腐烂的植物中。现认为，大多数成年人李斯特菌感染源于经口摄入病菌，随后病菌穿透肠道黏膜，引起全身性感染。李斯特菌是未加工和加工后的植物源性和动物源性食物的常见低水平污染物。另外，热加工的熟食并不传播李斯特菌。李斯特菌可在冷藏温度及较宽的 pH 范围中生存和繁殖。因此，即使少量污染可能也值得重视。大多数病例为散发性。

多数全身性、侵袭性李斯特菌感染患者至少存在 1 种易感因素，包括妊娠、糖皮质激素治疗和其他可造成免疫抑制的治疗或情况。妊娠期（尤其是妊娠晚期）女性特别容易被李斯特菌感染，在报告的病例中占比高达 1/3。糖皮质激素治疗是非妊娠患者最重要的易感因素。受感染者较少出现散发性胃肠炎。

孕产妇急症各种各样，如此来势汹汹的感染，大家要小心李斯特菌可能是元凶，早点认识，经验治疗，或许能阻止悲剧发生。通过这个病例，我进一步深刻认识了要命的李斯特菌。

尽人事，听天命

2017 年 12 月 13 日　桂耀松

急诊抢救室几乎每天都会上演各种抢救的场景，对于我们而言，最欣慰的时刻莫过于在我们大家的齐心协力之下将一个个垂危的生命抢救过来。相反，当我们竭尽全力而无法挽救某个生命时，挫败感与沮丧感就会接踵而至。

某一天白班上午，突然接到儿科诊室电话：女童，8 岁，因头痛、呕吐就诊，在输液过程中突发抽搐，呼之不应，立即转入抢救室。在抢救室看到患儿时，已处于深昏迷状态，双侧瞳孔不等大，很快出现明显的呼吸抑制，马上予以气管插管，使用有创呼吸机通气，安排急诊头颅 CT，可见左侧额叶巨大高密度伴混杂密度占位性病变，水肿效应显著，中线向右偏移。神经内科、神经外科急会诊：考虑先天发育畸形或肿瘤破裂可能，合并出血，并发脑疝，预后极差，基本没有手术机会。保守治疗数小时后，患儿出现心脏停搏，抢救无效，宣布死亡。整个抢救过程，我们都是跟儿科、神经科、神经外科同事一起在努力着，但似乎病魔并没有给我们足够的时间来做出回应。看着在抢救床旁哭得撕心裂肺的患儿长辈，大家都很沉默，估计不少人跟我心里想的一样：为什么我们没有起死回生的本领？那一刻，大家看上去都很沮丧。

当天中午，接到急诊分诊台的一个电话：中年男性，外地 120 救护车转来，腹痛就诊，外院 CT 考虑小肠坏死可能。看到患者时，他在转运床上辗转反侧，烦躁不安，急诊生命体征提示休克状态，马上转至抢救室。查体有全腹压痛、反跳痛伴肌紧张，肠鸣音消失，床旁 B 超提示腹腔积液，诊断性腹腔穿刺出暗红色血性液体。马上予以放置深静脉、扩容补液升压抗感染等处理，同时急请基本外科医生会诊，考虑绞窄性肠梗阻伴肠坏死可能，感染性休克，马上完善术前检查。

我们在第一时间内进行了各种术前准备，然后将患者顺利送到手术室。当天傍晚在家里陪孩子玩耍的时候，收到基本外科三线刘大夫发送过来的微信：小肠大范围坏死，切除了大部分的小肠，剩下仅1米左右，休克已经明显改善，尿量明显好转……我回复他：你们太牛了，救活了他。这一刻，自己感到很欣慰，心里想着，这个人得救了，是大家一起辛苦努力的结果。

前日夜班的时候，去儿科病房做了一个深静脉置管。患儿因不明原因腹泻数月来诊，每日腹泻量达数千毫升以上，在外院住院很长一段时间诊断不明，持续容量不足，心率快，血压低，在我们抢救室稳定一段时间后转至儿科病房。在儿科同事的精心照护下，患者的腹泻症状有明显改善，且诊断趋于明朗。但不幸的是，患者出现了高热，凝血功能差，血小板计数低下，经外周静脉穿刺中心静脉置管（PICC）导管血培养发现了真菌，考虑导管相关感染，需要移除PICC，重新深静脉置管。呼叫急诊总值班帮忙，我在超声引导下放了一根右颈内静脉中心静脉导管，还算顺利。让我感动的是，后来在浏览患儿病程记录中发现了儿科同事多次文献学习的记录，可见大家为了他的病情一直都在努力着。虽然患儿后续的治疗还会面临很多的挑战，但我相信大家是不会放弃的。想到身边有这样的好同事，我感到十分欣慰和高兴。

最近朋友圈里流行着一张图片，大意就是：作为医学专业工作者，基础医学专家会相信科学，流行病学专家会相信统计，而临床医学专家则相信命。其实我们作为医生，内心里总是想着去将患者的病症治好，但苦于医学发展本身的限制，目前仍有很多病症我们认识不够，很多疾病无法得到有效治疗，所以我们总会遇到遗憾。

尽人事，听天命，这也许就是我现在的心态。

针灸也要命

2017 年 12 月 20 日　齐衍濛

大千世界，无奇不有。自上任总值班以来，抢救了各种各样的危重病，有突发心脑意外，有慢性病急性加重，有创伤，有多脏器功能不全，但遇到自己扎针要自己命的还是头一遭。

有一天我值班，接到分诊台电话，来了一位低血压的患者，不确定是否应进抢救室。我迅速赶到分诊台，是一位 60 岁女性，血压低，高压不到 60mmHg，神志有些淡漠。我问："您哪不舒服？"患者回答："我胸痛，浑身不舒服。"鉴于患者血压低，神志淡漠，我立即把患者转运到抢救室。

"她之前做过什么，有什么诱因吗？"我问。患者家属说，患者有长期癫痫史，近几个月控制不佳，自行针灸治疗，一直是扎双侧乳腺周围，今天早上自己尝试扎心前区，之后就这样了。难道是针刺伤，气胸？心包穿刺伤？我们立即给患者做了床旁心脏彩超，发现患者心尖部及心底部有中等量心包积液，右心室舒张受限。紧急加做急诊 CT 发现患者有心包积液、气胸、纵隔积气，但气胸及纵隔积气都不多，考虑患者主要是心包积液、心包填塞、心源性休克。心内科医生怀疑患者可能刺穿了心脏，不然心包不会突然有这么多积液，可能是出血。于是我们紧急联系心外科医生为患者进行手术，术中发现患者右心室前壁有两处水肿的地方，附着淤血，心外科医生做了缝合手术，患者最后安返 ICU。

针灸是我们传统医学的瑰宝，但需要专业医生做专业的治疗，不要自己给自己做，否则就会像这位患者一样，差一点丢掉性命。

凶险的气胸

2017 年 12 月 29 日   桂耀松

　　不知不觉间，2017 年马上就要过去了。从 7 月底接任总值班到现在已经 5 个月，苦行僧般的总值班生涯近半，这期间结识了不少志同道合的同事，经历了很多危重患者的抢救，最后的结局有欣慰，也有遗憾。在这里分享一例现在回想起来仍甚感遗憾的案例。

　　前不久的某个夜班，接到分诊台的电话，外地 120 转来一名 14 岁小姑娘，胸闷憋气来诊，心率 140 次 / 分，其他生命体征尚平稳。见到患儿后简单询问病史了解到，患儿系早产，幼年时曾因先天性心脏病行手术治疗，身体及智力发育正常。近几日出现胸闷憋气不适，转诊前到曾做手术的医院检查了心脏，心脏彩超未发现异常，返家后仍间断憋气不适，转来北京协和医院的当天下午出现了一过性意识丧失，听家属描述像癫痫样发作（既往有类似发作史）。考虑到患儿可能存在潜在的危险病情，我安排其进了抢救室。

　　进入抢救室后患儿仍诉胸闷憋气，伴腰背痛，无法平卧，心率持续 150 次 / 分以上，呼吸频率 40 次 / 分以上，查体时发现其前胸壁、双上肢多发浅表静脉曲张，上腔静脉回流障碍？此念头在我脑子中一闪而过。进一步查体发现其左侧呼吸音完全消失，右侧呼吸音存在，左侧气胸？马上安排了床旁胸片，结果印证了我的猜测：左侧大范围气胸，纵隔、心脏、气管被推向右侧。此时患儿开始出现烦躁不安，心率 160 次 / 分以上，并开始出现血压下降，考虑张力性气胸。情况紧急，我们马上联系了胸外科，同时使用注射器从左前胸第 2 肋间抽气约 200ml，患儿憋气症状稍有改善。胸外科医生过来后马上在床旁进行了左侧胸腔置管闭式引流术。此时我内心略感欣慰，因为自己在第一时间里明确了张力性气胸的诊断并及时进行了处理。可没想到，意料之外的事情发生了。

引流之后，患儿憋气症状并没有得到明显缓解，反而进行性加重，且持续心动过速，血压进一步降低，更让我们费解的是经引流管引流出大量的血性液体，入室后第一次血红蛋白 84g/L，一天前血红蛋白在 100g/L 以上（外院），且入室时血常规示血白细胞、血小板计数明显升高，提示血液浓缩可能，实际血红蛋白可能会更低，考虑进入抢救室时胸腔内出血已存在，但原因何在？随后患儿血压无法维持，胸腔引流出鲜红色的血液，给予补液、输血、升压药物、气管插管、有创呼吸机通气后，胸外科急诊手术，术中发现左侧胸腔内大量积血，引流管周围未见出血，未见肋间动脉、锁骨下动脉的损伤，可见左上肺肺大疱裂伤，左上肺与胸顶及纵隔面有条带状粘连，松解粘连后可见纵隔面广泛血肿及渗血。遗憾的是，术中出现心脏停搏，抢救无效。事后推测，患儿进入抢救室时应该是张力性血气胸，左侧气胸的巨大张力可能在一定程度上压迫了胸腔内出血部位，进行胸腔引流后解除了这种压迫，加重了胸腔内出血。虽然及时手术，全力抢救，也未能改变结局实属遗憾。

2018 年，总值班的生涯继续，努力前行，希望在新的一年里，能多收获欣慰，少留下遗憾。

隐匿的杀手

2018 年 1 月 5 日　齐衍濛

日子似流水静静地不断流过。新的一年正站在起点上。转眼间，半年的总值班生涯过去了，个中滋味真是五味俱全，半年的历练真是让我成熟了很多，不再慌乱，不再沉不住气。新的一年来了，祝福所有人都健健康康，快快乐乐，少生病少来医院，我们总值班能顺利完成任务，锻炼得更有信心更成熟更有经验，挽救更多生命。

新年的班非比寻常。刚进入 2018 年，就遇到这样一位患者：50 岁男性，半月前无明显诱因右侧腹股沟区出现肿物，患者自诉芒果大小，伴疼痛，外院给予抗感染治疗，症状不缓解，且伴有间断发热，胸闷、喘憋等不适，监测血常规示血小板计数降低，最低为 10×10^9/L，同时发现患者多发肺栓塞，累及左右肺动脉主干及其分支。在外院给予对症支持治疗没有好转，转到北京协和医院。入室查血常规：PLT 68×10^9/L，WBC 28.79×10^9/L，NEUT% 81.8%，RBC 2.40×10^{12}/L，Hb 72g/L；生化：Cr（E）140μmol/L，NT–proBNP 166pg/ml，余正常；血气分析：pH 7.479，pCO$_2$ 28.5mmHg，pO$_2$ 77.7mmHg，cLac 1.9mmol/L，cHCO$_3^-$（P）c 20.9mmol/L，ABEc –1.8mmol/L。患者诉腹胀，床旁 B 超发现患者有少量腹腔积液，再次阅读外院腹部 CT，感觉患者有一段肠管管壁增厚，遂做了诊穿，发现红色的腹腔积液。患者又诉右下肢肿胀加重，做了下肢 B 超，显示下肢深静脉有血栓。到底是什么病，肿瘤？免疫病？易栓症？为什么患者腹胀，右下肢疼痛加重，是血栓进展吗？于是我们请了血管外科会诊，血管外科医生给了两条建议，第一患者有放滤网指征，第二小心门脉血栓。于是在征得家属同意的情况下，我们紧急做了腹盆 CTA，结果发现患者门静脉、肠系膜上静脉以及左髂总静脉广泛血栓形成，肠壁增厚，已出现缺血的表现。于是我们组织了多科会诊，最后大家得出比较一致的意见，患者现在出现广泛血栓形成，肺动脉、肝门静脉、肠系膜上静脉及下肢静脉多发栓塞，已经出现肠缺血、肺栓塞等严重并发症，且合并血小板计数下降，病因可能为肿瘤或免疫病，目前患者病情危重，手术获益很小。最后家属商议后选择药物保守治疗，虽经积极药物治疗，患者还是出现多脏器功能衰竭去世了。

急诊的患者往往病情重，进展迅速，且病因不明。我们会遇到各种没有处理过的患者，不知道临床到底有多少"坑"。但随着遇到的患者越多，我们积累的经验就会越多，思路就会越广，失误和漏洞也会越少。

希望 2018 年是平安顺利、收获满满的一年。

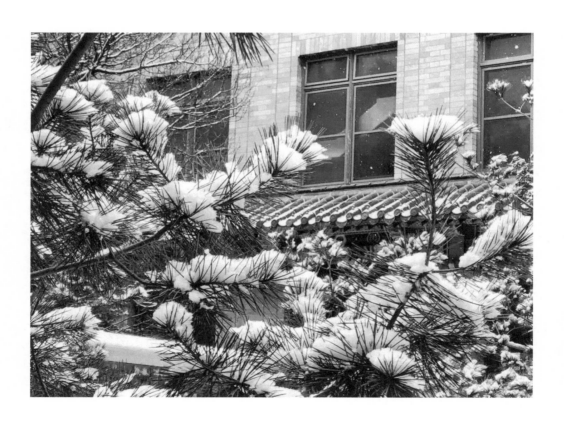

理智面对流感

2018 年 1 月 12 日   桂耀松

2017 入冬以来，流感肆虐，身边有不少家人朋友都有波及，北京协和医院发热门诊每天筛查患者百数以上，筛出甲型流感、乙型流感阳性率约 10%。急诊科成了重灾区，近期出现了少数重症肺炎病例。

青年女性，发热 3 天，1 天前出现胸闷、憋气，既往体健。家中 2 个小孩近期有感冒发热史。外院化验血常规可见白细胞减少，CT 示双肺多发斑片渗出，来急诊就诊时储氧面罩吸氧情况下 SpO$_2$ 80%，呼吸急促明显，马上收入抢救室。入抢救室后紧急气管插管，联系 EICU 收入监护病房，呼吸机条件居高不下，氧合不能维持，同家属充分沟通后上 ECMO 支持治疗。事后筛出乙型流感病毒核酸阳性。如今 ECMO 已下机，仍呼吸机维持治疗中。这期间我们 EICU 团队为该患者的治疗付出了巨大的努力。可以想象到，今后的治疗仍有一段相当艰难的时期，期待会有好的结果。

另一例，24 岁女性，发热 2 天，既往体健。元旦当天下午 2 点半在外院拍的肺 CT 可见双肺弥漫磨玻璃渗出影，随后由急救车辗转京城五大医院，最后来我们急诊时氧合指数 30%，马上收进抢救室，紧急气管插管，予以极高的呼吸机支持条件下氧合仍无法维持，最好的时候氧合指数 50% ~ 60%。因各种原因无法上 ECMO，予以持续呼吸机辅助通气等治疗。两日后病情未见好转，家属放弃离院。治疗期间筛查出甲型流感病毒核酸阳性。

近日，仍有不少类似病例从全国各地转来，急诊科患者天天爆满，全体医护人员全力以赴，动用所有能用的资源，开展了高难度技术 ECMO 的应用，挽救了部分重症肺炎患者生命，帮助度过最危险的时期，给予了生的希望。医院资源但确实有限，有时候分流也是工作重点，各个 ICU 和兄弟医院如地坛医院也给予了大力支持。今年流感确实很猖狂，但大部分是轻症患者。即使感染流感也不要恐慌，早期就诊，筛查病毒，给予抗病毒治疗，休息，对症治疗都能好转，家中自行隔离，通风，注意戴口罩，注意防护，一周左右病毒基本可以转阴。有基础病的，免疫力低下的，连续熬夜劳累的人一定要注意防护，不去人多及密闭环境空气不好的地方，调整作息，多休息，多喝水。因为这类人群易感，容易转为重症，呼吸衰竭，危及生命。冬天还在继续，希望大家理智面对。流感是可防可治的，正确对待，相信患病率会下降，重症患者会减少，大家都能顺利度过这个寒冷的冬季。

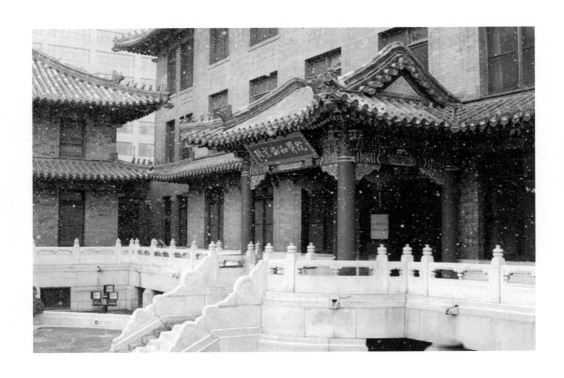

"吸血鬼病"

2018 年 1 月 24 日　齐衍濛

冬日的急诊大厅异常拥挤，挂号的、分诊的、候诊的、缴费的、抽血的、看结果的、输液的、吸氧的都需要排队，只见一排排长长的队列，交织成网，掺杂着患者病后浮躁的心情，时不时还冒出尖叫声，仿佛嘈杂的"摇滚乐"现场，我穿梭于"摇滚"当中，巡视者一个个需要我处理安排的患者。

一线医生电话再次响起，通报一位精神障碍的患者。35 岁女性，病痛把她折磨得憔悴不堪，面色苍白，表情淡漠，问之不答，两眼向右侧凝视。家属告知患者在家中刚刚抽搐过，意识不好，不知道中枢出了什么问题。我立即安排患者转运到抢救室，密切监护下尽快查因。检查发现血 Na^+ 114mmol/L，头颅 CT 示脑实质水肿，严重的低钠血症可以引起患者意识障碍、抽搐，但仍需要除外颅内感染、自身免疫性脑炎等疾病。于是我们给患者进行了腰椎穿刺，检查结果基本正常，不支持颅内感染和免疫性脑炎，同时给予补钠，对症支持治疗，观察意识变化。欣喜的是随着血钠逐渐上升，患者意识逐渐好转。是什么原因引起低钠呢？患者有 3 天腹痛，呕吐病史，进食差，是否能解释如此低钠呢？内分泌科会诊建议我们完善血尿渗透压、24 小时尿钠等检查，结果提示患者抗利尿激素异常分泌综合征（SIADH），难道是急性胃肠炎感染引起的吗？

带着一个个问号，把患者收治到急诊综合病房，此时患者意识转清，诉刚来月经，前 2 天曾有尿色发红，结合患者急性腹痛伴低钠、抽搐，立刻让我们意识到患者很有可能是卟啉病，也就是"吸血鬼病"。第二日查尿卟啉、尿卟胆元均阳性，晒尿由黄色变为紫红色，诊断基本成立，同时动员患者及家人的基因送检，治疗上给予持续高糖静脉输注，胃管高糖滴入，腹部症状很快缓解，入院第二天可以逐渐进食，精神逐渐好转，血钠稳定，未再抽搐。观察一周，各项指标恢复正常，饮食正常，无不适，顺利出院了。

我想到了前一段时间热播的医疗电视剧《急诊科医生》，里面介绍了一位腹痛的年轻女性，上级医生看过患者后建议她去晒尿，随着尿液颜色的变化诊断出了卟啉病。此病部分患者可出现齿龈破损出血，很容易让人联想到吸血鬼，所以称"吸血鬼病"，相传最早还是希波克拉底诊断出的第一例吸血鬼病。反推这个患者，虽然没有典型的齿龈改变，但育龄妇女围月经期病因不明的剧烈腹痛、消化系统症状、电解质紊乱和中枢神经系统改变，还是符合急性间歇性卟啉病特征的。但毕竟是罕见病，没有经验容易漏诊误诊。

难以辨明的胸痛

2018 年 1 月 31 日　桂耀松

　　胸痛是急诊患者就诊时最常见的主诉之一。作为急诊科医生，每次接诊到胸痛患者时，心里总是会不自觉地绷紧根弦。因为我们心里清楚，只有当该患者被完全排除因致命性病因导致的胸痛时，我们才会安心，才会放心地让患者离开急诊室。

　　急性冠脉综合征、主动脉夹层、肺栓塞，我们经常会遇到，是引起我们极为警惕的 3 种胸痛的疾病。因为这 3 类疾病均可引起致命性的后果——猝死（sudden death），本人称之为"致命性胸痛三剑客"。日常临床工作中，需要我们尽可能在短时间内明确诊断，因为针对这"三剑客"，处理原则是不一样的，只有明确了诊断，才有可能更有效地去干预，避免悲剧的发生。

　　某天总值班夜班，接到诊室医生电话：36 岁男性，胸痛 10 小时来诊，静息时发生，伴胸闷、憋气不适；既往高血压 2 年余（口服硝苯地平，收缩压控制在 140 ~ 150mmHg）、高脂血症，有饮酒史；父亲有高血压，63 岁时曾患主动脉夹层；该患者就诊时血压 172/125mmHg，双上肢血压对称，SpO_2 99%（RA）；心电图提示窦性心律，Ⅱ、Ⅲ、aVF 及胸前导联 V2 ~ V6 T 波改变（低平、负正向或倒置），且连续监测胸前导联 T 波有动态变化；D- 二聚体阴性；连续 4 次心肌酶监测提示 CK、CK–MB 均正常，cTnI 水平有一次一过性轻度升高后降至正常（1 次轻度升高，3 次正常）；来院后予以口服降压药、持续硝酸异山梨酯滴注等治疗，症状缓解不明显，仍间断诉胸痛不适，1 小时前突发背痛，阵发性电击样，每次持续 3 ~ 5s。

　　接完电话后，我马上来到诊室，看到一青年男性，体型超重，急性痛苦表情，主诉胸背疼痛不适。安排患者躺到诊室床上，从抢救室推来了超声机器，简单评估未发现右心负荷过重表现。是什么原因呢？再次简单复习病史，此时自己的脑子好像在打架：

胸痛患者，既往有冠心病危险因素，心电图呈动态变化，cTnI 水平升高，是否为 ACS？但为何在患者症状持续不缓解的情况下心肌酶水平降至正常？为何使用硝酸酯类缓解症状不明显？为何又突然出现背痛？

剧烈胸背痛，既往有高血压病史（控制欠佳），有主动脉夹层家族史，是否为主动脉夹层？但患者双上肢血压对称，D-二聚体阴性结果似乎不太支持。

胸痛伴胸闷、憋气不适，心电图呈典型 S1Q3T3 表现，是肺栓塞吗？但似乎肺栓塞的不支持点更多：患者既往无易栓症、高凝状态、肿瘤、长期卧床等肺栓塞高危因素，就诊时指氧饱和度正常，超声未见右心负荷重的征象，且 D-二聚体阴性。

同一个患者身上，"胸痛三剑客"似乎同时出现，让我困惑不已。带着诸多的不解与疑问，我将该患者收到了抢救室。

安排主动脉 CTA 检查，未见明显异常。复查 D-二聚体及心肌酶，均阴性。治疗上予以抗血小板，控制血压。

次日，心内科会诊：考虑急性冠状动脉综合征不除外，收入心内科病房。

再次日，经右桡动脉行冠脉造影术，提示冠状动脉慢血流，未见明确血管狭窄。治疗上予以双抗、尼可地尔、降脂等，出院，随诊。

虽然患者已经出院，但我心里面仍在思考一个问题：这个患者肺栓塞的诊断真的能完全排除吗？问题始终盘旋在脑中，我会继续关注这个患者。

流感下的协和中年

2018 年 2 月 28 日　桂耀松

大年初六，春节值班，EICU 查房。来到她的病床前，其半卧位，精神稍弱，气管切开处已更换为金属套管，开口处被堵上了，所以能正常说话发声。

"你现在感觉如何？"

"还可以。"

"你还记得什么时候来医院的吗？"

"不记得了，这段时间有很多事情都记不清了。"

"嗯，好好休息，可能再过几天就会将你转到普通病房了。"

几天后，春节假期结束后的第一天，她被转至急诊综合普通病房。这意味着，离她康复出院的目标更近一步了。

在 EICU 问她是否还记得刚来院时的情况，是因为我对她刚来院时的情景印象太深刻了。元旦节那天其由 120 送来，陪同的是她的爱人，一位中年男性，满脸焦虑。家里有 2 个孩子，在她起病前 2 个孩子先后都感冒过。她在发热几天后出现咳嗽、咳痰、喘憋，外院就诊时血常规显示白细胞计数下降，肺 CT 提示双肺弥漫渗出。转运来诊时喘憋明显，说话成句困难，指氧饱和度 80% 左右。虽然外院查的甲型、乙型流感病毒抗原均阴性，在简单了解病史后，我的第一印象还是考虑流感病毒感染所致重症肺炎可能性大，已经出现了呼吸衰竭。在跟她爱人交代病情后，马上安排进抢救室，即刻安排抢救，由我们经验丰富的前任总值班实施气管插管，我在旁边充当助手。插管后氧合指数改善并不明显，同家属再次沟通后，联系转至 EICU，马上开始实施体外膜肺氧合（ECMO）。当天送检乙型流感病毒核酸阳性。

此后的治疗经过是一波多折：因 ECMO 血栓形成导致血流下降，更换过一次；停用 ECMO 后尝试脱机过程中反复出现肺出血，导致脱机困难，予以气管切开；并发暴发性心肌炎，心肌受损明显，出现各种心律失常；下腔静脉血栓形成，血小板减少，但同时合并肺出血，存在抗凝与止血的矛盾；继发感染，血培养、痰培养提示多种细菌生长，涉及各种抗生素的调整；多脏器功能不全，脏器功能支持，连续肾脏替代治疗，营养支持，激素及丙种球蛋白的使用，多科会诊协助治疗……

这一切都是由我们的 EICU 团队来完成的，自己只是一个旁观者。近两个月的时间里，我经常在值班时到 EICU，看看她近期复查的胸部 CT 的变化情况，登录到电子住院病历系统，浏览病程中记录的治疗经过。终于在某一天看到了复查肺 CT 图像显示肺部病变明显吸收，自己内心竟十分激动。在这期间，看到了朋友圈那篇刷屏的《流感下的北京中年》，也亲身经历了多例流感病毒重症肺炎患者的不治经过。我能亲身感受到 EICU 同事们所面临的巨大压力，而当该患者在他们的精心照料下病情一天天好转时，也能感受到他们内心的喜悦。

某天下夜班的早晨，晨交班前，在急诊综合病房再次见到她，她还是坐在病床上，精神气色较前有明显改善，气管前覆盖着一层纱布。

"气管切开处愈合了？"

"是啊。"

"最近还有发热吗？"

"没有了。"

这一天，交完班，离开医院，发现北京天气格外的晴朗。

家　庭

2018 年 3 月 14 日　齐衍濛

中国人最重视家庭观念，每到过年的时候再苦再累也都回家过年，这是传统。看病也能体现家庭的观念，在急诊科经常看到一家人陪着一个人来看病，尤其是急危重的患者。每一个家庭成员都牵动着亲人的心，珍惜自己的生命也是对家人负责。有的疾病很难避免，有的疾病是可以预防和避免的。如果特意伤害自己就是不应该了，不仅自己受罪受苦，还连累家人伤心、破财，也是家庭的灾难。

前几日 120 送来一患者，是位 15 岁的小女孩，陪同她来的是她父亲。父亲非常着急，说孩子 1 小时前吃了 300 多片氯硝西泮，患者很快被送进抢救室洗胃，洗出来的都是蓝绿色的胃液。洗胃过程中患者非常烦躁，拒不配合。由于药片太多，甚至一度把洗胃管给堵了。患者吃的是镇静药物，神志变差，鉴于患者误吸的风险很高，在征求家属同意的基础上我们给插管镇静后再次洗胃，直到胃液清亮为止。幸亏抢救及时，小女孩各项指标趋于稳定，暂时没有生命危险。追问病史，小女孩有抑郁症病史，平时就吃着这类药物，最近谈了个男朋友，和男朋友分手想不开就吃药自杀了。

夜里我去看另外患者，看到小女孩的母亲已经赶来了，搬了小凳子坐在抢救室门口，眼神非常无助，也可以看出她的焦虑、痛苦和伤心。做父母的肯定身心俱疲，可怜天下父母心。

幸运的是小女孩第二日清醒，顺利脱机拔管转入急诊综合病房，观察几日病情稳定出院了。

我们给患者治病的时候，不只是在帮助患者自己，同时也是在帮助这个家庭。

每个患者对于他们的亲人来说都是独一无二的，甚至是不可或缺的，治好了，全家高兴，治不好，痛苦悲伤的是他们的亲人。我感觉身上的担子又重了些，希望大家都好好珍惜生命，为自己，也为家人，因为生命不仅仅属于你自己。

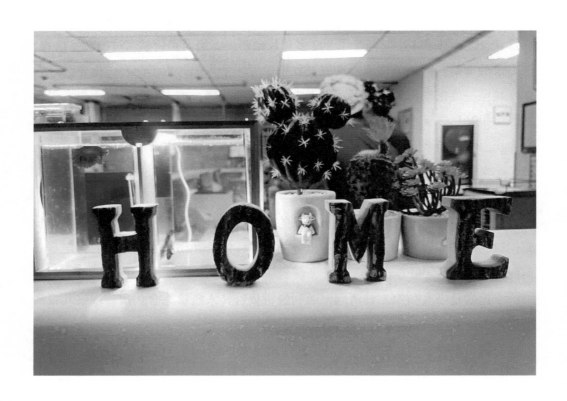

不一样的腹痛

2018 年 3 月 23 日　桂耀松

对一位年轻姑娘来说，反复腹痛不适、2 次腹腔探查手术均未能明确具体病因是一件蹊跷的事。

第一次见到她是在我的夜班上，接到诊室一线大夫电话被告知一姑娘突发意识不清。听家人描述像是癫痫症状发作，突发意识丧失，呼之不应，口中流涎，伴有肢体抽动，持续大概数分钟。看到她时已无抽搐发作，生命体征尚平稳，但人已神志不清。家人甚是焦虑，眼神中充满了担忧和不安。

安排进抢救室后，约 5 分钟患者神志恢复，正常对答交流。头 CT 未见明显异常，抽血化验显示低钠血症（121mmol/L），血两系减少（贫血、血小板减少）。患者是一公务员，平时工作压力大，近大半年来间断腹痛发作，伴恶心、呕吐、腹胀不适，肛门停止排便排气，进食差。去年 5 月份首次发病时当地医院考虑"肠梗阻"，经治疗腹痛缓解不明显，行腹腔镜探查发现肠粘连、阑尾病变，行阑尾切除术后腹痛症状并无立即缓解。10 余天后腹痛自行消失。再次发作是在约 2 月前，月经期前发作，腹痛、腹胀性质同前，当地腹部 X 线片发现小肠气液平，再次考虑"肠梗阻"，经治疗后腹痛改善不明显，行剖腹探查 + 腹腔粘连松解术，术中发现胰腺增大、胰腺周围渗出，考虑"急性胰腺炎"，予以抗感染、对症支持等治疗，仍有持续腹痛发作。为进一步明确诊断来北京协和医院就诊，下腹留有一根术后引流管。2 天前出现发热，考虑腹腔感染可能。

复习外院的化验单，发现有多次化验提示低钠血症，低钾血症，血两系减少，免疫、肿瘤相关检查均阴性，PET/CT 检查也无特殊阳性发现。

抽搐发作，考虑低钠血症相关？药物相关（亚胺培南）？原发病受累？予以停用可疑药物，纠正低钠，未再有癫痫发作。腹痛方面，原因不明。不过有趣的是，当我们尝试予以输注高糖、纠正低钠，腹痛症状竟能有所缓解。

次日，把患者收到急诊综合病房。检查结果回报：红细胞游离原卟啉水平升高，尿卟胆原阳性。诊断考虑急性间歇性卟啉病可能性大。不由得想起了上次齐总报道的那例卟啉病患者（见齐总日记之"吸血鬼病"，第97页），只是这个病例发病时间更长，按急腹症处理，经历2次开腹手术都未解决问题，反而使病情更复杂、更难治了。

青年女性，发作性不明原因的腹痛、肠梗阻、低钠血症、意识障碍……需要警惕间歇性卟啉病可能。虽属少见病，但应该有所认识，早期予以进行鉴别诊断，也许会避免不必要的手术，减少患者的痛苦。

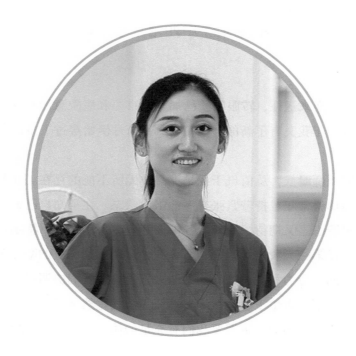

盛雅琪
美丽、高挑、热情、直爽的盛总上任总值班！

上任寄语

2018 年 3 月 28 日   盛雅琪

　　时光流转，迎来送往，转眼间我已加入北京协和医院急诊科这个大家庭 5 个年头了。新的一年我又有了新的角色转变，在 3 月伊始接过了急诊科总值班的接力棒。

　　在做住院医师时候，总值班于我是神一样无所不能的存在。在各位前辈老师的努力下，急诊科常年维持着紧张有序的工作状态。在得知自己即将进入总值班角色前，心里既忐忑又期待，经常向各位老师请教工作经验，特别是一些棘手问题的处理。上任第一天我才开始真正体会到了这个工作岗位的酸甜苦辣，它需要我们具备灵敏的反应力和快速准确的判断力，还需要我们协调好急诊各个区域的统筹工作。一天下来奔忙于各个区域，不知不觉我竟然走了一万余步。原来总值班这个岗位不仅需要脑力，更需要我们有充足的体力，才能更好地承担科室交给我们的工作任务。

　　希望我能在今后的一年中继续努力，不负众望，圆满完成总值班的工作任务。

不寻常的心律失常

2018 年 4 月 13 日　桂耀松

近日某天白班，我接到分诊台护士电话：中年男性，头晕来诊，左上肢血压 58/38mmHg，脉搏 67 次 / 分，SpO$_2$ 正常，正在为其测量右上肢血压。马上来到分诊台，看到患者神志清楚，诉头晕、乏力、四肢发麻，有一过性眼睛黑矇及视物不清，症状近一周出现，呈发作性，行走时症状加重，伴有头皮、面部、口唇、舌头麻木，已辗转两家医院未能明确诊断。测得其右上肢血压 61/42mmHg，马上安排其平卧，复查右上肢血压收缩压在 90mmHg 以上，行 ECG 提示频发室早（多形性）、短阵室速。

复习患者外院病历资料：4 月 3 日发作时就诊第一家医院，血压 76/54mmHg，心电图示间歇性异位心律（室性心律）。血常规、生化、凝血、心肌酶未见明显异常。头颅脑 MRI 及 DWI（－）。4 月 4 日复查血压升至 91/58mmHg，心电图为窦性心律。后发现血压与体位可能相关，卧位好转，站位加重。4 月 5 日就诊北京某三甲医院，考虑焦虑状态、睡眠障碍，予心神宁片口服，症状缓解不明显。再次追问病史，既往有腰椎间盘突出症，近 2 个月在持续服用中药（具体药方不详），其他无特殊。

病因不明确，考虑到患者血流动力学不稳定，为高危人群，安排其入抢救室监护观察。入室后立即予以心电监护，建立静脉通路，完善入室常规抽血化验。中年患者出现不明原因的严重心律失常，感到非常蹊跷，用焦虑不能解释，难道会是药物或食物影响吗？想到患者在服用中药，立即安排外送毒物检测。患者入室平卧后未再出现低血压情况，但心电监护及心电图仍提示各种心律失常，室性期前收缩、室性早搏二连律、短阵室速，血化验结果各项指标基本正常。

次日外院毒物检测回报：在送检血液中检测到乌头碱，浓度为 15ng/ml；在送检尿液中检测到乌头碱。至此，真相大白，考虑为乌头碱中毒所致的心律失常。结合病史，考虑与服用中药有关。患者来院就诊当日仍服用中药冲剂，遂建议其停用相关中药，继续留观行血液灌流，但遗憾的是患者本人及家属拒绝，要求离院。所幸患者离院时血压恢复正常，心电监护心律失常缓解。

乌头碱是存在于川乌、草乌、附子等植物中的药性成分，民间常用草乌、川乌等植物来炮制药酒。一味中药汤剂乌头汤中就包括川乌，主治关节疼痛、不可屈伸，临床上用于治疗关节炎、椎间盘突出症、腰腿痛等。乌头碱中毒症状以神经系统和循环系统为主，临床主要表现为口舌及四肢麻木，通过兴奋迷走神经而降低窦房结的自律性，引起异位起搏点的自律性升高而引起各种心律失常，严重者可致命。现在回想来看，患者因腰椎间盘突出所服用中药方剂中应该含有乌头碱成分，长期服用引起乌头碱中毒，出现头皮、面部、口唇、舌头麻木不适，引起心律失常而出现低血压。

乌头碱中毒在大城市医院里相对比较少见，容易漏诊误诊，这也是本人遇到的第一例。通过该例患者的诊治，我深刻地体会到在日常工作中，虽然急诊临床工作很忙，但细心、详细问诊病史十分重要。

团结就是力量

2018 年 4 月 18 日　盛雅琪

上任总值班以来，每个班都忙忙碌碌穿梭于各个区域之间，安排着患者去向，解决一线的难解问题，协调着各科的协作，还要解决一些社会问题，确实感到责任重大，也充分感受到协和急诊团队的协作力量。

一天晚上，分诊台接诊了一个外地救护车转诊的 55 岁女性。初见患者时，她虚弱地躺在 120 的平车上，给我的第一印象是她特征性的满月脸和庞大的身躯，心里想应该是个长期吃激素的患者。血压 120/80mmHg，心率 110 次 / 分，指氧饱和度不吸氧的情况下只有 86%。简单询问病史，得知患者突发腹痛 1 天，既往特发性血小板减少症 4 年，近期刚诊断干燥综合征，长期服用激素，近日否认便血、黑便、腹泻，排气、排便可。床旁查体：左中下腹压痛，无反跳痛、肌紧张、肠鸣音弱。我边带患者优先就诊，边飞快地考虑，难道是腹型紫癜？或是免疫病累及消化道？经验丰富的诊室大夫接诊后立即完善了常规血化验和胸腹盆 CT，随后请放射科总值班阅 CT 片：在左侧结肠部位可见憩室，同水平肠管外见一小气泡，考虑结肠穿孔。基本外科总值班立即请示上级大夫：该患者有急诊手术指征。但该患者常规化验显示：血小板 37×10^9/L，肌钙蛋白 $0.3\mu g$/L，血气分析提示 I 型呼吸衰竭。肺部 CT 见胸壁脂肪过厚，肺容积极小。这些检查结果无疑给手术及术后脱机拔管带来很大的风险和困难。

为了与时间赛跑，我立即将患者转入抢救室组织多科会诊，在基本外科、麻醉科、ICU、内科、放射科各个医生共同讨论后，虽然患者手术风险极高，但我们各个专科共同积极创造条件，还有输血科的全力后备血制品支持，决定立即上台解决患者急诊穿孔问题。一个小时后，患者被安全推出了手术室。

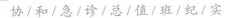

　　虽然是急诊最常见的消化道穿孔，当合并了复杂的内科问题时，急诊积极发挥了北京协和医院多科团结协作的优良传统，在各个科室上级大夫的共同努力下患者得到及时的救治。总值班的岗位起到了杠杆协调作用，为患者更快更好地得到及时治疗起到了重要作用。

五一纪实

2018 年 5 月 4 日　桂耀松

五一小长假最后的一天，我值班 24 小时。与朋友圈里的游记、花草、美食不同，我们急诊这里是别样的风景。

"两个都是 PE（肺栓塞）吗？"

廊坊同一家医院 5 分钟之内先后通过 120 救护车转来两个据说都是疑诊肺栓塞（PE）的患者。第一例，老年女性，突发喘憋两天，既往高血压病史，外院就诊时出现低血压休克表现，D- 二聚体水平升高。来诊时带着升压药物泵，马上安排进抢救室。虽然出现喘憋、低氧，但患者白细胞计数明显升高，有发热，进入抢救室后化验提示多器官功能障碍综合征（MODS），床旁心超提示右心负荷并不重，肺栓塞证据并不充分。我们考虑感染性休克可能，第一时间抽血培养，用上抗生素，完善 CT 检查。很快，血培养报警（需、厌氧菌同时存在），革兰阴性杆菌。第二例，老年女性，胃穿孔术后 10 天，恢复尚可，已开始进食流食，突发憋气 1 天，伴低氧，心电图显示 S1Q3T3，考虑肺栓塞可能性比较大，马上安排 CTPA，发现右肺动脉主干及双肺动脉分支多发栓塞，立即安排进入抢救室完善相应检查及治疗。活生生的两例患者，给我们提供了生动的肺栓塞鉴别诊断场景。

"过敏性休克第一时间需要的肾上腺素，而不是地塞米松。"

接到外科诊室医生的电话："我们有一患者输注头孢曲松出现过敏性休克了，收缩压 70mmHg 多，马上带地塞米松过来吧。"我一听是过敏性休克，马上来到急诊药房借了 1 支肾上腺素，同时叫上输液室护士来到外科诊室。老年女性，考虑胆系感染，正在输液，输注头孢曲松过程中出现头晕、乏力、冷汗，血压下降，马上予以肾上腺素 0.3mg 肌内注射，同时加快输液速度，患者平卧，安排进入抢救室，3 分钟后复测血压回升，症状有所缓解，同时予以抗过敏药物。然后跟外科值班大夫宣教了一番，过敏性休克第一时间需要肾上腺素，而不是地塞米松。

"其实不管您是哪位，我们都会去及时救治的。"

老年男性，突发左侧肢体无力来神经科就诊，考虑急性脑梗死可能性大，因血压高让内科会诊。候诊时患者出现晕倒，接到护士站电话前来查看患者，神志清楚，生命体征平稳，安排心电图检查提示窦性心动过缓。询问病史时，患者女儿一直在说自己认识医院某某领导，认识某某科医生，自己也是医务人员，长年在国外，等等，而我想了解的患者病史信息提供得反而很少。于是马上喊来神经科医生，了解到患者有效病情信息后建议转至抢救室。其实，在我们询问病史时，我们需要的是简单有效的沟通，无论您是哪位，我们都会及时去救治的，不是吗？

"阑尾炎也可能会致命的。"

中年男性，腹痛 10 余天，辗转多家医院最终明确诊断为化脓性阑尾炎，保守治疗 3 天后腹痛加重，考虑阑尾穿孔不除外，转至北京协和医院。就诊过程中患者出现满头大汗，低血压，考虑感染性休克可能，转至抢救室，外科马上安排急诊手术。幸好及时干预，否则阑尾炎也可能会致命的。

"大家都很辛苦啊，能帮我记一下会诊吗？"

接到妇产科医生电话，一位住院患者，出现憋气、低氧，考虑 PE 可能，拟安排 CTPA 检查，但血管条件差，要求急诊科医生协助深静脉穿刺。遂给予安排，穿刺过程顺利。再三叮嘱主管医生发一个会诊，却久久不见会诊申请，于是次日夜班时再次打电话要求补发。电话告知："大家都很辛苦啊，能帮我记一下会诊吗？"数分钟后看到会诊申请，马上执行。

其他

青年女性，不明原因肝脾大，凝血功能异常，APTT 延长到测不出，空腹血糖（FBG）减少到测不出，肝衰竭（胆酶分离），入抢救室立即予以输血浆支持。

老年男性，腹泻合并便血，重度贫血，肾衰竭，高钾血症，急性冠脉综合征，进抢救室。

青年女性，剖宫产术后 11 天，发热，憋气，双下肺实变，重症肺炎，I 型呼吸衰竭，进抢救室。

20 岁小姑娘，甲状腺功能亢进，心力衰竭，快速心律失常，心率 170 次／分以上，进抢救室。

次日早晨临交班前接到留观电话，一患者痰堵，意识丧失，马上来到床旁进行心肺复苏、气管插管，心率、血压恢复，转至抢救室。

各个区域的床位协调，患者突发状况的处理，家属的谈话，纠纷的解决……

这天刚好遇上值班工作手机故障，于是通过呼叫转移将工作号码转移到自己的个人手机上，这一天下来，接到的工作电话居然有 88 个，这还不包括自己拨出去的工作电话，所以这一整天算下来，接打的电话总数肯定在 100 个以上了。

节假日期间，急诊各区域工作异常忙碌，大家都很辛苦。总值班充当的主要是一个协调员的角色，在大家的积极配合下，我们的工作才能顺利进行。

都是一本教科书

2018 年 5 月 9 日　盛雅琪

　　某天如往常一样接到了分诊台护士的电话："30 岁女性，憋气、咽部不适来诊，已分诊耳鼻喉科，患者要求看内科，生命体征平稳。"挂掉电话我边思考边向分诊台走去："这么年轻的女患者，指氧饱和度 100%，应该不会是太严重的问题吧？"

　　来到分诊台见到患者，跟患者打了个招呼便简单询问起病史。她首先直接告诉我患有"遗传性血管水肿"十多年了，长期在北京协和医院变态反应科就诊，今天早晨在没有接触任何物质的情况下突发憋气，和自己前几次病情发作类似，输点血就好了。但耳鼻喉科医生给她开的是雾化治疗，她觉得用处不大，所以想看内科。听完她的描述，我脑中飞快地闪过集合问题："她患的疾病是什么？她说的发病反应好像过敏，但为何对扩张支气管抗过敏的雾化无效？为什么输血能缓解病情，输的是哪种血制品？"我追问了一句："既然是遗传性的，那家里还有其他人患病吗？"站在她旁边的父亲赶忙说："我也有这个病，只是没她这么重。"

　　为了更全面地了解患者的病情，我立即从病案室调来了她的门诊既往病历，发现她确实有多次变态反应科的就诊记录，其中最为关键的是我们经验丰富的变态反应科医生明确指示：当患者出现明显喘憋等病情发作时，应立即输注新鲜冷冻血浆。看到这里我便让患者马上挂了急诊内科，带她到就诊区先行安排输血前常规化验检查，交代诊室医生尽快约血，并与血库联系尽可能安排新鲜血浆。

　　但做到这步，我对患者的所患病症并没有一个全面了解，回到办公室后打开文献搜索"遗传性血管水肿"，看看到底是个何方神圣能引起患者突发憋气来到急诊就诊。

遗传性血管性水肿（hereditary angioedema，HAE）是一种罕见病，以血管性水肿反复发作为特征，不伴有荨麻疹或瘙痒，最常累及皮肤或上呼吸道和胃肠道的黏膜组织。虽然肿胀为自限性，且在不治疗的情况下可在 2～5 日内消退，但喉部受累可能导致致命的窒息。

HAE 中出现的肿胀（即血管性水肿，有时称为巨大肿胀）是由缓激肽产生过多引起的。缓激肽是一种强效血管舒张介质，还具有重要的血管渗透性增强作用。在缓激肽介导的血管性水肿中，组胺和其他肥大细胞介质并不直接参与，这一点为抗组胺药治疗无效的原因，可鉴别这种血管性水肿与变态反应、荨麻疹中出现的组胺介导的血管性水肿。

目前可用的一线药物包括：C1 抑制因子（血浆来源）、缓激肽 β_2 受体拮抗剂、激肽释放酶抑制剂（仅美国），国内均没有；二线治疗是血浆，是急性喉部发作和严重胃肠道发作的一种选择，并且仅应在上述几种疗法不可用的情况下使用。

通过文献学习，我们了解到这次接诊的患者是遗传性血管性水肿这种罕见病的上呼吸道发作，是累及脏器里最为危重的，随时都有窒息风险。在接诊这种不常见疾病时经常会被我们常规的定向思维所困，如果没有详细的病史回顾，也许我们真的就如第一位耳鼻喉医生的常规处置那样，按过敏性反应给予患者常规的雾化抗过敏处理。还好这位患者对自己的所患疾病有明确的了解认识，及时为我们对其进行下一步正确诊治提供了方向。但由于我国国内没有一线治疗药物，且根据患者提供的既往病史输血有效，所以我们立即选择二线的血浆治疗。虽然在她等待输血浆的过程中，她的症状逐渐自行缓解，最后没有输注血浆便离开医院，但我们从她身上学习到的远多于我们给她的帮助。

通过接诊这位患者，我更深地体会到永远不要轻看每一位来急诊的患者，永远要耐心倾听患者与我们的交谈，他们的每一句话都是我们在临床工作中成长的关键，永远不要停止学习的脚步，从患者身上我们能学到更多教科书没有教给我们的知识，愿与大家共勉！

珍惜生命

2018 年 05 月 18 日　齐衍濛

　　那天值班，在分诊台看到一位 30 多岁的小伙子，因为发热来看病，但其精神萎靡，很虚弱。分诊台护士为他测生命体征结果还可以，我就让他先到内科诊室就诊了。过了一会儿，接到化验室的电话，检验科的医生问我急诊有没有一位叫×××的患者，我想起来就是这位年轻小伙子。检验科的医生着急地告诉我，这位患者血小板计数低，机器测不准，在手工分类时发现这位患者中性粒细胞内及细胞外有大量的真菌，根据他的经验应该是马尔尼菲青霉菌，一种罕见的机会性感染真菌！上一位感染这个真菌的患者在 24 小时以内就死亡了。于是我赶紧找到这位患者，跟家属简单交代病情后，建议患者立即转到急诊抢救室，家属同意。根据抗感染指南我们立即开始抗真菌药物治疗。

　　我不禁在想，这么年轻的小伙子，身材魁梧，为什么会得这个病？马尔尼菲青霉菌到底是什么菌，这么厉害，赶紧查阅文献究其所以然。

　　马尔尼菲青霉病（penicilliosis marneffei，PSM）为马尔尼菲青霉感染引起的系统性真菌病，常播散全身，病死率高，是一种严重的深部真菌病。本病可发生于健康者，但更多见于免疫缺陷或免疫功能抑制者。1988 年 Piehl 等首次报道该病为获得性免疫缺陷综合征（AIDS）的合并症之一，主要流行于东南亚及我国南部地区。我国部分地区 AIDS 患者中马尔尼菲青霉菌感染率达 12.3%，而播散型马尔尼菲青霉菌感染者 HIV 阳性超过 70%，这是诊断 AIDS 的重要线索和标志之一。主要侵犯单核 – 吞噬细胞系统，即肺、肝、肠淋巴组织、淋巴结、脾、骨髓、肾和扁桃体等，以肺及肝最为严重。多以发热、贫血、体重下降、淋巴结及肝脾增大等非特异性症状就诊，非流行地区患者易被漏诊或误诊。PSM 常出现的皮肤症状包括软疣样损害、丘疹、结节、皮肤坏死等。晚期无皮肤症状者较少见。骨髓及血液涂片在诊断该病中起重要作用。怀疑 PSM 时应尽快做 HIV 检测，并积极追踪，以防漏诊。马尔尼菲青霉菌可致多系统感染，真菌败血症为其经血播散的主要途径。PSM 临床分局限型及播散型两种，AIDS 患者多为播散型感染。临床表现非特异，包括发热（99%）、贫血（78%）、严重体重下降（76%）、皮疹（75%）、广泛淋巴结增大（58%）及肝脾增大（51%）等。这个病常发生于 HIV 感染的患者，治疗效果很差。

化验检查提示这位患者 HIV 初筛阳性。感谢敬业而有经验的检验科同事第一时间发现了如此罕见的病菌，为临床争取了时间。遗憾的是，我们虽然给了针对性的抗真菌治疗，但患者病情进展太快，不久就出现了感染性休克、多脏器功能衰竭，家属最后放弃抢救了。

查阅这个患者的资料，患者既往史里记录着该患者曾到外地出差半年，有可能是在那个时候感染上 HIV 的，最后也死于 HIV 感染的并发症。从这位患者的经历上，我们可以得出经验，珍爱生命，不要因为一时冲动造成终身遗憾。

特殊的国际友人

2018 年 5 月 25 日　桂耀松

作为一名急诊科医生，最让自己感到欣慰的莫过于将一名危重患者在第一时间内明确诊断并予以及时治疗，并且治疗效果还不错。临床上，危急重症患者来医院后的第一站往往就是在急诊科，对此类患者，强调第一时间内稳定患者的生命体征，所以要求急诊科医生对患者气道和循环具备强大的掌控能力。但同时，患者的病因诊断对我们而言，也是非常重要，因为很多时候针对病因的治疗才往往是最有效的。

青年男性，德国籍，夜间由 120 送来急诊。患者意识模糊，尿失禁，随同的酒店工作人员提供有限信息：约 2 周前入中国境，一个人来旅游，无任何联系人资料，随身有几张 3 天前北京某三级医院就诊时的输液单，诊断"腹腔感染"，输注过头孢曲松。分诊台护士检测生命体征，心率 140 次 / 分以上，体温 39.4℃，呼吸急促，血压偏低。病史不清，无家属朋友，没有钱……只好被当作"三无人员"，以办理欠费的方式收进抢救室。入抢救室的诊断：发热，意识障碍原因待查。查体：贫血貌，嗜睡，心肺查体未见明显异常，上腹压痛可疑，神经系统查体无明显异常。我们陆续安排了急诊能做的部分化验检查，结果回报：

血常规：白细胞正常，重度贫血，血小板计数减低；凝血功能异常；PT 及 APTT 轻度延长；尿常规：可见红细胞；PCT > 10ng/ml；血生化：转氨酶及胆红素水平升高，低血钠，Cr 651μmol/L，心肌酶水平升高；血气：代谢性酸中毒，乳酸水平高（达 10mmol/L）；头 CT：脑干低密度灶；胸腹盆 CT：右侧少量胸腔积液，肝脾增大，胆囊泥沙样结石。

发热、意识障碍原因待查，心率快、血压偏低、代谢性酸中毒、乳酸水平高，合并多脏器功能不全，考虑感染性休克，但感染灶不明确。虽然 PCT 值很高，但白细胞正常，病原学方面不太像细菌感染，并且 CT 所见并没有明确感染灶的提示。让我们感到奇怪的是，年轻男性，出现如此重度贫血（血红蛋白＜60g/L），合并血小板减少，胆红素水平升高，CT 提示肝脾增大，考虑可能存在溶血性贫血。外籍，一个人近期来中国旅游，推测其有可能去过其他国家，不除外病毒及其他少见病原体感染。当晚即送检血标本联系检验科查疟原虫。

次日上午检验科报告：血涂片可查见恶性疟原虫环状体，考虑重型恶性疟疾感染。立即联系友谊医院热带病研究所会诊，并及时应用抗疟疾的特殊药物，同时联系德国大使馆、家属及保险公司。患者转入 ICU 进一步生命支持，病情稳定后转感染科病房，经治疗好转后回德国进一步治疗。事后通过其家属了解到，患者爱好旅游，发病前有前往非洲疟疾流行的国家旅游史。

这例患者，接诊时让我们感到困难的是患者本人来诊时的神志状态无法提供任何病史信息，有限的信息来源于他的外籍身份和几张外院的输液单。所幸的是我们想到了患者是旅游者，有可能会有特殊感染，且临床表现应该是感染性疾病，但不是细菌感染的常见表现，并第一时间请检验科确认，明确诊断，及时用药，挽救了这位国际友人的生命。但如果常规抗感染治疗，患者病情很可能会快速恶化失去生还机会。这位国际友人是幸运的，我们从中也学习到了很多。在临床工作中，医生要细心认真，责任心强，多想想各种可能性，离开惯性思维，任何疾病都是有迹可循的。

陪　　伴

2018 年 6 月 1 日　盛雅琪

　　总值班上任几个月，经历了不少难忘的病历，解决了不少难缠的纠纷，锻炼了胆量，强化了技能，不知不觉中成熟老练了许多。

　　2018 年 3 月抢救室收治一位特殊的患者，女，75 岁，发热来诊，但既往有精神类疾病，不能完全配合询问病史及查体，入抢救室后一直间断处于胡言乱语状态，为我们通过临床诊疗做出判断带来了困难。家属代述起病过程中患者有肉眼血尿，第一时间我们就高度怀疑泌尿系感染导致的发热，尿检也支持，给予经验性抗感染后患者体温并没有明显改善，经验丰富的主治医生对最初的"泌尿系感染"的诊断产生疑问，并指示尽快完善头 + 胸腹盆 CT 寻找全身感染灶。结果显示肝多发低密度，胆囊结石胆囊增大伴炎性改变，考虑肝脓肿伴胆系感染。这么大的感染灶，单靠抗生素是压制不住的，充分引流才是关键。虽然患者的状态不能完全配合治疗，但上级医生还是积极为其联系了全麻下介入肝脓肿穿刺引流，在医护人员充分配合、悉心护理下，患者逐渐脱机拔管，但体温仍不能降至正常，其后我们反复请相关科室会诊，经各科经验丰富的老师讨论决定肿大的胆囊亦有干预的指征。虽然患者高龄、肥胖、不能配合，但介入科经验丰富的医生还是愿意帮患者一把，克服重重困难再次行胆囊穿刺引流，手术非常成功。术后我们根据引流液的培养结果一步步调整抗生素治疗，看着患者体温一天天下降至正常水平，最后成功拔除了引流管。

　　虽然该患者的疾病诊断并不复杂，但由于基础条件所限，整个诊疗过程颇为曲折，其间还曾出现软组织感染、小面积的脑梗死，最后患者的好转不仅得益于医生的合理治疗、护士的悉心护理，更离不开患者家属高度的配合以及对病情的充分理解。对于老人家，从最初的治疗我们慢慢多了一种陪伴感，每天上班都会想看看老人今天体温是否好了、引流液是否少了。在我们救治的 2 个月时间里，深深感受到协和急诊团队的力量，每一位好转的患者都是我们今后继续前行的最佳动力。

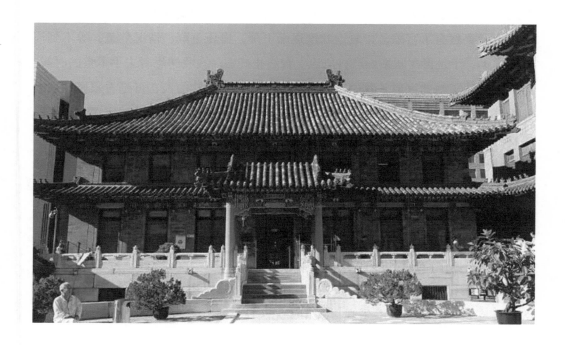

无知很可怕

2018 年 6 月 11 日　齐衍濛

有一天上班，抢救室躺着一位妊娠 20 周的小女孩，19 岁，因为重度肺动脉高压进抢救室，曾经发生过 2 次晕厥，既往有结缔组织病，7 个月前确诊是系统性红斑狼疮，此次因为妊娠自行停药 5 个月左右。询问既往史，她虽然不到 20 岁，但已经怀过 3 胎。

患者的身体情况显然不能支持她继续妊娠，入抢救室后我们很快组织了多科会诊，包括妇产科、心内科、心外科、ICU、麻醉科等。因为大家对这类患者已经轻车熟路，所以很快制定了治疗流程，准备周五上手术台行剖宫产。术前的准备要充分，否则手术风险太大。在抢救室里给予术前药物及各项生命支持，但周四早上患者突然有了宫缩，指氧饱和度逐渐下降，血压下降，情况危急，等不到周五手术了，于是再次联系妇产科急诊上台终止妊娠。在我送患者去手术室的时候，第一次看到了她的家属。我原以为她的家属是特别无知的人，可是看家属的衣着打扮、言谈举止，似乎有一定的教育基础。作为一名医生看到她的家属，真是既可怜又可悲，可悲的是家属应该知道女孩的身体状况，一定有不少医生交代过病情，即使不怀孕都有可能猝死，何况怀孕？！既然这么关心她，有没有带她好好看病，有没有监督她遵医嘱按时服药，不能随便停药，任她到了今天这个地步，生命垂危。也许你们根本不知道猝死是什么概念，就是上一秒她还活着，下一秒就能在你们眼前死亡，甚至连抢救的机会都没有！患者年轻任性，也许太想当母亲了，不惜以生命为代价，真是让人叹息！

患者顺利地进了手术室，剖宫产后回到 ICU，但还是一直用呼吸机、ECMO 等重症支持，病情始终不乐观，ECMO 无法撤下来，患者最终的预后还是很差，她的家属现在对这个病应该有些认识了，祈祷患者能渡过这一关。

临床上经常遇到这样的情况，患者和家属都不愿意接受疾病的现实，自以为是，认为大夫吓唬他们，自己相信一些偏方中药，吃中药，怕西药的副作用，自行停药，不按时看病，最终结果都是以脏器衰竭，甚至生命为代价，后悔是来不及的。

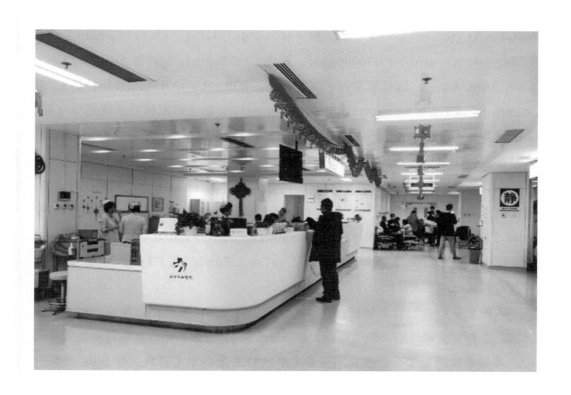

多发栓塞为何因？

2018 年 6 月 16 日　桂耀松

不知不觉在总值班这个岗位快一年了，酸甜苦辣个中滋味难以言表，其中感触最深的是各种状况下的患者诊疗经过，积累了不少临床经验，希望和大家分享。

今天分享一例夜间来急诊就诊的患者，37 岁女性，发热 1 周，皮疹 5 天，视力下降 2 天。当地医院查头部 CT 示右侧枕叶片状低密度影，胸部 CT 示双肺散在多发片状索条影，考虑炎性渗出性改变；PCT 21.11ng/ml；WBC 26.60×10^9/L，NEUT% 93.1%，Hb 128g/L，PLT 54×10^9/L；ALT 42U/L，Cr 142.7μmol/L；cTnI 3.38ng/ml；NT–proBNP 17600pg/ml；补体 C3 0.56g/L↓，补体 C4 0.10g/L↓，ANA、ANCA（－）。脑脊液常规：淡红微浊，WBC 11×10^6/L（无具体分类），生化：pro 1.4g/L，Glu 9.35mmol/L，Cl⁻ 131.4mmol/L。以"中枢神经系统感染可能、多脏器功能不全"收入抢救室。查体：生命体征尚平稳，神志清楚，头面、躯干、四肢多发针尖、米粒、绿豆大小脓疱，周围有红晕，以头面、前胸、四肢近端为主，散在分布。心脏听诊未闻及杂音。肺、腹部查体未见明显异常。右侧视野缺损。颈抵抗可疑，右下肢病理征（＋），左下肢病理征可疑阳性。北京协和医院辅助检查：WBC 22.64×10^9/L，NEUT% 93.8%，Hb 108g/L，PLT 79×10^9/L。PCT 2～10ng/ml。Cr 159μmol/L，NT–proBNP 11 237pg/ml，cTnI 3.13μg/L。头 CT：左侧枕、颞、顶叶及右侧枕叶多发大片低密度影。

入抢救室后我们分析病情：青年女性，急性起病，发热伴血象高、PCT 水平升高、多器官受累（脑、眼、肾脏、心脏、皮肤），考虑感染性疾病可能性大，但中枢神经系统感染似乎证据并不充分（虽然 CSF 蛋白水平升高，但 WBC 计数升高并不明显）；同时我们意识到，患者出现急性视力下降，头 CT 显示多发缺血性病变，皮肤多发脓疱，是否存在血管栓塞的可能？鉴于此患者身上出现高热、WBC 计数升高、多发血管栓塞的临床表现，我们推断到菌栓的可能，考虑心脏瓣膜感染，尽管我们反复听诊心脏并未听到心脏杂音。

次日抢救室晨交班，我们陈述了该患者的病情并提及考虑感染性心内膜炎可能性。当天下夜班，在抢救室微信群里看到了患者心脏超声的报告：感染性心内膜炎可能性大，二尖瓣后叶赘生物。

后来的检查陆续回报：皮肤拭子回报耐甲氧西林的金黄色葡萄球菌；血培养苯唑西林耐药的金黄色葡萄球菌；B 超提示脾多发低 – 无回声，栓塞可能。头颈CTA：左侧大脑后动脉 P2 段以远未见明确显影，不除外闭塞可能；左侧枕叶、左颞叶后部、左顶叶及右侧枕叶片状低密度影，缺血性改变可能。至此，该病例故事的完整性进一步完善了（该病例后来被住院医师在我们科内教学课程中汇报学习）。可惜的是，因为某些原因，该患者在治疗数日后离院转回当地。

现在回想起该患者的诊治过程，还是觉得蛮有成就感的。

作为急诊科医生，临床思维重中之重，病情早一点判断正确，诊疗方向正确，患者得少花多少钱，节约多少就医时间，少受多少疾病痛苦，能及时挽救多少生命。作为总值班，自感责任重大，一定严格要求自己，不负众望，对得起这个称呼。

感动有你们

2018 年 6 月 22 日　盛雅琪

在我们繁重的急诊工作中，有这样一群可爱的人跟我们共同奋斗共同成长，他们就是来自全国各地的进修老师们，正是有了他们的帮助和支持，我们急诊科能够更高效地快速运转。

来自大美新疆的美女帅哥

今年的进修老师里面有 2 位来自新疆的老师，开始给他们进行岗位安排的时候，考虑到少数民族同胞和我们言语和习惯的差异，我有点担心他们能否正常与我们并肩作战。在试探性询问了 2 位老师后，出乎意料地都得到了肯定的答复，老师们都表示愿意全身心投入我们日常急诊的一线工作，跟大家一起收患者，写病历，值夜班。2 位老师都非常刻苦努力，从一开始对流程的生疏，渐渐地对一切日常工作应对得如行云流水，对患者的管理和病历的书写都完成得非常优秀，我们为他们的努力和坚持感动。

来自宁夏的回族老师

今年的进修老师里还有 1 名来自宁夏的回族老师，这是我后来才知道的。在初开始排班时老师并没有私下里跟我提任何特殊照顾的要求，我也就按照轮转要求正常排班。在工作了 2 个月后，他们同组的医生跟我提及这位老师经常因为工作繁忙错过吃饭的时间，而因为民族的特殊习俗经常又不能订外卖，所以我曾经问过这位老师是否需要帮他安排一个稍微轻松的岗位而不会耽误吃饭，老师谢绝了我的好意，执意按照轮转要求完成。后来我偷偷观察到老师经常在白天因为忙于工作而错过饭点，有时候坚持到下午 6 点下班都没吃上午饭，让我心中默默多了几分敬重。

其实每年我们急诊科都会迎来许多优秀的进修老师，他们抱着一颗学习的心来到这里，但我们总能从他们身上学到更多。在这些经验丰富的医生口中，我第一次听到了蜱咬伤，第一次见到了乌头碱中毒的心电图心律失常表现，还听到了许多我没有见过的全国各地地域性特色病例。正是有了这群可爱的老师，我们急诊科才可日益壮大成长。感谢你们，谢谢你们忘我的付出，谢谢你们的支持，你们是值得尊敬和爱戴的人！

繁忙的端午节

2018 年 7 月 2 日　齐衍濛

端午节最后一天急诊异常繁忙，抢救室到处是加床，急诊大厅也都是患者，病房也满床，各个区域都是一片忙碌的景象。

我奔波于各区域之间，安排着各区域的患者，解决一线医生的需求。正在巡视患者时接到分诊台的电话，说 120 救护车送来一位患者，是一位 80 多岁的老先生，脑梗死长期卧床，突发喘憋，吸着储氧面罩来诊，患者有可能误吸，呼吸衰竭。我一边简单和患者家属交代了几句，一边把患者送进抢救室。这时 120 又送来一位患者，是一位 40 多岁中年人，男性，我问他哪不舒服，他说突然左腿麻木，不能动，还有咽喉不舒服，堵得慌。分诊台抓紧时间给他测了生命体征，心率 60 次 / 分，血压 120/80mmHg，SpO_2 100%，可能是紧张，呼吸有些急促，我安慰患者调整呼吸，否则会过度换气引起肢麻加重。患者有肢体无力症状，立刻予分诊神经科就诊。大概半小时，神经内科总值班给我打电话，说有位考虑脑梗死患者可能需要溶栓，需要进抢救室，患者进来抢救室后，发现正是我看到的那位中年人。我问神经内科总值班他是脑梗死吗？总值班怀疑是，但不典型，头颅 CT 显示患者脑实质有点肿胀，有定位体征且患者开始出现轻度烦躁，需要监护观察一下病情，同时完善检查。患者进入抢救室正当护士连接监护仪、建立通路时，患者突发抽搐，出现呼吸心跳骤停，来不及多想我们立即开始给予心肺复苏、气管插管呼吸机辅助呼吸，几分钟后心跳血压恢复，但不稳定。患者突发猝死很蹊跷，似乎脑梗死解释不了猝死，心脏出什么问题了吗？立刻推来床旁超声检查心脏，发现患者有大量的心包积液，出现急性心包填塞，主动脉暴露不清，立即给予床旁心包穿刺，但患者情况极不稳定，进展很快，反复胸外按压，心搏不能恢复，最终没有抢救过来。结合患者所有表现，我们考虑无痛 A 型主动脉夹层可能性最大。

大家都知道，主动脉夹层是极其凶险、死亡率很高的疾病，临床表现多样化，如果没有疼痛主诉不容易想到此诊断，容易漏诊误诊，经常在检查其他疾病时发现主动脉夹层，治疗的手段主要是手术，但很多患者病情进展迅速来不及手术，病变重的即使有手术机会死亡风险也非常高。这位患者有高血压家族史，既往有高血压，是高危因素，如果主动脉夹层累及主动脉弓可以有脑梗死脑缺血的表现，累及髂动脉可以出现一侧腿麻、无力，类似脑梗死表现。如果是 A 型夹层，累及心包冠脉会出现心包积液，心肌梗死表现发生猝死，虽然患者没有典型的胸痛表现，其他的临床表现还是可以用主动脉夹层解释，无奈患者病情进展太快，没有机会进一步完善血管检查明确主动脉情况，没有手术机会。我们一直在反思，如果一开始想到或发现患者可能是主动脉夹层，虽然病情发展如此快改变不了结局，但可以给家属一个明白的交代。

通过这件事，我对急诊的工作有了更深的体验。有些急诊的患者病情十分危重，但临床表现却不那么典型，甚至症状表现很轻，容易被迷惑，容易漏诊误诊，这就是我们常说的急诊到处都是陷阱。虽然有的病改变不了最终结局，但我们还是要不断积累更多经验，争取更多的救治机会。

急诊第一道关

2018 年 7 月 11 日　盛雅琪

在繁忙的急诊工作中，有一个重要的岗位每天都在高负荷地运转着，这就是分诊台辛勤的护士。她们负责每天所有患者的挂号分诊，通过分诊级别及时给予危重患者第一处置。急诊科日常挂号数每日在 400 个以上，节假日时每日挂号数可高达 500 个，经常看到患者挂号大排长龙。正是分诊台各位护士忙中有序的娴熟分诊，才能维持急诊一层大厅的正常有序就诊。

分诊三级的休克患者

众所周知，我们常用的急诊患者分诊级别分为四级，其中一级最重，四级最轻，二级以上的患者就需要引起我们的高度重视。但往往一些分诊级别不高的患者也存在着巨大的生命风险。记得一次一个步行来诊的中年男性，因为颌面部感染切开引流后已经常规在急诊输液 3 天，那天来的时候患者看起来似乎比平时虚弱一些，问他自己又说没有什么特别不舒服，颌面部局部的伤口每天正常换药，但当天到达急诊所测的生命体征却比前几日稍差，血压 80$^+$/50$^+$mmHg，心率 100 次 / 分，经皮动脉血氧饱和度 99%，分诊级别显示三级，有经验的护士并没有直接让患者就诊，而是电话呼叫我，并向我说明了患者的大致情况。我来到分诊台后详细追问患者病史，患者说在近 3 日没有大便，来诊前排了大量黑色稀便，感到虚弱无力，考虑患者可能有消化道出血，休克前期。我把患者安排进抢救室，结果回报，血红蛋白值明显下降，给予床旁胃镜显示：多发的胃、十二指肠溃疡，伴活动性出血，考虑颌面部感染引起的应激性溃疡可能性大。给予积极抑酸补液输血支持，患者循环很快稳定转出抢救室。

分诊四级的脑血管病患者

还有一次救护车送来一位新发嗜睡的中年男性，平时除高血压没有其他基础病，当时在分诊台测生命体征各项指标均在正常范围内，指测血糖亦正常，呼叫患者可以睁眼简单应答，正常分诊分级为四级，需要排队候诊。分诊台护士凭借丰富的经验向我说明情况，我赶到分诊台，评估完患者后发现其中枢出现问题，第一时间让患者收入抢救室，急查头颅 CT 提示左侧基底节区大量脑出血。

急诊分级诊疗制度是急诊科日常工作中不可缺少的环节，任何制度再完善也有个别特殊情况，很多客观指标并不能代表全部，毕竟人是复杂的机体。我们急诊判断患者的危重程度不仅要参考分诊级别，更重要的是分诊台各位护士的经验识别，把好第一关，感谢她们在工作中给予我们的巨大支持。正是有了她们经验丰富的第一判读，才为我们后续治疗提供了充足的线索，使得医生们能够更快速有效地识别危重患者，给予及时治疗，挽救更多生命。

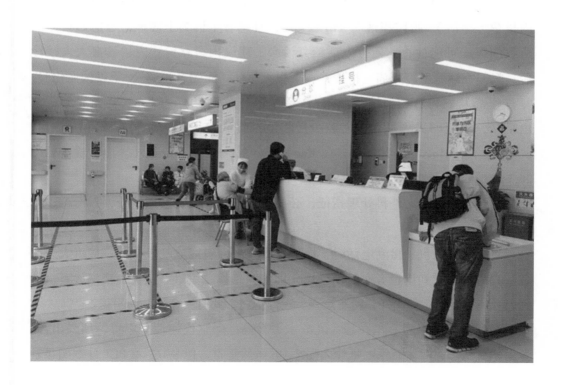

宫内孕合并异位妊娠破裂

2018 年 7 月 18 日　桂耀松

　　孕妇来急诊就诊，往往更容易引起医生的重视。今天分享的是一个妊娠合并急腹症的案例，如今该患者已痊愈出院，但回想起当初来急诊就诊时的诊治经过，还是有很多值得深思的地方。

　　青年女性，孕 9 周，上腹痛 1 天来诊，伴恶心、呕吐，无发热、腹泻，肛门排便排气正常。来诊时生命体征平稳（BP 94/70mmHg，HR 82 次 / 分，SpO$_2$ 99%）。分诊台护士将患者分诊给妇产科，妇产科大夫看到外院 B 超报告"宫内早孕（存活），腹腔积液"，Hb 121g/L，且患者主诉为上腹痛，考虑妇科原因所致的腹痛可能性小，遂打电话给分诊台，建议内科就诊。内科诊室大夫接诊后，腹部查体"上腹压痛，拒按，右下腹无压痛，肠鸣音稍弱"，予以抽血化验，复查腹部及妇科 B 超。结果回报：B 超显示肝、胆、胰、脾、双肾无异常；宫内早孕，双侧卵巢未显示，宫腔少量积液，腹盆腔积液。血气分析：pH 7.314，pCO$_2$ 23.1mmHg，pO$_2$ 107mmHg，Lac 8mmol/L，BE –13mmol/L。血常规：WBC 26.3×10^9/L，Hb 130g/L，PLT 452×10^9/L。Cr 127μmol/L。

　　外科会诊：暂无外科处理指征，必要时完善腹盆腔磁共振检查，妇产科、内科就诊。

　　当天我值夜班。接到电话时，内科诊室大夫已经完成晚班交接，接班大夫非常认真负责，看到该患者血气结果后立即呼叫急诊总值班。我马上来到诊室，看到患者痛苦表情，伴出汗，稍有烦躁，腹部拒按，此时生命体征尚平稳。

　　看到检查结果后心里在想：乳酸水平升高，严重代谢性酸中毒，烦躁出汗，考虑休克状态，但休克原因是什么呢？ Hb 虽然正常，但 WBC 及 PLT 计数明显升高，提示可能存在血液浓缩。结合患者腹盆腔中等量积液，血肌酐水平明显升高，需警惕腹盆腔内出血所致的低血容量性休克。当即在诊室安排 B 超引导下诊断性腹腔穿刺，右下腹抽出不凝血，马上安排进抢救室。

此时，孕妇、腹腔内出血、失血性休克，足以引起大家的重视了，启动多科会诊流程（基本外科、妇产科）。讨论问题的焦点在于出血原因。

妇产科医生考虑：患者自然受孕，无促排用药史，腹痛症状为上腹部，B 超提示双附件区未见包块，妇产科暂无急诊手术指征。

基本外科总值班医生：有剖腹探查指征，但出血部位不明确，建议完善 CTA 检查。

同家属沟通，家属明确态度，要求全力抢救孕妇，放弃胎儿，同意 CT 检查。CTA 回报：右侧附件区对比剂外溢可能。

改由妇产科急诊手术，术中诊断：失血性休克，宫内孕合并右侧输卵管异位妊娠破裂。手术过程顺利，术后返回妇产科病房，恢复良好，数日后出院。

结局不错，但真相却令人意外。

文献报道，宫内孕合并异位妊娠发生率约 1/30 000，极易引起误诊。

上腹痛，谁能想到是异位妊娠？

B 超提示宫内活胎，谁能想到是异位妊娠破裂？

从此以后，临床上的事，再也不敢贸然下结论。小心翼翼，如履薄冰。

为期一年的总值班生涯结束了，感谢大家对我的支持和帮助，我会一如既往地投入其他工作岗位中，相信经过总值班的历练，我不会让大家失望。

没有硝烟的战场

2018 年 7 月 31 日　齐衍濛

有人说急诊科的魅力之一在于总会有新鲜的事情发生。例如，某一天有个被蝎子蜇了的患者来诊，有经验的护士知道本院没有有效的抗毒血清，建议患者去中国人民解放军总医院第四医学中心治疗，有多种抗毒血清，别的医院没有。这也是我第一次遇到这样的患者，脑子里对这个病完全没有概念。回来后翻书查阅资料了解蝎子蜇伤相关治疗，在治病救人的过程也是自己学习的过程。

最近抢救室从外院收治了一位 20 多岁的小伙子，突发意识障碍就诊，外院查血气分析示严重的乳酸酸中毒，多脏器功能不全转诊到北京协和医院。来诊时除常规检查外，还做了毒物筛查，结果回报是乙二醇过量，且已超过中毒剂量。查阅文献，乙二醇是广泛使用的一种化学制剂，防冻剂、玻璃清洗剂等都含有乙二醇。乙二醇中毒可以引起严重的多脏器功能不全，尤其是肾衰竭、神经系统损害等，血气分析示严重的乳酸酸中毒，AG 增高型酸中毒。治疗方面可以用乙醇也就是酒精拮抗乙二醇，但可惜的是患者送来的时候病情太重，出现意识丧失、呼吸衰竭，用了呼吸机以及床旁血液滤过治疗等，但患者病情还是一天天加重，转入重症监护室继续治疗。

急诊的每一天都非常充实，在外人看来这是紧张刺激的，但对我们来说却是充满压力和挑战的。每天除身体的准备外，也要充分的心理准备来应对各种突发的事情，有些是重复的，有些是从没有见过且棘手的，需要理性且智慧地处理。所以急诊科是培养综合素质人才的地方，是生与死较量的战场，是生命的绿色通道。

感　　动

2018 年 8 月 6 日　盛雅琪

　　急诊科每天都上演着生死时速的悲欢离合，这里是生命的救济站，也是人性的考验所。面对那么多危重的患者，我们应该经常换位思考一下，如果这是我们身边的亲戚朋友，我们应该拿怎样的心境去面对。

　　记得有一次早上 6 点接到分诊台电话，有位家属急匆匆跑来说自己的孩子晕倒在门诊楼梯间，详细询问他们是带 20 岁的女儿来京看心包积液，我当时迅速思考了一下，不会是"心包填塞"了吧？迅速带着孩子的父亲到抢救室推了张床去接孩子，到了那里发现孩子母亲和一名先生正看护着孩子，没多想我们大家急忙一起把孩子往抢救室推，在坐电梯下到一楼时那位先生并没有跟我们一起下电梯，而是接着去往地下车库。我随即问了孩子的父母那位家属跟他们什么关系，他们纷纷表示只是路过的好心人，之前并不认识，回头望望关闭的电梯门心中不禁涌起一丝感动。

　　还有一次我在分诊台帮护士老师分诊，一辆警车亮着警灯疾驰而来，"呲"的一下停在急诊大门口，一位警察同志急匆匆跑下来让我们帮忙去接一下车上一位车祸受伤的老人。推着床来到车旁看见后排座椅上一位年轻的姑娘扶着老人躺在她的身上，老人满头鲜血早已失去意识。我们一行人赶忙小心地把老人搬动到平车上往抢救室推去，安顿好患者问起姑娘老人的情况，她平复着急的情绪告诉我们她只是路过，看到老人被车碰倒没有家属，便紧急报了警一路送老人过来才放心离去。

　　其实急诊是就是社会的小小缩影，我们每天上演着不同的故事，有着不同的心境，见惯了生离死别的我们，总会被那些小小的感动拨动心弦，让我们更全力以赴地奋斗在自己的工作岗位。

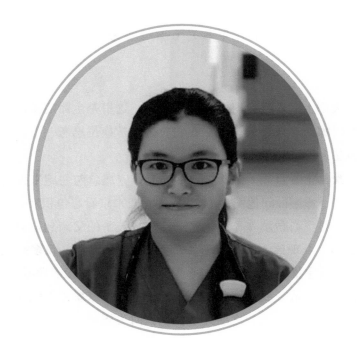

王亚
睿智、耐心、热情、经验丰富的王总上任总值班!

中 暑

2018 年 8 月 14 日　王亚

上任之际，正赶上炎炎夏日，持续攀升的温度，接连不断的高温报警，闷热的天气，正是中暑高发季节，短短几天内，抢救室就接诊了多例中暑的患者，病情轻重不一，但都来势汹汹。我挑选了其中 4 例病例和大家分享。

病例 1

老年男性，环卫工人，于室外作业期间出现意识不清伴有恶心呕吐，尿便失禁，四肢抽动，由工友发现送入我科抢救室。入室体温为 42℃。入室后因患者意识障碍并伴有呕吐，气道不能维持，为保护患者气道，予以气管插管及机械通气辅助通气，予持续冰毯物理降温、水化等治疗。化验室回报患者出现严重肌溶解、心肌损伤、凝血功能异常等多系统受累。经积极抢救，目前已经脱机拔管，不日可出院回家。

病例 2

中年男性，工地工人，同样于室外作业期间出现意识不清，伴有呼吸浅快，其妻子发现后送入当地医院急诊科，体温为 41℃，予以监护、物理降温等对症处理后患者神志情况仍未好转，遂转诊至北京协和医院。入室后患者体温已降至正常，辅助检查提示肌溶解、心肌损伤等，予以对症处理后患者神志逐步恢复，可清楚对答。次日转入留观。

病例 3

老年男性，工地工人，于室外高温环境下工作 10 余小时后出现头晕头痛，伴胸闷憋气，伴恶心呕吐，后出现昏迷，尿便失禁，就诊于当地医院查头胸腹盆 CT 均未见明确异常，但患者意识障碍进一步加重，遂转诊至北京协和医院。入室后因患者气道不能维持，氧合指数进行性下降，予以气管插管机械通气，并予以物理降温等治疗，同时存在多系统受累，肌溶解、心肌损伤、严重的电解质紊乱。因患者家属经济问题转回当地继续治疗。

病例 4

老年女性，退休职工，于家中被发现意识障碍，伴有恶心呕吐（家中未开空调）。来诊时体温 41℃，因气道不能维持予以气管插管机械通气。并予以物理降温等治疗，同样存在多系统受累，肌溶解、心肌损伤、严重的电解质紊乱，排除其他病因，考虑热射病，虽经过全力抢救，最终因病情过于危重去世。

上述几例患者都考虑热射病，即重度中暑，结局有悲有喜。通过上面几个病例想告诉大家，中暑也是可以要命的！天气热也会热死人的！前三个病例是典型的劳力性中暑，而最后一例患者则是非劳力性中暑，但临床表现上相差无几，都为多脏器功能不全，常常累及神经系统，多死于多脏器功能衰竭、中枢衰竭。

通过有效的预防手段是可以避免中暑的发生，如改善长时间室外工作者的工作条件，及时根据天气情况调整工作安排，避免长时间作业；避免在烈日下出行，外出时着装尽量选择透气功能良好的衣服，做好防晒工作；及时补充水分；保证充足的睡眠，有条件的情况下尽量降低环境温度等。

希望大家都能安全度过炎炎夏日，虽然刚刚过立秋，仍不能小觑秋老虎，不要让热度击垮你。

感性与理性的思考

2018 年 8 月 20 日　齐衍濛

记得高考的时候考过一个题目叫感性与理性，当时对这个命题没有什么概念，所以文章写得一塌糊涂。考试结束后还特地翻阅了字典，感性：是指人情感丰富，多愁善感，能对别人的遭遇感同身受，感受力很强，能体会到任何事物情感的变化；理性：是指人在正常思维状态下时为了获得预期结果，有自信与勇气冷静地面对现状，并快速全面了解现实分析出多种可行性方案，再判断出最佳方案且对其有效执行的能力。但还是一知半解。直到后来步入了工作岗位，才慢慢有所体会。

急诊秩序

在急诊日常工作中，经常会面对痛不欲生的患者、十万火急的家属，不顾先来后到、不问诊疗流程，一旦到了急诊就必须立刻解决他们的问题，从分诊台一路哭闹到诊室，反复强调自己病情急重，必须立刻救治，更特殊的情况是有些周围好心的家属也会被这种阵势所感染，感同身受地去督促医护人员提前处理。这无形中破坏了诊疗秩序，降低了医护人员的效率，我们会把这些人称作感性而不理性，他们并没有从科学的角度思考问题，急诊分诊台会通过快速缜密的评分系统将不同患者的病情划分成轻重缓急若干等级，即使病情突变也会有总值班进行再评估和处理，如果没有一个理性的思维是很难干好急诊工作的，这里如何应对感性的患者及家属就显得尤为重要，这也是保障急诊工作秩序的基石。

感性而不理性

前几天又遇到了同样的病例，一位 20 出头、年轻貌美的小姑娘，因为一点小事跟家人吵了一架，随后开始出现呼吸困难、喘憋，并逐渐出现脸麻、手麻、足麻等症状，最后甚至出现了意识障碍。分诊时生命体征正常，因为意识障碍叫我来评估。我经过细致的查体，初步判断患者可能是过度通气合并癔症发作，给其戴上了不接氧气的面罩，密切关注患者神志变化，警惕呕吐误吸风险，并安排专科进一步评估，但家属显然对处理不甚满意，我只好放下其他的工作全程看护。不到半小时患者就自然苏醒、症状完全缓解，这种情况在急诊也是司空见惯。

我们也经常遇到这类患者，长期的慢性病，反复住院，得不到根治，患者心理负担很重，逐渐出现精神问题，有些人拒绝吃药导致病情反复，又拒绝进一步抢救，有些人甚至出现自杀倾向。其实经历了病痛的折磨，他们已然可以对疾病有更加理性的认识，但随着现状的进一步恶化，理性渐渐没有了约束力，感性占了上风，往往会做出错误的选择。

读而思

我们用所学所见去理性地诊治患者，却又很难阻止专业之外的人用感性的思维去理解问题，这种隔阂往往促成了医患矛盾。作为急诊医生，除要关注患者的躯体疾病外，更要注重患者的心理疏导，投入一定的精力在解释病情、探明他们对疾病现状的理解程度和预期、了解患者及家人的困难和顾虑上。只有做到身心合一，才能事半功倍，更好地为患者服务。

感　恩

2018 年 8 月 27 日　盛雅琪

　　一个如往常一样繁忙的工作日夜晚，零点过后在看完最后一个流水较重的患者，跟值班一线交代了些注意事项，我便回到值班室准备休息一下。这时分诊台熟悉的号码赫然又在手机上响起，我想着应该是救护车又送来了什么危重患者吧，便接起了电话：雅琪，分诊台有位患者找你，想感谢你一下。我一看表已经夜里十二点半了，心里打着问号向分诊台走去。

　　走到分诊台，台前已经基本没有人了，我还奇怪哪里有人找我。这时站在不远处一位消瘦的女患者走向我说："盛大夫，您还记得我吗？刚才输液时看您一直在大厅里忙，没好意思打扰您，现在我输完液准备回家了，特地过来想跟您说声谢谢。"说完她便伸出右手坚定有力地和我握了一下手。这时我想了起来，原来是前几天白班来的一个剧烈腹痛的患者，当时患者痛得无力站立行走，满头大汗，我便先带她去后面行心电图检查并安排优先就诊，没想到平时工作中这么一个常规的工作流程竟然给患者留下来那么深刻的印象，瞬间让我觉得平时工作中的辛苦都是值得的。

　　身为急诊科医生，我们不仅仅是治病救人，更多的时候我们给予患者的人文关怀和安慰也是缓解患者病痛的一剂良药，患者及家属们的每一次肯定都是我们在今后工作中继续前行的动力，让我们更加坚定地完成身为急诊科医生所肩负的使命和任务！

平凡的一天

2018 年 9 月 3 日　王亚

　　初秋的夜里，天气还没有想象中那么凉爽。当然，急诊分诊台也面临着一辆接一辆急救车的洗礼，其中不乏经过长途奔波而至的外地急救车。患者和家属往往都抱着最后的希望慕名来到协和医院，结果自然有喜有悲。

　　刚刚转完病房，就接到分诊台护士的电话，分诊台有一个心率只有 30 次 / 分但其他生命体征尚可的患者，让我赶紧过来看一下。我疾步穿过抢救室，身后是抢救室小伙伴们的交流，"王亚出去了，赶紧备床！"

　　此时的分诊台被多辆平车"包围"了，好不容易挤到这位大叔床旁，家属就开始七嘴八舌地交代其病情。患者的女儿哭着说他父亲 4 天前因为腹泻在当地医院输液，但后来却出现频发抽搐，而且每次抽搐之前都有呕吐，当地说治不了让转大医院，家里人商量后决定来协和，并塞给我一打外院的资料。而大叔一直在呕吐，表情痛苦难耐，在狭窄的平车上不停地变换体位，但神志还可以。我一边问着家属，一边翻着外院的资料，心里一惊，外院的动态心电图提示频发心室停搏，最长的间歇长达 8s 之久，庆幸的是大叔每次都能挺过来，默默地为大叔的经历抹把冷汗，万一哪次过不来怎么办？那么家属所说的抽搐也可以解释了——阿 - 斯综合征发作，向家属交代了病情的严重情况，赶紧推进了抢救室。

　　在这个大叔等待内科三线会诊的时候，总值班电话再次响起，分诊台又来了一个心率慢的患者，我心想这是什么都要"好事成双"？当然，看到平车上的另外一位大叔后，我觉得事情没那么简单，同样的家属在一旁叙述病情，但这位大叔的儿子明显淡定了一些，怎么问就是说因为造影剂肾病造成肾衰竭，进而出现高钾血症，当地医院让转大医院。看着当地少而又少的资料，患者最近一次的电解质提示血钾已经 6.5mmol/L，而患者也出现了窦性心动过缓。向家属交代了病情后转入抢救室。而在过床后发现患者双下肢出现了不同程度的坏死斑，而且一条腿的皮温偏低，再次追问，患者儿子无力地说他父亲因为左下肢间歇性跛行和疼痛加重，在当地医院做了介入治疗后出现了双下肢无力和急肾衰竭，在治疗期间患者的左下肢坏死平面逐渐上升，当地医院建议截肢保命，家里人举棋不定，故而决定转到北京协和医院试试能不能有机会保住腿。但事与愿违，经过多科会诊，患者目前只能面临截肢，而且平面较高，右下肢也不一定能保住。患者本身基础疾病较多，心脏情况较差，花费巨大。患者儿子听到这个结果，表情平静，但又很无力，沉默了一会儿，又很平静地说家里无法承担高额的治疗费用，家里人来协和之前就已经统一意见，如果保不住腿那也不做手术了。最终，患者家属选择返回当地医院保守治疗。

在前面提到的肾衰竭大叔等待多科会诊的时候，心内科三线教授看过患者后觉得患者是病窦综合征，有放置起搏器的指征，当机立断联系心内科导管室放置临时起搏器，择日放置永久起搏器，术后转入心内科 CCU，整个过程不到四十分钟。大叔在呕吐间歇自我吐槽说，这次起病前，自己能走能跑，什么农活都不在话下，不吸烟不喝酒，一得病就是心脏病，感叹自己是不是太会得病了？当然不是，追问病史，大叔一年前就间断有症状，只不过没在意而已。而我们则默默地为大叔顽强的心脏抹了一把冷汗，幸亏每次都挺过来了！

身为急诊医生，在小小的急诊室里经历着人间百态，见证着生离死别，也有太多的无能为力，或者回天乏术。当然，每次窦性心律的回归，每次患者的转危为安也足以安慰我们疲劳的身体和心灵。每一个患者都期待着奇迹的出现，但奇迹并不会出现在每一个人身上，而我们正是为了那么一点点仅剩的希望努力着。

生活小事

2018 年 9 月 12 日　齐衍濛

有时候日常生活中遇到的小事也会是致命的因素，有问题早发现早处理，往往结局会不同的。

有一次值班看一患者，是一位 50 多岁女性，主诉左侧季肋部疼痛半天来诊。患者今日下午第一次试骑电动车，由于不熟悉，电动车突然启动的瞬间把患者带倒，左侧季肋部撞到电动车座上，之后就感觉疼痛不适，先是去了当地医院，做了胸片没有发现肋骨骨折，就回家了。回家后仍感疼痛难忍，还出现头晕，乏力，遂来就诊。分诊台测血压 70/40mmHg，护士即刻呼叫我。我赶过来看到患者面色苍白，血压低，考虑有休克，于是立即把患者送进抢救室监护生命体征，同时完善检查，开放静脉通路，腹腔穿出不凝血，予完善增强 CT 发现脾脏碎裂，紧急外科会诊后急诊手术，把破碎的脾脏切除了，挽救了患者生命。

还有一位患者，是位 70 多岁的女性，主诉面部肿胀伴憋气 2 天来诊。她与家人一起来北京旅游，也不知道什么时候左颌下面被蚊虫咬了，睡觉起来后感觉左颌下疼痛伴烧灼感，局部有小破溃和水疱，随后就开始肿胀，先是一侧，后来变为双侧，然后开始出现憋气，就诊时指氧饱和度只有 85%，血压低，立即送入抢救室，做了 CT 检查发现颜面部、颈部广泛的皮下软组织肿胀，考虑蚊虫咬伤？过敏中毒不除外。患者已出现窒息的表现，于是紧急做了气管切开，并给予抗感染、激素、抗过敏一系列治疗，但患者病情进展迅速，很快出现感染性休克的表现，且越来越重，去甲肾上腺素的量越来越大，家属最后要求返回当地了。

通过以上两个病例，可以看到日常生活中的小事也存在种种危险，一不小心就容易发展成致命的疾病，提高自己的危险意识，有问题及时就医。

一路走好

2018 年 9 月 17 日　盛雅琪

　　一天夜里分诊台护士打电话说来了一位低氧的老患者，我急忙走去分诊台，看到了熟悉的家属和老人。这位老人患有特发性血小板减少性紫癜（ITP）多年，近年来反复因血小板计数低来急诊输血，还曾经小脑出血。每次来都有孝顺的女儿陪着。从我出流水一线，到我当抢救室主班，再到总值班的这些日子，每月能见上他们一两次。这次老人的情况似乎比之前更差了，不吸氧时血氧饱和度只有70%。家里人告诉我老人这几天还有发热、咳嗽，状态不太好，在与老人女儿简单沟通后我们先把老人送进了抢救室。简单完善了相关化验检查，结果提示这次老人在基础疾病基础上又合并了严重肺部感染。第二天老人的孩子们为了减轻患者的痛苦，表示不再做有创伤性的抢救操作。为了能让他们一家人拥有最后在一起的时光，我们把老人转入了留观监护床。隔天夜里留观室值班一线电话通知我老人氧合指数越来越差，因为血小板计数极低间断咳出鲜血。我听到这里知道老人大概时间不多了，迅速走到床边。虽然不愿意告诉他们这个残酷的现实，但还是把即将发生的事情简单交代了一下，那么多次的看病经历让家属们有了一些心理准备，直到最后一刻患者的女儿还拉着我的手说："老人这样走了没受什么罪，感谢协和医院急诊科的大夫们，在我妈妈生病的这些年给予了我们这么多的关怀和照顾。"

　　工作的这些年，每当有熟悉的老患者离开时心里都特别不是滋味，他们和我们相处的点滴仿佛就在眼前。还记得印象最深的一位 50 多岁的阿姨，至今我都清楚地记得她的名字和笑容。她虽然是乳腺癌晚期，但每次来急诊看病都是那么积极乐观，每次都亲切地喊我"盛大夫"。记不清从什么时候起，再也没见过那位阿姨，我时不时会想起她，真希望她的病好了不需要再来医院，真心希望我们接诊的每位患者都能走出医院拥抱阳光。

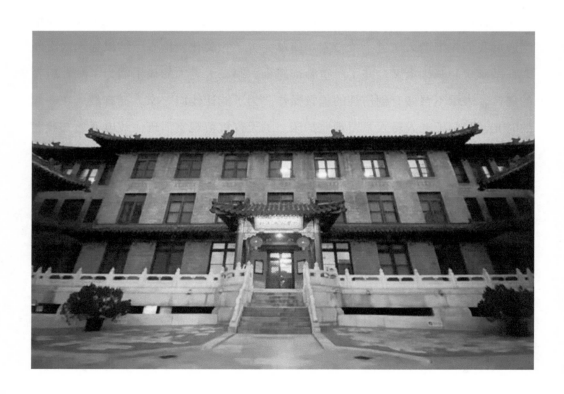

每逢佳节倍思亲

2018 年 9 月 24 日　王亚

　　一年一度的中秋佳节来临之际，也意味着我们急诊科要迎来就诊高峰期。随着逐渐转凉的天气，各种呼吸系统疾病也进入了高发季节。急诊每天都要接诊各种呼吸相关急症的患者，当然我们也要见到一些老熟人，每年都会因为慢性阻塞性肺疾病急性加重来诊数次，不仅在流水，在抢救室也数次相遇。看到患者的名字甚至患者家属都可以瞬间想到患者的既往史，但往往每次相遇的时候患者都是喘憋难耐、病情危重的状态，我们也没有叙旧的心情，也知道随着患者年龄的增长，也并不是每次都可以有惊无险地渡过危局。但愿所有的老熟人能平平安安度过每一年，但愿人长久。

　　每逢佳节倍思亲，在这样需要团圆的日子里，我们和其他许许多多的医务工作者一样继续奋斗在一线；当皓月当空、清风徐来之时，每每觉得对不起家里人，不能陪伴父母承欢膝下，不能陪伴孩子们安然入睡，但这种愧疚很快被危重的患者冲散，因为生机稍纵即逝。为让更多的家庭团圆，看到更多的家庭欢笑，我们付出的一切都是值得的。祝愿中秋佳节所有人都平安健康，顺心如意，阖家幸福，团圆美满。

累并快乐着

2018 年 10 月 1 日　盛雅琪

不知不觉中迎来了又一个国庆佳节，祝我们伟大的祖国更加繁荣昌盛！

至今，我的总值班旅程已过大半，在这个岗位上工作的半年多时间里，累并快乐着，有收获，有成长。

历练

记得初上总值班时忐忑不安，评估第一个进抢救室的患者时我思考了许久，怕进的患者病情不合适增加了大家的工作负担，也怕耽误了其他重症患者的诊治，思量了许久才做出决定。也曾在深夜竖着耳朵等待手机铃声的响起，因担心重症患者的安危不能入睡。还曾在夜晚遇到棘手的患者不知如何处理而茫然无措。

成长

后来每天见到各种各样轻重缓急的患者，逐渐有了些经验，也感谢每次遇到困难时领导们的鼎力相助，但在繁忙工作中仍如履薄冰，如临深渊，为每次成功救治患者而欣慰，也从重症患者的身上汲取经验和教训。

展望

冬天即将来临，接下来的半年时间我们将面临更加艰巨的挑战，迎接更加繁忙的工作。在国庆节这样的节日里，我们身为急诊科医生更要肩负起重担，为患者的就医安全提供更好的服务。祝所有奋斗在一线的医护工作者们节日快乐，工作顺利！

最甜蜜的礼物

2018 年 10 月 8 日　王亚

生命中最甜蜜的礼物，往往在意想不到的地方。

——洛里·斯皮尔曼《生命清单》

上任总值班之后，每天不仅面临着各种急诊患者，也要时刻准备着面临各种突发状况，比如停电、系统崩溃等。如今作为高度电子化的医院，一旦上述两种情况发生，无论哪一种发生都可能导致患者滞留甚至危及重症患者的生命。而上任短短的两个月里，我已经经历了上述情况，但两次我却收到了不同反馈。

电源切换

涉及了整个急诊楼以及外科楼的备用电源切换任务，似乎每次都会落在我的班上。在接到通知之后我十分紧张地把 EICU 和抢救室患者多转了几圈，脑子里不停地设想着如果呼吸机停了怎么办，如果血滤停了怎么办，甚至还有 ECMO，好在所有的小伙伴们都一起严阵以待。万万没想到，分诊台的设备停电近 10 分钟，其间恰有一位老者携家带口来诊，由于没法电脑挂号，先安排接诊，向患者及家属解释却得到各种不理解，所幸患者生命体征平稳，我们一直陪着患者及家属直到供电恢复，电脑恢复正常使用。好在切换期间平稳度过。

系统崩溃

在下午就诊高峰期间，突如其来的系统瘫痪让我和分诊台的护士都高度紧张起来，波及范围包括了流水的各个方面，但大家也按着相应的应急系统一步步执

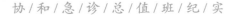

行，好在期间没有重症患者来袭。我在分诊台不得不向来诊的患者及家属解释系统崩溃，需要等候。我内心做好了要面对各种来自患者或家属的抱怨甚至投诉，但大家都在默默地自发排队，没有催促，除了来自某个"程序猿"的吐槽，虽然我也听不懂那么多的专业术语。

两种相似的情况，但是两种不同的反应。对于我来说，哪怕来自陌生人一点点的善意也会让我在繁忙的工作中得到莫大的缓解。愿大家都被世界温柔以待。

告别感言

2018 年 10 月 22 日　齐衍濛

　　时光飞逝，我迎来了总值班任期的最后一个白班。本来是夜班，跟亚亚换成了白班。一切按部就班，没有惊险，平平安安度过总值班的最后一天，结束了一年的总值班生涯。

　　回想起这一年的总值班经历，有好多的感慨。总值班就像急诊的大管家，白天主要负责患者的各区域分流和安排科内讲课培训，负责院内急救、深静脉穿刺，夜里要肩负起区域领导的责任，这对我们的能力是极大的考验，在处理各种急危重症的过程中锻炼自己的临床能力和应变能力，在各种多科会诊中学会协调各专科诊治的能力，在各种纠纷中学会跟患者及家属沟通的能力……经过这一年的强化训练，历经百战，变得更加成熟自信了。

　　记得我从医以来得到家属送第一面锦旗的情景，仍旧记忆犹新。某一个白班，分诊台有位白发老奶奶，焦急地跟我说她老伴不行了，躺在外面马路上过不来，问我们能不能派个人过去。看到老人着急的样子，我一边安慰老人一边叫护士拿上急救包，和保安一起推上平车快速向老人指的地方走去，最后在距离急诊一条街的距离找到了他，老人痛苦地坐在路边，意识清楚，生命体征还正常，小心地把老人抬到平车上顺利接回医院，及时给予了治疗。过了 3 个月老奶奶和老伴一块来找我，当面感谢，还给我送了面锦旗，这是我生平第一次得到患者送的锦旗，内心激动、兴奋，意识到只要认真负责地对待每一位患者，都会得到患者的认可和感激。

　　当然，总值班也会遇到不愉快的事情。有一次我值夜班，碰到一个无理取闹的患者，患者家属也极其不配合，在诊室大吵大闹，周围的患者都在看，扰乱了

正常的医疗秩序。我跟患者家属从凌晨 3 点沟通到 7 点，终于取得家属的理解，这可能只有当总值班的时候才会遇到，从那以后我再也不怕跟任何家属交流了。

　　总值班的经历是丰富多彩的，故事几天也说不完，有苦，有累，有甜，有喜，有紧张，有感动，有欣喜，也有无奈，个中滋味尽在心头。经历过之后，感觉自己一下子长了几岁，倍感受益匪浅，更成熟稳重了，不再有心慌害怕的感觉，能力提升了很多，可以更信心满满地投入未来的各种临床工作岗位中去了。

思　考

2018 年 10 月 29 日　盛雅琪

深秋时节，天气渐凉，急诊科的工作也日益忙碌了起来，每天来看病的患者较前明显增多，中老年患者的比例亦有所增加，尤其心脑血管急症高发。对老年人的关注要格外重视，不论医护人员还是家庭成员。

一天凌晨手机响起，电话里传来分诊台护士焦急的声音，来了一位憋气很重的 65 岁老年男性，心率 150 次 / 分。我急忙赶到分诊台，只见患者端坐着，喘憋明显，满头大汗，追问患者家属其于 1 小时前出现症状，以胸闷、憋气为主，没有明显胸痛，2 个月前曾有一次下壁心肌梗死，但做冠脉造影途中出现了严重的过敏性休克未能顺利完成检查，一直规律服用冠心病二级预防用药。

紧急将患者收入抢救室，结合患者症状、体征及心电图，考虑此次患者 ST 段抬高心肌梗死（下壁）、心肌梗死后心力衰竭，向患者家属交代风险及抢救措施后，立即给予患者镇静气管插管，上呼吸机降低患者氧耗。急请内科总值班会诊，请示心内科老师：因患者造影剂过敏存在冠脉造影禁忌，给予双抗血小板、抗凝、降脂等药物保守治疗方案。经过积极处理，患者病情逐渐稳定下来，顺利脱机，转入病房。

这个病例提示我们，有高危因素的心血管疾病患者，来诊时主诉胸闷、憋气，虽然没有明确胸痛，接诊时我们也应高度重视，及时完善心电图，从而帮助我们做出快速准确的初步判断。该患者喘憋明显，在无明显容量负荷的作用下，首先考虑急性心肌梗死导致的急性左心力衰竭，这种患者应尽早地给予呼吸支持降低心脏耗氧及心肌负荷，从而更好地改善预后。

还有一个病例，82 岁老年女性，当日在外院诊断阿尔茨海默病，给予安理申

（每片 5mg）口服药物治疗，剂量为一日一次，一次 5mg。家属晚间将患者带至急诊诉一小时前老人误服了 7 片该药物，详细追问发现原来家属看到药盒上药名后标注的 5mg 剂量误认为是一整盒剂量，遂把一盒 7 片药都喂给了老人。还好发现得早，老人及时进行了洗胃，没有造成特别的不良影响。

　　这个病例警示我们，对于不熟悉的药物应认真听取医生的医嘱建议，并仔细阅读药品说明书，特别是老年患者，应该有年轻的家属协助确认正确剂量，以防止类似事件的发生。

跑赢死神

2018 年 11 月 5 日　王亚

在初冬的深夜里，已然感受到寒风刺骨。接班之后的急诊分外安静，但分诊台前络绎不绝的患者，颇有山雨欲来风满楼的架势。夜里 10 点左右，墙壁上的电话响起了急促的铃声，120 调度中心提前通知我们有一胸痛的中年男性来诊，高度怀疑 ACS，于是抢救室全员动了起来。

5 分钟不到，二线手机响起，该患者已经到了分诊台。急救车上的心电图提示是非常典型的急性下壁心肌梗死，急救车上已经给了负荷量的阿司匹林。患者当时已经出现心源性休克的症状伴有持续难以缓解的胸痛症状，急忙将患者送进了抢救室，而患者妻子也已经慌乱无措，嘴里碎碎念着就是出来旅游的没想到还得病了。在患者过床的时候我们发现这个来自江南水乡的大叔体重也并不轻，平时还有糖尿病、高血压，控制效果不尽如人意。再仔细询问，患者下午 3 点时已经出现胸痛、大汗症状，当时以为是旅游期间过度劳累所致，并没有在意。晚餐后返回宾馆胸痛症状再次加重才急忙拨打 120。

患者进入抢救室后一切为了"door-to-balloon"（入院到球囊扩张）的黄金时间，抢救工作有条不紊地进行着，深静脉置管、血流动力学支持等，导管室也在为接下来的血管开通以及临时起搏器进行准备。当然这段时间是最难熬的，我们最担心患者出现恶性心律失常甚至心脏停搏，不停地询问着患者的症状变化。而就在大家为出室准备的时候患者出现室颤，于是一场与死神的搏斗又无声地开始了，反复的电除颤，反复的室颤，胺碘酮、利多卡因、气管插管、胸外按压在短短的半个小时内除颤近 10 次，总算是等到了窦性心律回归的时候，在不算温暖的抢救室我们都已经汗流浃背，心室电风暴的来临比大台风的过境更加让人胆战心惊，无声但力量惊人。

在众人努力之下，患者以极快的速度转运到了导管室，术后平稳地转运到了 MICU 继续治疗。这一切过后已然是凌晨三点的光景，而抢救室却没有安静下来等待黎明的到来，各类急症的患者"纷至沓来"。护士姐姐说不用仰卧起坐了，因为根本没时间躺下，默默补了一句，但愿大叔能顺利地挺过每一关。

回想大叔的遭遇，长期吸烟、不良的饮食结构、体重超标、未能良好控制血糖和血压都是冠脉综合征的高危因素，好在就诊还算及时。大叔经历了生死之后，现在已经脱机拔管，转到 CCU，一周后顺利出院。

又是对急诊人来说的平常的夜班，但有那么不平凡，我们在初冬的夜里跑赢了一次死神。

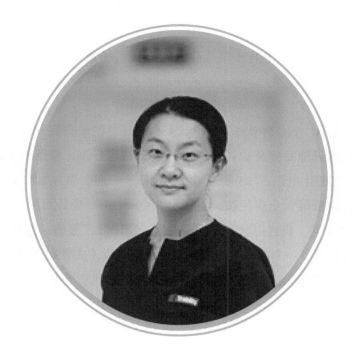

杨婧

善良、细致、耐心、责任心强的杨总上任总值班！

总值班的第一天

2018 年 11 月 12 日　杨婧

　　紧张的一大早，五点钟就醒来，今天是我上任总值班的第一天。

　　上午忙忙碌碌地安排急诊各区域患者收治转运分流，有条不紊，还算平静，下午 3 点接一线医生电话，"25 岁未婚女性腹胀、腹痛 1 周，加重 8 小时来诊，生命体征稳定，腹膨隆，全腹拒按，血肌酐 800μmol/L，今日无尿"。我迅速赶到，患者妈妈说："大夫，我觉得她就是受了湿寒，所以肚子胀痛，你帮我们看看吧。"拉开上衣，我看到了一个鼓得十分大的肚子。根本没工夫管妈妈的要求，"妊娠？腹腔巨大占位？腹腔积液？"一个个可能性的疾病在我脑子里飘过。

　　"你有男朋友吗？"

　　"最近没有。"

　　"最后一次月经是什么时候？"

　　"上个星期还有呢。"

　　"是正常月经的量吗？"

　　"差不多吧。"

　　做好了患者和 B 超室的沟通工作，我对一线医生说："给她查一个血 β-HCG，完善腹部 B 超。"十几分钟后我接到了 B 超室大夫的电话："患者宫内晚孕，估测 36 周，头位，胎儿具体情况探查不清，胎心测不到。"我一刻也不敢耽误地把患者送到了抢救室，同时通知妇产科、儿科。妇产科进行了阴道检查——患者宫口已经开全，随时可能分娩。

　　7 点左右患者经阴道娩出一死女婴，胎盘及胎儿表面可见脓苔，胎儿组织呈溶解状态，予送病理。考虑胎死宫内已数天，出现严重宫腔感染，并压迫输尿管形成肾后性梗阻，无尿，急性肾衰竭，给予积极抗生素支持治疗，导尿。分娩后患者肌酐水平在 2 天内迅速下降至正常，尿量恢复正常。由于宫内感染继续留观抗炎治疗。

工作这几年，虽然见到奇奇怪怪的病症不少，但这种患者还是头一次遇到。因为这次经历，我更加认识到问诊的重要性，对于育龄期女性问诊不能忽略月经史，患者提供月经史无异常，亦不能除外妊娠，因为一些不正常阴道出血可能被患者认为是月经。

这个故事也反映出一些社会问题。25 岁的成年人竟然没有一点生理常识！数月没有月经、肚子越来越大、孩子胎动频繁都认为是正常现象吗？患者母亲也是糊涂，生过孩子应该能看出自己女儿的情况吧。再或许就是患者装糊涂，据说还是大学生，但如果不想要孩子为什么不早处理，想要为什么不产检，非等到不可挽回的地步再来看病，而且很有可能连累自己一命呜呼。无知确实很可怕，看来国家基础教育还任重道远，还是要重视，宣教很重要，家长也要重视孩子，关心孩子。疾病早发现早处理，别等到一些不可挽回的情况出现，否则会影响一辈子，后悔是没用的。

不平静的夜

2018 年 11 月 20 日　盛雅琪

　　急诊的夜晚总是不那么平静,一天夜里来了辆内蒙古过来的 120,平车上躺着的老爷子表情痛苦,四肢湿冷,陪伴的家属着急地告诉我们,患者在当地已明确诊断为腹主动脉瘤破裂,为了寻求更好的治疗专门来北京求诊,将患者带进抢救室后测血压发现只有 80/60mmHg,护士立即开放静脉通路全速补液,大夫们迅速准备深静脉穿刺。看了患者外院的增强 CT,腹主动脉瘤瘤体已破入腹膜后。我们一边抢救一边呼血管外科二线紧急会诊,血管外科老师第一时间赶到现场,并在来诊的路上联系好手术室,在我们完成深静脉操作、给患者泵上升压药物稳定住循环后,于接诊半小时内安全将患者送至手术室。

　　接诊的时候曾经问过家属一路过来花了多长时间,他们告诉我颠簸了 6 个小时,当时真的为老爷子捏了把冷汗,在已经明确有主动脉瘤破裂的情况下还没有就近立即诊治,家属想给老人家寻求更好的医疗条件的心情可以理解,但这么危险的情况下还耗费那么长时间转运,一旦路上出现瘤体完全破入腹腔,那么结果肯定是大家都不愿意看到的。建议类似急症的患者一旦明确诊断应就近在有条件的医院进行初步处理,若病情稳定后再考虑长途转院会更加安全。

　　还有个病例现在想起来还有点后怕,不仅让我自己长了经验,分享出来也给大家一些警示。一天夜里北京 120 拉来一位中年男性,患者 3 天前腰痛起病,初期疼痛能忍,没有重视。当天疼痛加重以为是腰椎疾病就到家附近的骨科医院拍了片子没有太大问题,转至协和医院。平时患者有高血压但控制尚可,来诊时两边血压对称,高压 140～150mmHg。患者告诉我,平躺时疼痛比较剧烈,但右侧卧位时还能忍受,止痛针缓解不明显,追问患者近期无血尿,查了双肾叩痛阴性,外院尿常规正常，初步不考虑泌尿系结石。由于腰痛剧烈原因不明还是立即安排接诊大夫为患者加开了增强 CT，由于担心患者检查中出现意外，我一路陪同患者完善 CT 前操作来到 CT 室，当患者平躺在检查床上时，痛苦连声，提前打的止痛针毫无作用，本想待患者稳定后再完善检查，但当时患者虽然痛苦配合度却极高，为了怕给我及 CT 室的大夫们添麻烦坚持完成了检查。当我们在 CT 室电脑里第一时间看到图的时候，赫然看到腹主动脉瘤破入腹膜后的影像，随后立即将患者接入抢救室，当天夜里将患者安全顺利地送到了手术室。

　　这个病例里的患者起病初疼痛程度和位置并不典型，甚至疼痛与某个体位相关当时也让我感到迷惑，若接诊时没有对患者高度重视，及时安排检查，可能会延误对患者的明确诊断。动脉瘤的患者就是在跟时间赛跑，早发现一分钟我们就可以更早地对患者进行干预和控制，从而降低患者不良预后的风险。从这个病例里我体会到，以后接诊这种剧烈胸背痛的患者更应该引起我们总值班的高度重视，把好第一关，从而更好地识别出危重患者，为患者的及时诊治创造条件。

不一样的结局

2018 年 11 月 26 日　王亚

　　冬季来临，患者日渐增多，各种发热疾病、心血管疾病占大部分比例，急诊每天都要接诊各种各样胸部不适主诉的患者，其中隐藏着很多致命疾病，如急性心肌梗死、肺栓塞、主动脉夹层等。如果诊断、治疗不及时，患者随时有猝死风险。近期接诊了 2 例心肌梗死患者让我印象深刻，感受良多。

　　青壮年男性，主诉是吸入冷空气后胸痛，主要疼痛部位为心前区，伴有大汗，持续不缓解。既往长期吸烟近期戒烟，余病史不详。心电图提示急性 ST 抬高心肌梗死（前壁）。接下来的所有事情都在为 "D-to-B"（来院到球囊扩张）抢时间，心内科第一时间就位，向家属和患者交代了病情和下一步的治疗计划，抢救室的小伙伴们也在为小伙子的心肌抢时间。让大家意想不到的事情发生了，小伙子和他爱人拒绝冠脉造影，理由是他不相信自己得了心肌梗死，觉得医生小题大做，有些过度医疗。面对质疑，我再次向他及家属交代了事情的严重性，以及不做介入治疗的远期后果。说到最后我都有些着急，但却得到了患者云淡风轻的回复，就当我无知者无畏吧。当然，决定权在患者及家属手里面，我们给出了建议但却被质疑，总觉得我们是为了某种利益驱使去引导他做手术。无论我们怎么说，甚至第一次觉得可以让他百度搜一搜急性心肌梗死的死亡率及治疗方式，但一切在他们眼里变成了为了利益的演戏。不过，小伙子要为此付出的代价也是可以预料到的，逐渐变差的心功能，不能挽回地出现心肌坏死，也不知道他会不会后悔。坏死的心肌是不会再生了，早期开通血管就可以挽救，可惜无知且多疑害了自己，付出的代价是惨痛的。

　　同一天深夜，分诊台接诊了一个低氧、喘憋、端坐呼吸的老年患者，诊断同样是急性心肌梗死。不过这位大爷病情较重，出现了急性左心衰竭、心源性休克，进抢救室之后很快需要机械通气，同样的流程，心内科第一时间到位，家属全力配合，患者很快进行了介入治疗开通了冠脉堵塞的血管，术后转到了 ICU，心功能逐渐恢复，顺利脱机拔管转入普通病房。

同样的疾病，不同的结局，不一样的感悟，感慨颇多，信任关乎性命，良好的医患关系需要建立在相互信任的基础上。

多变的你

2018 年 12 月 1 日　杨婧

　　本来还想着这个周末的白班还不错，临下班就来了这样一个中年男性，从中午开始出现胸痛、胸闷（大概有 5 小时了），伴有大汗，既往没有高血压、糖尿病、冠心病病史，分诊台测 BP 150/70mmHg，HR 60 次 / 分，SpO_2 99%。

　　候诊患者不多，很快一线大夫完善了心电图、心肌酶、肝肾功能，均报正常，唯独 D- 二聚体水平出现了显著升高（91.29mg/L），结果回报时患者仍有症状。

　　接到一线大夫呼叫，我第一时间赶到，鉴别诊断迅速闪过：心肌梗死？肺栓塞？主动脉夹层？我给这个患者复查了心电图——较前无动态变化，复测 SpO_2 98%，双侧血压 139/62mmHg（左），137/61mmHg（右）。考虑主动脉夹层是一个不能遗漏的诊断，而患者氧合尚可，肺栓塞可能不大，决定立即完善主动脉 CTA。我陪同患者去放射科做了 CTA——Stanford A 型主动脉夹层！

　　这个病例可能非常普通，但提示我们以下几点：①临床中应特别注意一些副交感神经兴奋的临床表现，如大汗、呕吐等。该表现往往提示疾病严重状态。②冬季来临，心血管疾病高发，对于主动脉夹层高危人群（高血压，年轻患者中血管炎、马方综合征、主动脉瘤等），具有典型症状者早期完善主动脉 CTA 明确诊断至关重要。③无高血压病史、双侧血压对称，均不能除外主动脉夹层诊断。④对于胸痛患者 D- 二聚体检验很重要（对于主动脉夹层具有较高阴性预测值且与预后相关）。

　　临床处处有陷阱，只要提高警惕，小心谨慎，多问几个为什么，大部分的陷阱还是不会掉下去的。

孕产妇无小事

2018 年 12 月 11 日　盛雅琪

　　一天半夜我去分诊台看患者，正好碰见一位妇科患者复测血压，双侧收缩压均 70mmHg，简单问了护士是位下腹痛、呕吐的患者，来诊时血压 110/70mmHg，妇科、内科均已就诊，这时我头脑里第一印象是盆腔炎或胃肠炎。随后我先来到内科诊室询问情况，诊室大夫告诉我该患者 3 周前刚做完胚胎移植，现孕 5 周，β– 人绒毛膜促性腺激素 > 1000mIU/ml。我的困意立马散去一半，马上赶到妇科诊室询问详细情况，这名患者接诊后第一份血红蛋白 129g/L，妇科超声提示可疑宫内早孕，未见胎芽胎心，右侧附件区混合回声，高度怀疑宫内宫外同时妊娠，亦不除外宫内孕合并卵巢扭转或卵巢囊肿扭转。因患者系试管婴儿，胎儿较珍贵，家属初步考虑保守观察。随即我和妇科大夫再次与家属沟通病情，因为目前患者已出现低血压休克表现，建议先入抢救室监护，后续尽快完善各项检查，家属表示理解。患者入抢救室后立即复查血红蛋白减少至 116g/L，复查 B 超较 4 小时前新见：子宫前方无回声区，积血？腹腔积液，余同前。考虑患者异位妊娠可能性大、剖腹探查指征明确，再次向患者家属交代病情，家属表示同意手术。后续我们立即为患者安排急诊手术，紧急上台术中腹腔镜下可见：子宫约孕 6 周大小，右侧附件区完全被血块覆盖，清除血块后可见右卵管峡部有小破口，周围包裹组织中可见绒毛样组织，子宫直肠窝及宫骶韧带可见大量血块和积血。患者手术过程顺利，于术后持续药物保胎治疗，2 天后平安出院。

　　孕产妇是并发各种疾病的高危人群，因生理条件的限制，有时一些放射

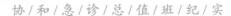

性检查不能完成，往往会影响我们临床医生对病情的评估。这时就需要我们大夫利用更完整细致的问诊查体结合无创性检查了解病情，做出诊断。这类患者往往生命体征的明显波动是病情恶化的提示，此时应引起我们接诊医生的高度重视，从而更有效更快速地识别出孕产妇高危患者，降低孕产妇不良预后的风险。

再遇孕产妇

2018 年 12 月 17 日　王亚

在分诊台待一段时间之后，碰到腹痛的患者总会感到莫名的"头大"，看似简单的腹痛，每次总有不一样的结局呈现在大家面前。有的患者主诉疼痛剧烈甚至满地打滚，有的患者闷不吭声但实则病情已发展到凶险异常的地步；有时在分诊台会遇到家属投诉，说患者疼痛剧烈为什么不可以优先就诊，同样是腹痛那个人就可以优先甚至进抢救室？百般解释也没办法告诉他（她）们，虽然都是腹痛，但有些是可以要命的。

急救车风风火火地拉来一个青年女性，饮酒之后出现呕吐和上腹部不适，但奇怪的是有少量阴道出血。患者来诊的时候生命体征还可以，但人极度烦躁，在平车上翻来覆去，焦躁不安，甚至在我查体的时候还狠狠地用指甲划了我一下。患者坚持自己只是胃肠炎，虽有停经史但前几天有少量阴道出血。还在坚持自己刚刚有过自然流产不可能是妇产科相关的问题。我不放心把患者送进诊室，推着超声机紧随其后，超声探头刚轻轻地搭在患者下腹部，就看到子宫和腹壁之间的游离积液以及右侧不规则增大的附件区，随之也穿出不凝血。我和妇产科同仁对视一眼，赶紧把患者送进抢救室。妇产科二线也已到患者床旁，于是我们开始了紧张的术前准备以及抗休克治疗，迅速的深静脉置管以及紧急输血流程等，一切都在为这个年轻的生命开着绿灯，又是一路狂奔到了手术室。等我坐下来的时候已然是深夜。

又是一例孕产妇急症——异位妊娠，如果漏诊后果不堪设想。坐下来反思这个病例，青年孕龄期女性，突发不明原因的腹痛，即使像上述情况，也不能除外是异位妊娠可能。所幸警惕性高，及时诊断，及时手术，患者目前已经康复出院了。

冬至之夜

2018 年 12 月 22 日　杨婧

几周前亚亚就说冬至不是她夜班很开心，并且嘲笑我冬至要值夜班，我当时并没觉得有什么。这一年之中最长的黑夜终于还是来了，现在看来我还是对这种神秘的力量一无所知。

夜班接班没多久，8 点刚过，一个从外院转来的老年男性成为我关注的焦点：黑便 16 天，呕血及便血 5 天，外院胃镜提示幽门至十二指肠球部巨大溃疡伴活动性出血，内镜止血效果不佳。外院总共输注红细胞 20U（约 2000ml 浓缩红细胞），血红蛋白 58~75g/L，来诊时血压仅 50/30mmHg，血红蛋白 49g/L，血便不断。进入抢救室后立即启动紧急输血程序，静脉扩容，血管活性药物，稍稍稳定患者生命体征后迅速做了腹盆 CTA，提示十二指肠活动性出血，兄弟科室们很给力，多科会诊后决定先介入科栓塞止血，再基本外科评估手术。零点左右患者进入了导管室，也许是呕血加重，患者开始烦躁，必须全麻下进行介入操作。求助麻醉科，没法立即支援，只能自己进行操作了。我们拿来可视喉镜，试了 3 次终于在一片血海里插入了气管插管，加强镇静、镇痛，维持循环稳定。患者安静下来后，给了介入科战友找到犯罪血管的机会，栓住了出血的胃十二指肠动脉。患者心律、血压平稳，血红蛋白也终于稳定到了 84g/L，而这已是后半夜的事了。

就知道老天不会这么轻易放过我，因为我的手机又响了："28 岁男性，脑出血，意识不清，血压 210/140mmHg，二线过来看一下吧。"

我从导管室直接奔到分诊台，患者年轻，烦躁不安，头 CT 显示不是脑实质出血，是蛛网膜下腔出血，意识障碍仅 2 小时。进入抢救室后，我们发现患者约第 2 前肋水平以上发红，淤血表现；以下发白发凉，明显缺血，双股动脉、足背动脉不能触及。床旁超声评估发现患者双髂及腹主动脉未见血流！追问病史发现患者 2 周前就开始腹痛，后出现双下肢发麻，外院的腹部超声和腰椎 CT 都未见明显异常。我们决定在没有肾功能的情况下做主动脉 CTA。CTA 的结果让人绝望，患者 Stanford B 型主动脉夹层，胸主动脉以下巨大的假腔无血流压闭了真腔，这也解释了患者之前的缺血体征。血管外科大夫评估患者存在手术禁忌，且风险极大。和患者焦灼而绝望的年轻妻子谈过话，其最终不同意手术，要求返回当地医院，天亮了，28 岁的患者被救护车送走了。

抢救这两个患者同时，手机依旧不停地响着，夜间共 2 位急性 ST 抬高心肌梗死患者，立即启动绿色通道，心内科紧急经皮冠脉造影术（PCI），算上白天共急诊 5 台 PCI。夜间这 2 位患者术后返回急诊抢救室观察。夜间还接诊 1 位胸闷患者，心电图显示室速，好在血流动力学稳定，药物转复了；还有若干区域在院患者出现问题，一线大夫求助帮忙解决问题的，一夜间马不停蹄，无意间望了窗外，天已经亮了。

一夜之间，有人活了，有人去了，逝者已逝，生者如斯，"痛苦不是财富，对痛苦的反思才是"。下班后，我尤其愿意从东单、王府井的闹市穿过去坐更远的地铁，因为我想看一看活生生的人们，认真生活的人们：开心笑着的孩子，向男朋友撒娇的姑娘，其乐融融的一家，或是相伴而行的老年夫妻，你不知道他们是否经历过生与死的绝望，但他们却都在这个不太完美的世上，真实地努力地好好活着，这就是我们努力工作的意义吧。

难忘这一年中的最长之夜，战斗之夜，惊险之夜，悲伤之夜，兴奋之夜，过了这一夜，黑夜就越来越短了，黎明和白昼将带来希望和好运，祝福大家！

夺命的出血

2019 年 1 月 5 日   盛雅琪

上次说到腹痛、异位妊娠破裂出血的患者，这次我们来讲讲看得见的阴道出血的惊心动魄。

一天来了一位阴道出血 10 天的 28 岁青年女性，来诊前刚刚一过性出血约 200ml，BP100/60mmHg，HR 100 次 / 分。患者自诉 10 天前起，自正常月经来潮第二天起出现阴道出血增多，瞬间浸透卫生巾后自行减少（出血量 300～400ml），每日呈发作性出血，3～4 次 / 日，伴头晕、乏力，无明显意识障碍、尿便失禁、四肢抽搐等伴随不适，当地医院行子宫超声提示：子宫内膜厚 0.7cm，余未见明显异常，予止血对症，优思明 1 片 q12h po，发作性出血情况基本同前，查 Hb 50g/L，当地医院予 4U RBC 输血支持。为了进一步明确诊治来到协和医院，妇产科接诊后完善了常规血化验并积极给予了对症止血治疗，但患者刚刚在输液室坐下即发生了一过性晕厥，测血压 60/30mmHg，考虑可能存在失血性休克收入抢救室。入室后查 Hb 53g/L，给予红细胞 3U 纠正贫血，后患者神志转清，经补液扩容后血压恢复正常，24 小时内阴道未再见明显活动性出血。

到这里本以为患者的出血告一段落，没想到第二天下午患者再次突发阴道出血，量大，有血块，无头晕、乏力，查体阴道大量积血块，清理积血块估计出血量约 100ml，妇科检查阴道未见出血，宫口闭，未见活跃出血，复查 Hb 82～74g/L，不除外子宫动脉瘘可能，介入科建议行子宫动脉栓塞术，但此项操作可能会明显降低患者日后的妊娠概率，并且术后仍有子宫活动性大出血甚至需行子宫切除的风险，向患者及家属交代病情及治疗利弊，患者及家属表示同意栓塞手术，遂于当晚于介入室行双侧子宫动脉造影 + 子宫动脉栓塞，术中双侧子宫动脉造影未见明显异常，请示妇科上级医生，行双侧子宫动脉明胶海绵栓塞（700～1000μm），过程顺利，术后安返妇科病房，随访患者术后 3 日未再见活动性阴道出血。

在接触这位患者之前，我自认见过很多阴道大出血的患者，如不全流产、异位妊娠、妇科肿瘤、血液系统疾病导致的凝血功能异常，这些患者大多会持续性出血，血压不能维持，并且在没有治疗原发病的时候无法自行停止出血。但这次见到的患者阴道出血的特点是突发突止，但每次出血的总量很大，引起的血红蛋白水平下降明显，甚至休克，后来请教妇产科老师这种情况多见于子宫动静脉瘘，特别是近期做过宫腔操作的患者，大多数加用避孕类药物可以止血，但少数患者有可能药物治疗效果欠佳，有随时大出血甚至出血性休克的风险。虽然此类患者在来诊时可能没有活动性出血、生命体征平稳，但我们不能掉以轻心。通过详细询问病史，像这类具有突发突止大量阴道出血、伴有明显血红蛋白水平下降、输血后血红蛋白水平仍不能维持、出血伴晕厥、血压下降等特点的患者，我们在急诊接诊时仍不能放松警惕，应积极监测血红蛋白、生命体征变化，出现活动性出血时及时启动相关科室会诊给予及时处理，从而降低不良风险发生的概率。

分诊台有四季

2019 年 1 月 14 日　王亚

自从我上任总值班之后，打交道最多的莫过于分诊台的护士姐姐们。随着季节交替，从炎炎夏日到数九隆冬，患者的数量也在慢慢增多。每天从清晨开始，分诊台就开始了一日的排队接龙，貌似永远都到不了尽头。等待时间稍微长一些的时候，就容易让人滋生出焦躁不安的情绪，当无处发泄的时候，当在分诊台遇到第一波医护人员的时候，那里就成了发泄口，试想一下无尽头的排队长龙加上大声的喧哗，整个大厅瞬间成了"菜市场"。

火眼金睛

护士姐姐们也只能用更大的声音来和患者沟通，刚刚入冬不久护士就已经配备了扩音器，来缓解久经沙场疲惫的嗓子。当然，在分诊台历练许久的护士早就练就一双火眼金睛，各色患者过眼一看，也总会发现一些潜在的高危患者。总会接到护士姐姐的电话，有的看似生命体征平稳，但总会补一句，我觉得他不太好赶紧来看一下。往往患者的"平稳"也仅仅是短暂的假象，需要我们积极干预。

千手观音

记得是某个不太遥远的周末值班，在流水看了某个患者之后，路过分诊台看到护士已经开启了"千手观音"的工作模式，于是留下来帮忙。这时来了一群人搀扶着一个青年女性来到分诊台，我看了患者一眼，只觉这个患者脸色不好，赶紧让她坐下测生命体征，边操作边问，怎么不舒服？月经如何？末次月经如何？有没有腹痛？患者被我连珠炮似的发问问得一脸问号，反应也很迟钝，这时血压也出来了，只有 60/40mmHg，心想不会异位妊娠吧，赶紧送进抢救室，腹腔诊穿不凝血，再次追问病史患者，已在外院完善相关检查，基本上可以确诊是异位妊娠破裂出血，但自己没有重视，也没想到突然加重，联系妇产科急诊上台手术去了。术后不久好转出院了。

大医治未病

在这个患者上台前不久，也是偶尔路过分诊台，那时基本上没有排队的患者，一个面色发青的老年男性坐在监护仪前，手无力地搭在诊台上，人看着很虚弱。于是上前询问怎么不舒服，患者答道：吃饭之后出现胸痛、大汗、呕吐，2 个小时后情况还没有缓解，家里人觉得不放心赶紧送医院。又道之前有高血压但控制不好，近一周都有反复的上述症状发作，都没有当回事。生命体征出来提示休克，赶紧送进抢救室。入室的心电图提示急性下壁心肌梗死，合并心源性休克，于是赶紧联系心内科。但因为心源性休克太重，患者出现心脏停搏，即使经过高质量的复苏也没能从死神中将他拉回来。看着患者妻子脸上悲痛的表情，嘴里也一直碎碎念着怎么这么快，实在是说不出口"如果能早点来就好了"。因为患者在近一周之内频繁出现胸痛症状，没有重视，也没有及时干预。

《黄帝内经》中提到："是故圣人不治已病治未病，不治已乱治未乱，此之谓也。夫病已成而后药之，乱已成而后治之，譬犹渴而穿井，斗而铸锥，不亦晚乎。"

流感之季

2019 年 1 月 21 日　杨婧

　　流感季节，急诊流水量节节攀升，急诊等候时间有时甚至长达 3 小时。许多患者因为等候时间长冲着一线大夫发脾气，或者想尽各种理由要求先看，无论大夫还是患者都无比焦虑。

　　前几天，有一位大爷，基础颌面部恶性肿瘤，食欲差，在凌晨因为低血糖就诊，纠正后家属就签字要求返家；当日晚间大爷再次出现低血糖发作，120 转运至协和医院再次就诊，流水大夫接诊后明确诊断，给了恰当的处理，症状缓解。可这位大爷的老伴却因为两次来诊挂了两个号，就从诊室吵到挂号台，从挂号台吵到我这里，要求退第二次就诊的挂号费。任凭我怎么解释大夫已经接诊，做了检查，开了药，已经没法退了，她就是不理解，在候诊区大嚷着"怎么就不能退！明明是一天挂了两次！我要找你们院领导！"为了维持候诊区域的秩序，我自己给了她 10 块钱，患者老伴终于才不作声了。

　　还遇到一件事，一天中午 2 名医大学生在医院对面的胡同里遇到了一个晕倒的流浪汉，2 人把他扶到了急诊，患者神志稍恢复了一些，生命体征尚平稳，简单问了病史，得知他是内蒙古人，家里人都在老家，自己最近低热，消瘦得十分明显。测了指尖血糖 2.8mmol/L，简单查了体，左侧颈部及锁骨上窝可触及增大、质硬、融合的淋巴结，活动差。心知他得的恐怕不是什么简单的病，肿瘤的可能性比较大，我问他能不能联系一下家里人，想不想回家，能否挂个号仔细检查一下，他摇摇头说："我不回去，我不看病，我就在这里坐会。"考虑他可能是饥饿性低血糖，从办公室拿了包甜饼干，给他一杯热水，让他在诊间休息，告知他如有不适叫我们。下午在转流水时他已经不见了。

想起最近一期网络爆红、看哭无数人的节目《少年说》，初一男生李仁志向妈妈表白。李仁志的妈妈是一名外卖配送员，工作辛苦，却常常得不到客人的理解和尊重，甚至还有委屈的差评，以及被客人拉住要求索赔。为了让妈妈得到更多尊重，李仁志选择对环卫工人微笑，对爷爷奶奶微笑，希望通过自己的善良，换来别人对妈妈的尊重。最让人感动的是，李仁志说：希望大家能给像我妈妈这样的人多一些善意，因为当你打开门的一瞬间，看见的有可能是我爸爸捧在手里的"小公主"。

所以，我想说，急诊科大夫经常也会遭遇很多"不善良""不尊重"，但我还是愿意相信世界上还是美好的事情更多。如郎景和院士所说，"我们不能保证一定给您看好，但我们保证一定给您好好看"，我们尽自己的能力维护患者的生命安全，努力以善良回报世界，希望也能被更多的人理解、尊重。

流感下的我们

2019 年 1 月 28 日　盛雅琪

今年的冬天似乎来得晚了一些，当 12 月份还没有像往年那样流感泛滥时，我们还在庆幸也许春天马上就要来了。但疾病总是来得悄无声息又让人措手不及，12 月底发热门诊就诊人数呈指数级上升，流感的阳性率也大大增加，我们才意识到原来今年的流感从未走远。

每天我们发热门诊的一线医生都在繁忙的工作中不得片刻休息，夜以继日的工作让年轻强壮的身体也有些吃不消，当第一位大夫病倒以后，我们意识到今年所面对的敌人不容小觑，我们深知肩上的责任，我们急诊医护人员要为医院站好第一班岗位，将流感挡在医院大门之外，守护医院的安全。

抢救室是急诊科的重地，这里的患者病情复杂且危重，这里感染流感的患者大多合并重症肺炎，但我们抢救室的医务工作者总是尽心尽力地照顾患者，在自己做好防护的同时不怕苦不怕累，大夫们床旁细致地查体问诊，护士们精心地护理治疗，上级医生每天尽心地床旁查房指导。在我们做这些工作的时候，从没有因畏惧流感的传染性和严重性而闪躲和害怕，因为我们知道患者需要我们，只要我们团结一心一定能打赢流感这场战役。

医护人员也是人也会累，即使做好严密防护，经常性与流感患者的密切接触，加上繁忙又超负荷的工作，令我们很多的同事，包括家里的亲属也逃不开流感的打击。当我们自己发热了，我们亲爱的兄弟姐妹们在积极的药物治疗加上短暂的休息后，生病的同仁们第一时间重返工作岗位和我们并肩战斗。家里的亲人生病了，我们不能乱了阵脚，在照顾家人的同时，我们深知医院的患者们也需要我们，我们需要用共同力量去战胜流感。

令人欣慰的是，在我们医护人员的共同努力下，今年的流感不再像往年那样肆虐，大多数重症流感肺炎患者得以治愈出院，收到 ICU 治疗的患者死亡率较前也大大降低，这些成就与我们急诊科兄弟姐妹以及 ICU 同仁们的努力和付出密不可分。在我们携手奋进抗击流感的这个冬天，我们渐渐感到了春天的气息，是我们这群可爱的人让这个冬天不再寒冷。

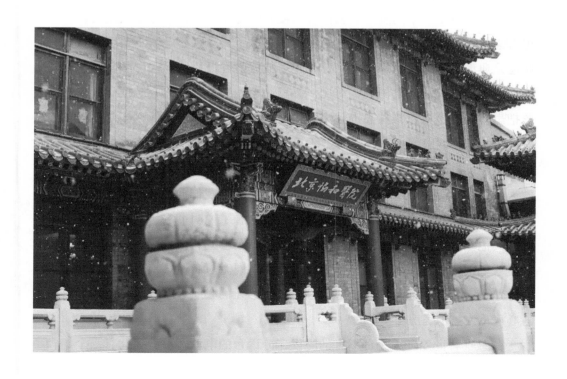

生死时速

2019 年 2 月 3 日　王亚

　　临近春节，天气愈加寒冷，急诊患者数并没有明显减少，清晨的急诊依旧是人山人海，嘈杂的急诊大厅，各种声音掺杂其中，而我们的工作也正是在这样的环境中开始。一切看着是在重复每日的流程，但因为面对的患者不尽相同，所以每天的工作也不是那么单调重复，因为每个患者病情都是紧急而复杂的，有的人喜欢把我们比作福尔摩斯，但是限期破案的那种。

　　一天早上刚刚接班，我还在抢救室参加一早的查房，手机铃声再次响起，诊室领导说接诊了一个高度可疑急性心肌梗死的青年男性，于是赶紧跑到诊室，和患者家属一起挤进了诊室，看到心电图也犹豫了一下，心电图不典型，但患者症状还是典型的胸前区压榨性疼痛伴有左上肢放射性，家属犹犹豫豫拿出了患者几个小时前在外院的心电图，一对比，心里一惊，这是明确的心肌梗死呀。于是赶紧把患者送进抢救室，在去抢救室的路上心情焦急地问着为什么当时不处理？患者答道，觉得自己平时身体很好，不可能是心肌梗死，不相信有多严重，没同意进一步治疗。对于这种患者很是无语，时间就是心肌，而因为不能接受病情白白耽误了几个小时，心电图上深深 Q 波也无奈呈现在我们面前。更有意思的是，当地医生让他服用负荷量的抗血小板药物，但他看了说明书之后默默地将常规量以外的其他多余药物藏了起来。好在他没有回家而是选择跑到几百千米之外的协和。经过我们的宣教，患者意识到病情的严重性，同意冠脉造影检查及治疗，患者被以光速送上台，开通了堵塞的冠脉，挽救了濒死的心肌，手术顺利，术后返回了冠心病重症监护病房（CCU）。

　　在感叹着世界之大无奇不有的时候，分诊台的电话再次打来，有一个年轻小伙因为高热来诊，在等待发热门诊筛查结果的期间觉得特别难受，要求提前就诊，但分诊台生命体征提示分诊级别为Ⅱ级，但"老道"的护士说看着这个小伙儿不太对劲儿，你赶紧来看一眼。于是在分诊台看到了这个接下来故事的主角，但估计谁都不想成为这样故事的主角。小伙说就是觉得憋气，但指氧饱和度有98%，其他的都还可以。赶紧把他送到8诊室，但10分之后诊室领导说患者状态不对，指氧饱和度迅速掉到60%，直接送进抢救室了。进抢救室之后连上心电监护我们都是一惊，室速，血压50/30mmHg，暴发性心肌炎！和抢救室主管默默地对视了一眼，恰巧内科重症监护病房（MICU）的同仁们在旁，于是大家默默地开始了V–A ECMO准备工作，紧张的气氛瞬间在抢救室蔓延开来，大家都开始悄无声息但又无比默契地准备着，一场与死神的拉锯战无声地开始了。立即给予电击纠正室速，但患者心率维持不住，血压稳不住，气管插管、深静脉穿刺、胃管、尿管几乎在同时完成，各种血管活性药物以及各种抗心律失常药物也陆续应用在了患者身上，只是勉强维持着生命体征，在和家属交代了病情之后，我们几乎同时开始了ECMO的预充，心外科的同仁们也第一时间来到了床旁开始了切开的准备工作。从切开皮肤的第一刀，到最后ECMO开始运转，看到血液流畅的引出，大家纷纷呼了一口气，终于看到了生存的希望，幸亏及时啊，如此凶险的猝死性疾患，晚一步就没有机会了，年轻的生命会就此终结。但愿小伙儿闯过这一关后，接下来的治疗能顺顺利利度过，心肌炎如果恢复好的话是可以不影响今后的生活的！

凶险的脑膜炎

2019 年 2 月 15 日　杨婧

　　假期倒数第二天，患者逐渐多了起来，急诊挂号的队伍都拐弯排到了收费处，急诊候诊大厅座无虚席。我穿梭在各个区域，处理协调各种突发情况，时间过得飞快，午夜过后才稍微歇一歇。在这时又接到了护士站的一个电话说一个意识不是很清楚的患者从候诊区的椅子上跌下来了，让我赶快去看看。

　　这个患者是 40 岁男性，因发热、精神行为异常就诊急诊神经科。患者像喝醉了一样，一会儿嗜睡，一会儿频繁地站起来、坐下去，显得烦躁不安。陪同的是他的妻子和孩子。

　　患者发热、头痛 4 天，之前一直以为是普通感冒，未重视，直到今天出现精神问题，查体发现脑膜刺激征阳性，考虑化脓性脑膜脑炎可能性大，必须急诊完善腰椎穿刺检查决定下一步治疗。中枢感染治疗不能耽误，立刻开了镇静药和脱水药（患者头 CT 脑肿胀，担心脑疝），就把患者送进抢救室进行腰椎穿刺检查，手起针进，患者白色浑浊的脑脊液很快流了出来。化验还没有出，但觉得就是细菌性脑膜脑炎，即刻把地塞米松和抗生素开出来给患者用上了。

　　走出抢救室我打算和患者的妻子谈一下病情，这个时候可爱的宝宝已经在妈妈怀里睡着了，妈妈见我出来要起身，我说你坐着抱着他听我说吧。我告诉她这个病会要命，我打算把患者收进抢救室治疗，而且尽早开始抗感染治疗，对他的预后有帮助。

　　患者妻子整个脸都红了："我没有钱，我身上就只有两千块钱，还是来之前借的。"

　　"他有医保吗？"

"我们这个月实在没钱了，医保断交了。"她想了想，又说，"大夫你先给我们治，我先把两千块钱用上，明天白天我再去借。"

看着可怜的母子，我只能安慰，告知会尽全力救治，我们明白，即使患者无钱依旧不会耽误治疗。患者病情刻不容缓，把必需的治疗用上，并安置好患者，希望他能尽快好起来。

后半夜脑脊液化验结果出来了：WBC $26\,000 \times 10^6$/L，NEUT% 90%，Glu 0.1mmol/L，Cl^- 111mmol/L，Pro 8.83g/L。

可幸的是，用药及时，第二日患者神志转清，症状有好转，妻子也舒了口气。

众所周知，细菌性脑膜炎是一个危及生命的感染性疾病，延误治疗会导致病情迁延，耗费巨资，多留有后遗症，重者早期死亡。时间就是生命，早期诊断、及时治疗可以明显改善患者预后，如果这个患者夜间不做腰穿，没有及时用上药，很难想象会有什么结果，希望一切都来得及，一家三口可以欢乐团聚。

临别之际

2019 年 2 月 22 日　盛雅琪

时光飞逝，转眼间我的急诊总值班任务就剩下不到一周了，回头看看这一年的工作经历，有成长，有收获，有付出，有回报。

每一次分诊台护士的呼叫，身为总值班的我们总会第一时间赶到，迅速地问诊查体、判断病情，做出患者下一步就诊的第一指示。犹记得我在上任后送进抢救室的第一位患者是位间质性肺病急性喘憋加重的老人，当时来院的第一次测量指氧饱和度为 80%，分诊级别显示为 I 级，在分诊台问诊的几分钟里，我的脑子里除了接受病情的讯息，同时也在飞速地旋转，是让患者进抢救室还是不进？在看似短暂的时间里，内心的煎熬只有自己知道，进的话怕自己经验不足导致有限的抢救资源更加紧缺，不进的话又怕耽误患者的诊治，这种内心的焦虑与矛盾，现在想来还记忆犹新。还记得刚上任的第一个月里的夜班，不管有没有人呼叫，我几乎都彻夜难眠，因为身边放着工作手机，身上就背负着更多的责任，总怕睡着后会听不见电话铃声的呼叫，这在原来值一线时也是从未体验过的心境，只有切身实际地体验过经历过，才能感受总值班期间带给我们的成长。

但正是有了一次次这样的接诊积累，我从第一次的不安矛盾，到后来的淡定娴熟。虽然在这短短的几分钟，有时候甚至只是几十秒的时间里，经历了太多的病情看起来或轻或重、家属对患者病情的了解或淡漠、患者自己的拒绝与配合，在这些或简单或复杂，甚至是病情百转千回的病例里，我不仅积攒了更多的工作经验，更是在急诊科这个小社会里看遍了世间的人情冷暖。一年总值班的故事有太多太多，其中的酸甜苦辣只有真切实践过才能体会。在圆满完成这一年总值班任务之后，我相信自己会带着这一年的收获更有信心地投入接下来的急诊工作中，也希望在我们的努力下能够为更多的急诊患者消除病痛。

七个月的历练

2019 年 3 月 1 日　王亚

从炎炎夏日到春暖花开，历时七个月的总值班生涯已经结束了。在最后一个夜班将值班手机交出去之后，我并没有想象之中的如释重负，因为伴随着下总值班的是随之而来的耳石症，在最后的一个班里靠着甲磺酸倍他司汀度过了。

第一次

如果问整个总值班生涯有什么特别的收获吗？想想从第一个夜班开始，从师姐手中接过手机，当时手机的铃声还是满大厅都会"撞衫"的华为专属，第一次胆战心惊地到分诊台看了患者，第一次跟大家多科会诊，第一次处理纠纷等。即使半年已过，还是会想起第一次拿起手机看患者的心情，虽然不是特别伟大的一件事，但起码在分诊台的短短数分钟的相识也让我对患者的治疗甚至预后有了影响；甚至有段时间，每每下班之后还在高度紧张中度过，生怕自己白天错过了重要患者，好在我的手机下班之后很少响起。为了缓解一到急诊大厅就要时不时确认是不是自己手机响的紧张，所以我私自把值班手机改成了当时单曲循环的《时间飞行》。有一次下夜班音乐播放器里传出同样的旋律时，我闭着眼睛在床上胡乱摸着，摸不到手机还硬生生把自己吓醒了，睁眼发现是在自己寝室，也是被自己蠢到了。

宠辱不惊

以前在抢救室当主班时，每每看到抢救室大门打开都会心惊一下，因为这也是总值班为大家准备的"大礼"，谁也不知道大门什么时候打开，会进来什么样的患者。自从上了总值班，我体会了以各种方式打开抢救室的前后门，如持续心肺复苏状态下，如被患者家属用床或轮椅顶进抢救室，诸如此类的开门方式往往让抢救室的同仁们肾上腺素飙升，因为这正是需要紧急处理的患者，大家都会安静而默契地完成一次次惊心动魄的抢救，而又如大侠般事了拂衣去，深藏身与名。

任重道远

回首来路，一路上这样的惊心动魄着实不少，也让我收获颇丰。我学会了更多与患者沟通的技巧，如何在极短时间内向家属传达患者病情危重，如何在短时间内安抚患者或家属激动的情绪，如何和不讲理的患者打交道等。即使觉得自己已经"见多识广"，但每次遇到一个新的家属还是会心力交瘁，往往是你在分诊台颇费口舌地解释之后，患者家属转身就开始污言秽语，甚至还带人身攻击；然而这是一个无解之题，起码在当下是没有正确的解题方案。普通大众对于急诊科认识大部分还停留在"我的事情着急，就是急诊"，而不是病情紧急，每次思维转到此处，都会想到是不是科普力度不够，看来我们任重而道远。

肥胖也是病

2019 年 3 月 11 日　杨婧

已经进入三月份了，天气渐渐转暖，急诊大夫心里暗暗窃喜，一年中最困难的日子和心血管疾病的高发季节就要过去了。

这天晚上来了一个 29 岁的胖胖小伙子，媳妇陪同就诊，主诉心前区疼痛半小时，挂号之后立即完善心电图，发现是一个前壁 ST 段抬高心肌梗死。看到心电图，我马上对痛得满头大汗的患者和焦急的家属说病情很严重，需要马上进抢救室监护，并立即进行冠状动脉造影检查。推他去抢救室的路上我了解了一下患者的情况，这是一位新晋奶爸，平时工作很辛苦，疏于运动，饮食油腻厚重，饥一顿饱一顿，作息不规律，时常喝大酒，所以很胖，最近娃刚出生半个月，天天休息不好，很劳累。进入抢救室后，我们马上给了负荷量的抗血小板药及降脂药，并联系心内科介入治疗，患者的第一套心肌酶阴性。很快患者就上了导管室的手术台。送走他之后我就在想这个比我还年轻的奶爸就要在身上多几个支架了，真是可怜。可神奇的是，心内科大夫并没有在患者的冠状动脉里发现严重的狭窄，所以并未植入冠脉支架。但患者第二套心肌酶中的 cTnI 水平很高，还是提示之前的症状应该是心肌梗死，没有找到狭窄、阻塞血管，考虑可能是血栓自溶了。

我和同事说，刚刚还在想，这小伙这么年轻就要放支架了，看来上帝给了他一次机会，让他回去好好吃药，好好改变生活习惯。现代年轻人的生活节奏快，生存压力大，仗着年轻，饮食不注意，经常聚会应酬，平时自己不做饭，天天叫外卖或餐馆吃饭，晚间过饱，喜欢辛辣油腻口味厚重饮食，喝酒抽烟不节制，日积月累，高脂、高血糖、高尿酸等代谢综合征出现，高血压、血管病变越来越年轻化。希望各位小伙伴能抽时间照顾自己的身体，管理体重，适当运动，科学饮食。肥胖本身就是一种病，严重影响各脏器功能，影响寿命。大家注意清淡少油饮食，定时定量，控制每日摄入的热量。

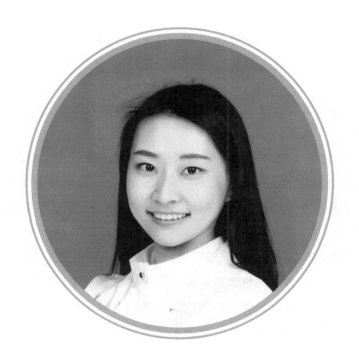

刘霜

聪明、漂亮、热情、直率的刘总上任总值班！

再现"吸血鬼病"

2019 年 3 月 14 日　刘霜

　　铃铃铃，总值班电话响了，一看，是分诊台的电话。

　　"怎么了？"

　　"有一个年轻的女患者，之前来咱们医院看过肠梗阻，这次也是因为腹痛就诊，生命体征是血压 109/81mmHg，心率 142 次 / 分，氧饱和度 100%，心率快一些，但患者腹痛厉害，在椅子上坐不住，快要倒下去了，你要不来看看？"

　　"好，我这就来！"

　　这是我接总值班岗位的第一个月，每日主要做的工作之一是去分诊台评估危重患者的病情，但来急诊的患者数量庞大，病种纷繁复杂，虽有急诊分诊分级系统帮助，但如何评估危重患者，如何预测危重患者的疾病走向，仍然每每让我惴惴不安。幸好有分诊台护士帮忙，免去了很多困扰。但每次接到电话的时候仍感忐忑，不知前面是什么一番景象。

　　在面前的是一对母女，年轻女孩已经捂着腹部从椅子快要倒在地上，母亲焦急而无助地扶着她。

　　"怎么不舒服？"

　　"腹痛厉害，以前也来看过，也去好多地方住过院，说是肠梗阻，最近实在是痛得不行了。"

　　"总共痛过几次？以前有这么重吗？"

　　"最痛的时候也有这么重，隔几个月就犯一次，好多次了。"患者母亲一边说，一边把以前的就诊资料递给我，我一看，至少 500 页。

　　2016 年，2017 年，2018 年，这个患者因为腹痛总共就诊过不下 30 次，总共住院 5 次，每次表现都是腹痛，排气排便少，恶心呕吐。多次腹部 CT 结果基本一致：肠道内气液平，结肠壁增厚。剖腹探查过 1 次，术中发现肠粘连。给予手术松解治疗，但仍然一点不缓解。相关血液学检查也基本正常，只是有轻度的低钠（血钠 120 ~ 130mmol/L，正常值是 130 ~ 150mmol/L）。可能一直诊断不清，还有大夫曾经考虑患者是因为精神症状引起的腹痛，让患者服用抗焦虑药物治疗。

"最近一次月经什么时候，腹痛和月经有关系吗？"

"最近一次是这个月 3 号结束的，和月经不知道有没有关系。"

"跟我来吧，我觉得可能是卟啉病，但我得找我们领导给您看一下。"

另外一个患者插话："卟啉病？我们乡里人说，这是吸血鬼啊！"

这个患者说得没错，古时候传说的吸血鬼实际上就是卟啉病患者。

吸血鬼（Vampire）是一种在欧洲历史上很魔幻的存在。他们要饮用人类或其他生物的血液，才能够令自身长久生存下去。

吸血鬼的传说起源于巴尔干半岛和东欧斯拉夫人的民间传说。但在大多数传说中，吸血鬼指从坟墓中爬起来吸食人血的亡者尸体。所以那个时候，吸血鬼丑陋的，皮肤颜色发紫（尸斑），身体肿胀（腐败）。

那么卟啉病到底是个什么病呢？

其实，卟啉病是由血红素生物合成途径中酶活性改变引起的代谢紊乱。酶活性缺乏是由编码该酶的基因突变所致。卟啉病可引起神经精神表现（如腹痛、恶心呕吐、运动和感觉周围神经病变、精神病变）和 / 或急性或慢性光敏性皮炎改变，如红斑、水疱、表皮剥脱、粟粒疹等。另外，也可以引起低钠（如抗利尿激素异常分泌综合征）、贫血、发热等表现。

大家想具体了解这个病，请继续关注后续发表的科普文章《吸血鬼有病，真的》。

这个患者经检查尿卟胆原阳性，临床表现符合，临床诊断急性间歇性卟啉病，建议患者及父母进一步基因检查明确。

上总值班第一个月，第一时间想到了这个罕见病，结束患者 3 年多频繁发作腹痛反复就诊而诊断不清的噩梦，内心有点小窃喜。

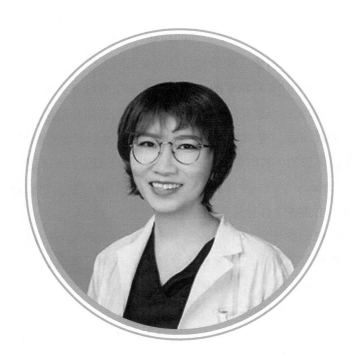

孙瑞雪
聪明、伶俐、直率的孙总上任总值班！

31991

2019 年 3 月 25 日　孙瑞雪

　　说起 31991，想起当年被协和急诊圈粉，就是 7 年前实习时看到《身边》中男神须晋领导一身蓝衣，一边接听 31991，一边穿梭在急诊各大区域处理各种急危重症的情景；5 年前，自己有幸留在协和急诊科，31991 是记得比自己电话都熟的号码，是每个独立值班的夜晚 24 小时在线的依靠；1 年前，抢救室是我的主要工作区域，每次 31991 的铃声响起就意味着抢救室的大门可能会进来新的危重症患者，为自己带来新的挑战……现在，31991 也陪在我身边一个月了.前 2 天下夜班时，徐军老师还问我感觉怎么样，我还脑子短路地说，感觉就是困啊……其实还有一句有点煽情但真的存在心里的话——更加热爱我们这个团队了。

　　热爱的是协和急诊科：是抢救室的领导和主班师兄师姐对我们"宽进严出"的支持；是留观和病房主管短时间内搞定各种病情复杂患者的诊治，为抢救室及流水分流提供强大后盾；是重症监护室内 ECMO、CRRT 风生水起还能持续地为危重患者提供床位；是在流水这样没有会诊没有床位的条件下为患者短时间制订最合适的治疗方案及去向；是各个区域分工合作，共同进退，利用急诊科有限的医疗资源，为每日四五百的新就诊患者提供最尽心的医疗服务……

　　更加热爱的是协和医院：是 MICU 在抢救室满床时感同身受般地火速收治患者；是自发组建的各个微信群里专科老师持续在线甚至秒回秒收给力的会诊意见；是各个手术科室一至四线老师每位都床旁看患者协助评估最适合患者的急诊治疗方式；是院领导医务处一次次为多系统受累病情复杂患者组织多科会诊，倾尽全院力量为改善患者的预后做出努力……

　　每每穿梭在急诊楼里，看到流水诊室外年轻的男孩知道自己女朋友只是上呼吸道感染开心地牵着她的手离开医院，看到抢救室里呼吸心跳骤停的心肌炎小伙子复苏成功赢得了上 ECMO 的时间，看到在留观腹泻数月辗转多家医院在这里明确诊断结核病的阿姨收治到专科病房，看到监护室当年血栓性血小板减少性紫癜意识障碍插管上机血浆置换后出院的姑娘顺利怀孕生子送来了锦旗……我都会觉得自己有幸在这样的团队工作学习每一天都过得很值得。

现在，到了自己为这个团队贡献更多力量的时候了，希望自己在未来一年总值班的岗位上，可以让领导安心下班，让师弟师妹们安心值班，让我接诊过的患者安心就诊或安心离开。也希望自己更借此机会进一步成长，成为像走在我身前的诸位领导及师兄师姐一样优秀的急诊科医生，就像 31991 的特有手机铃声一样：

多认真多少的坚定，

怎么取舍才有意义，

经过多少练习，

才会成为这样的你。

别放弃我们的坚定，

命运依旧会有意义，

经过多少练习，

才会重燃这一颗心。

永远不说放弃，

跨越时间一起飞行。

公平的边界

2019 年 4 月 1 日　杨婧

今天又是我的夜班时间，晚上 9 点多钟外地救护车送来一个老年女性，指氧饱和度 88%，周身皮肤紫癜，一年前曾有下肢深静脉血栓病史，利伐沙班抗凝 3 个月后停用。考虑到肺栓塞可能，我嘱咐一线大夫给她吸上氧，鼻导管 5L 吸氧后氧合能达 95%，其他生命体征还好，同时给予完善血气、血常规、凝血、肝肾心功能、下肢深静脉彩超，如果肾功能允许就去做肺动脉 CT 血管造影。11 点多化验结果出来，肌酐 300$^+$μmol/L，因为做增强 CT 需要静脉注射造影剂，会加重肾功能损害，甚至需要透析，但是不做，晚上无法确诊肺栓塞。我和家属沟通后，家属要求先做一个平扫 CT 看看，先除外肺实质病变。可是接近 12 点我发现这个患者还是没有 CT 和 B 超结果，我找到患者家属，家属特别朴实地说，因为老太太离不开氧气，看到大夫一直在忙，所以没去找大夫。看到流水大夫在忙，我就跑去借了氧气瓶，自己带着她去做检查。

虽然已经快凌晨 1 点钟了，B 超室门口还是等着几个患者，大家深夜过来看病做检查也的确不容易，但考虑老太太的病情紧急，还是决定尝试做一下前几个患者的工作，但病情相对稳定的大家均表示自己也很着急，甚至有些患者摆出了一副"你是她家属吧"的眼神，无奈之下只能带着患者和家属继续排队，结果 B 超提示左侧股总、股浅、腘、胫后及小腿多发静脉血栓，胸部 CT 平扫也见到了胸膜下楔形影，肺栓塞可能性大，需要密切监测 APTT 下肝素抗凝，有猝死风险，遂把患者转入抢救室监护下治疗。

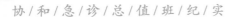
　　带这个患者做检查的过程实在令人揪心。从患者的角度出发，自然每一个患者都希望自己能得到最快速的诊治，但无奈医疗资源有限，诊治必须有顺序，那么是顺序诊治更公平还是危急优先更公平呢？其实这个问题并不难回答，希望大家有一天都能明白严格的平等其实并不是最优选择，优先主义和充足主义里闪烁着更加公平与正义的光辉。

陪你度过漫长岁月

2019 年 4 月 7 日　刘霜

最美人间四月天，户外踏青赏花正当时。今年的清明节也是春光正好。可是每逢节假日，各个医院的急诊科就变得格外忙碌，我们医院也是一样。4 月 5 日，节假日的第一天，急诊科的门口就车水马龙，人头攒动。作为急诊科的总值班，从晨起接班，就开始处理各个区域的患者分流，危重患者的接诊和转诊，并帮着分诊台护士进行一些解释和疏导工作。看着所有区域，尤其是急诊一层流水区域的医护同事们都忙得顾不上喝水，来不及上卫生间，我更是不敢懈怠，尽自己的力量去帮忙分担一点。一抬眼，已经华灯初上，看着繁忙的程度已有缓解，我也回到办公室去休息休息。

铃铃铃，电话铃响了。我拿起电话，听到护士说："那个 12 床再生障碍性贫血的患者不太好了，你赶紧去看看吧。"

留观 12 床是一个患有再生障碍性贫血（再障）的青年女性，这个患者在 3 年前因为乏力在我们医院血液科就诊，确诊了再障，当时患者只有中度贫血和白细胞计数稍低于正常，偶尔需要输血支持。我们医院血液科给予了雄激素、激素和免疫抑制剂治疗后病情已经基本好转。可是在 1 年前，患者发现自己怀孕了，由于担心激素、免疫抑制剂等药会对胎儿产生不利的影响，她自己在没有征求医生的方案下自行停用了所有药物。怀胎 10 月后生下了宝宝，在孩子 3 个月大的时候，她就出现了乏力加重、发热。来到我们医院，发现她血三系明显下降，粒细胞缺乏，血红蛋白 40g/L 左右，血小板更是少得可怜。同时她还合并了严重的感染，每日高热 40℃ 左右，在这种情况下，我们给了她广谱的抗生素，并请了血液科的专家会诊，由于住院床位紧张，把她收到留观进一步治疗。

她的年龄只有 28 岁，但由于长期服用雄激素和糖皮质激素，她的容貌已经发生了明显的改变，白皙清秀的脸变得又红又胖，长出了小胡子，说话声音也极粗。

入留观的时候我去找她询问病情，但她的态度很不友好，让我碰了壁，反倒是她的哥哥和老公一个劲地说："大夫她就是生病了心情不好，你们别计较。需要我们做什么我们肯定配合，之前停药是我们的不对，但拗不过她。"

在留观期间，我们给她升白细胞，每天输血，广谱抗生素抗感染。由于感染太重，控制再障的免疫抑制剂也无法加量。她的体温一直居高不下，人也变得虚弱起来，仍然很少和我们说话。在体温略微控制好一些的时候，她会偶尔说一句，说好像这两天好了点，什么时候可以出院回趟家看看孩子。在体温又升起来的时候，她就呆呆地看着天花板，旁边她的婆婆和老公给她擦身体物理降温。

她的婆婆和哥哥每天都要来找我，请求能不能让血液科的专家再看一看，让医院各个科室的专家都看一看。其实我们已经请了相关科室的会诊大夫。她的用药，包括口服和静脉，都基本用到了极限。

病情一直未见明显好转，每天的药费也不便宜，有几天体温似乎控制得略好一些，家属来找我们，说要不就先带治疗方案回老家吧，她想孩子了，治疗费用比较高，家里穷，已经负担得吃力。

我告诉他们，可以带治疗方案回家，但病情挺重，回去也需要住院，而且这么重的感染，孩子还小，接触也不合适。

她老公在留观的门外一个人蹲了一天，回来告诉我，说："算了，不回去了。我们就在这里治，但是大夫，你就跟她说，过两天治好了就回去了。"我看着他熬红的眼睛和满脸的疲惫，说："好。"

之后的每一天，我在查房的时候，都给她说："别这么沮丧，等到治好了，就能回去看孩子了，想着他，也就得坚强起来。"她勉强笑了一下，看着我说："谢谢。"这时候我觉得她的性格也不是那么令人不喜欢。

可是病情还在加重，虽然抗细菌、抗病毒、抗真菌的药物都加上了，但她的抵抗力越来越弱，很快她的体温每日高达 41℃。除每日和领导一起想治疗措施，我有点不知道该跟她说什么好。这时候，血液科领导来看她，说经过商议之后，目前唯一的方法就是造血干细胞移植。但有感染，不一定能走得通。

把这个消息告诉患者和家属后，家属一时间欢欣鼓舞，但听到造血干细胞移植的费用，眼睛里面的光黯淡了下来。患者丈夫和老家打了一上午的电话，然后过来找我，说："大夫，我们砸锅卖铁也做，你帮我们问问吧。"

我联系了一圈医生，最后结果是，感染太重，白细胞值太低，没有条件做移植。

当我把这个消息告诉患者丈夫的时候，我第一次看到一个男人哭得如此伤心。他泪如雨下，说："大夫，她一直身体都挺好，去村里的发廊染了一次头发后就查出来这个病了，孩子也是她坚持要，我知道你们也挺努力的，感谢你们，她是不是真的没救了？"

我说："我们还是会努力的。"

她的丈夫擦干眼泪，和我一起去看她，她由于每天高热，极度虚弱，对于移植的事情一无所知。她看见我，笑了笑，说："我有点想孩子了。"

我说："抱来看看你吧，虽然还小。"

她摇了摇头。我偷偷告诉她丈夫："还是带来吧。"

2天后，患者的妈妈把6个月大的孩子抱来了。小男孩很可爱，太小还不会叫妈妈。没有让她抱孩子，只是在旁边看了看。

当天下午，她去世了。去世之前，她告诉我说："我知道我的病没办法了，感谢你们的努力，也谢谢你们让我看了孩子，把他生出来我不后悔，可惜这一生陪不了他了。"

铃铃铃，总值班的电话把我惊醒。原来这是一场梦。

不知道为什么，在时隔2年的今天，我又梦到了她。在急诊，见到了太多的人情冷暖，个中滋味谁人体会。愿她一路走好。

不忘初心，方得始终

2019 年 4 月 15 日　孙瑞雪

　　趁着值班手机消停，我打开了 MICU 的住院系统，熟悉地找到 3 床，看到他的名字还在，我松了口气，打开了他的病程记录。他是 3 月 27 日那天我在分诊台直接拉进抢救室的小伙子，才刚刚 25 岁。

　　那天中午，我正在吃午餐，熟悉的手机铃声响起，9999 是比主任的电话还让我应激的号码，以分诊台护士优秀的业务能力，这个电话多半意味着有新的危重症患者就诊："青年男性，憋气 4 小时来诊，现意识欠清，心率 140 次 / 分，血压血氧测不出，正在复测。"我抓起听诊器，快步走向分诊台。短短半分钟的路上，脑海中已经在想："血压测不出，肯定有循环的问题，憋气，是心源性？会不会有感染，是分布性的？"来到患者身边，看到小伙子贫血貌，呼吸节律异常，简单跟家属问了病史，近 1 周有腹胀，血常规示嗜酸性粒细胞增多，目前正在门诊查病因，今天腹胀加重并伴有憋气来了急诊。一眼没有看出病因，但看着监护仪上复测还是问号的血压和 78% 的指氧饱和度，我一边向家属交代病情危重及需要有创抢救的可能性，一边把小伙子带进抢救室。

　　抢救室是急诊科三层楼里最让我有安全感的地方，四位主班都是已担任过总值班的师兄师姐，简直是我上班时的精神支柱，而且白天还有经历过大风大浪的区域主管领导在。入室不到半小时，床旁心脏超声除外了心源性休克，气管插管及深静脉穿刺置管维持住了生命体征，那边来参加多科会诊的 MICU 师兄还看到了患者前一天 B 超报的腹腔积液床旁诊穿出了不凝血，这时候血气也出来了，pH 7.01，BE –19mmol/L，Lac 15mmol/L，Hb 94g/L（3 月 26 日门诊 Hb 119g/L），看来是失血性休克。于是预约 CTA 检查，MICU 师兄早在看到小伙子的年龄就已经决定收他入院，出室检查后小伙子直接进入了全院最擅长危重症诊治的重症监护室。

大家应该都有这样的感觉，自己首诊的或者主管的患者，总是特别牵挂。虽然他离开了急诊，但我每天都想打开他的病例看看他怎么样了，又生怕他的名字在患者列表中消失。还好，每天都能看到他，看到 CTA 提示脾脏破裂出血，看到多科会诊后基本外科急诊手术止血，看到术后还算稳定的血红蛋白和基本正常的血气，但也看到了原发病还没有太多线索，逐步出现的多脏衰已经需要 CRRT 支持，还有每天增加的治疗费用……或许他能闯过这关，有一天康复出院，但也或许有一天的病程，会写着患者转当地医院，甚至多了一篇死亡记录，但至少，他来到了协和，结局如何，应该都没有遗憾。

是的，不是每个患者都有良好的预后，不是每篇总值班日记都有 happyending。但是，每天在我来上班的路上，在接过 31991 的值班手机时，内心对医生这份工作都充满热爱与珍惜。就如同当年读书时，从来不觉得把青春的时光都放在自习室和实验室里有什么遗憾。因为我们学到的东西，在做的事情，都是实实在在地能让患者多活一个，再多活一个……或者多活一天，多撑几个小时……或者少受点罪，有机会和家人走过最后的时间……

急诊总值班的一年很长也真的很苦，感谢身边有优秀又努力的你们相伴，愿自己不忘初心，方得始终。

消失的肾

2019 年 4 月 22 日　杨婧

分享一个此前没有遇到过的病例。

患者是一个 64 岁的农村女性，发热、左侧腹痛 5 天来诊，发热最高可达 40℃，伴有阵发性左侧腹痛，近 2 天腹痛程度加重。既往诊断糖尿病 2 年，未治疗。就诊协和医院前 2 天曾于当地医院查血常规：WBC 12.2×10^9/L，NEUT 86%，Hb 131g/L，PLT 4×10^9/L；生化：Alb 23g/L，Cr 428μmol/L。检查当日上午 10 时腹部 CT 提示左肾增大，左侧输尿管结石。但当日下午行泌尿系超声时超声科医生却找不到左肾了。半天之间，左肾消失了？当地医院医生为了一探究竟，在当日 23 时再次给患者做腹部 CT（图 1），这下大家都惊呆了：左肾及肾周积满了气，怪不得超声找不到左肾了。为什么左肾在半日之内积满了气？当地医院赶

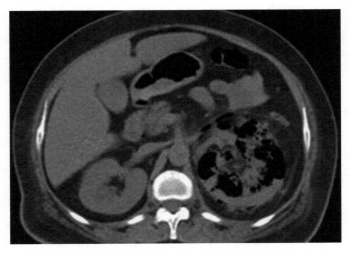

图 1　腹部 CT 显示左肾及肾周积气

紧让患者来上级医院诊治。我见到患者时，患者精神弱，神志淡漠，考虑泌尿系感染较重，有感染性休克趋势，我安排患者联系进入急诊抢救室进一步积极治疗。

肾的变化就像变戏法一样，从未见过一个脏器变化如此之快，半天时间几近消失。带着强烈的好奇心，我快速查阅了文献，发现这种"气肿性肾盂肾炎"（emphysematous pyelonephritis）其实并不罕见，糖尿病和尿路梗阻是疾病的主要危险因素。糖尿病占气肿性肾盂肾炎患者的 80% 以上，好发于老年女性。糖尿病患者组织中的葡萄糖浓度升高，可能为产气微生物提供了更适宜的微环境。这类感染最常见由大肠埃希菌或肺炎克雷伯菌引起，其他病原体包括变形杆菌、肠球菌、假单胞菌、梭菌，还有极少数病例中是假丝酵母菌。现已发表的最大规模研究之一为中国台湾的一项回顾性研究，纳入了 48 例诊断为气肿性肾盂肾炎或气肿性肾盂炎的患者。96% 的患者合并糖尿病，22% 合并尿路梗阻。患者的平均年龄为 60 岁（37 ~ 83 岁），男女比例为 1∶6。

治疗上，目前认为全身性抗感染治疗＋经皮导管引流术引流气体和脓液，同时解除尿路梗阻可以成功治疗，大部分患者无须急诊肾切除。

我们这位 64 岁女性，经查患者感染确实很重，血 WBCmax 19.9×10^9/L，PLTmin 3×10^9/L；PCT > 100ng/ml，CRP > 160mg/L。且确实长期血糖控制欠佳，糖化血红蛋白 11.3%；经过美罗培南＋甲硝唑经验性抗感染治疗，患者血象、血小板、PCT 均恢复正常，但仍有发热。尿培养提示屎肠球菌；肾周穿刺脓液引流培养提示 ESBL（−）肺炎克雷伯菌及溶血葡萄球菌。后加用替考拉宁，现患者体温正常。这提示，此类免疫抑制人群的泌尿系感染往往可能存在混合感染，需在经验性治疗中提高警惕。

都是血糖惹的祸，这个病例再次为糖尿病的患者敲了警钟。高血糖不仅是动脉硬化的常见原因，还是自主神经损害的元凶。糖尿病足让多少人苦不堪言，还有可能导致脏器短时间毁损，肾气肿、巨大肝脓肿并不少见，甚至出现感染性休克死亡，教训历历在目。大家一定不要忽略血糖的控制，正规用药，控制好饮食，定期监测好血糖，不要因此丢肾了。

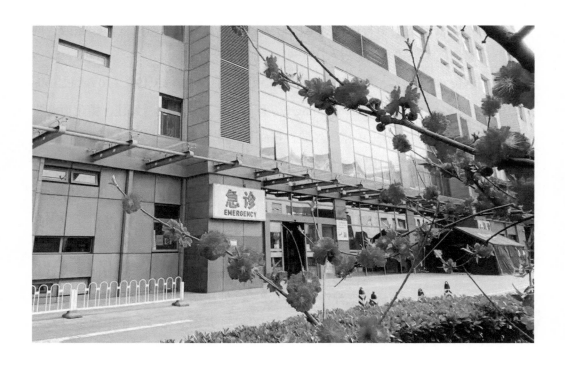

意识障碍为哪般？

2019 年 4 月 30 日　刘霜

2019 年 4 月 9 日，急救车从外地转诊一名 60 岁男性。

"你好，患者为什么转来我院？"

"意识不好，今天早上就叫不醒了。"

"有什么基础病吗？"

"之前几年有脊髓炎，我们那里医院诊断的。"

"脊髓炎期间以及恢复之后意识正常吗？"

"一直都是醒着的，这次不知道为啥叫不醒了。"

"从什么时候开始叫不醒的？"

"前天开始精神就不是很好，不咋爱吃饭，今天早上叫不醒了，我们那里还做了腰穿，说腰椎穿刺没啥问题，不知道为啥不醒。"

分诊台生命体征：HR 110 次 / 分，BP 110/60mmHg，RR 27 次 / 分，SpO_2 94%，GCS 评分 3 分，转入抢救室。入室后血糖 0.9mmol/L，给予高糖推注及静点后，患者意识逐渐恢复。

2019 年 4 月 15 日，急救车转诊了一名 81 岁的老年女性。

"你好，患者怎么不舒服？"

"大夫，我妈妈 4 天前身子动的不好了，我们就在家照顾她，今天早上突然就叫不醒了，您快看看怎么回事？"

"是吃东西呛着了吗？"

"没有，早上起来就叫不醒。"

"以前有什么病？"

"高血压，控制得挺好，平时都是 120/80mmHg，也有支气管炎，有时候在家里吸氧气，我们在其他地方做的 CT 说是肺动脉高压。"

分诊台生命体征：HR 105 次 / 分，BP 166/76mmHg，RR 29 次 / 分，SpO_2 95%，GCS 评分只有 3 分，瞳孔对光反射迟钝，转入抢救室。

入室 30 分钟后查血气结果：pH 7.21，pCO_2 100mmHg，pO_2 382mmHg。给予患者气管插管，机械通气后，患者二氧化碳潴留逐渐好转，后意识恢复，脱机拔管。

2019 年 4 月 26 日，急救车转诊一名 69 岁女性。

"患者怎么了？"

"今天早上吃饭的时候还好好的，中午突然就叫不醒了。"

"原来有什么病吗？"

"只有高血压，其他都挺好。"

分诊台生命体征：HR 90 次 / 分，BP 145/80mmHg，RR 30 次 / 分，SpO_2 90%，GCS 评分 3 分，转入抢救室。

头 CT 显示基底节区大面积脑出血。入室后神经外科手术，给予去骨瓣减压 + 血肿清除术，后转入 ICU。

这个月遇到这 3 例都是因为急性意识障碍就诊的患者，幸亏来得及时，治疗及时，患者转危为安。在急诊经常会遇到各种意识障碍的患者，原因各有不同，感染、脑血管病、颅脑损伤、内分泌和代谢障碍、中毒、物理损伤等原因均可引起类似表现，往往预示着病情危重，需快速识别，判断病因，及时处理，并注意气道保护和循环稳定，大部分患者预后还是好的。

痛　心

2019 年 5 月 7 日　孙瑞雪

今天是夜班，中午本来想睡得饱饱的以应对晚上 1~2 个小时起来一次或者压根躺不下的节奏，结果接到了娃幼儿园老师的微信，以为是自己又被叫家长了，一秒醒盹赶紧回复。原来是明天家长会预先定的科普医生不能到场，我被薅过去江湖救急，跟家长们讲幼儿常见疾病的防治。

感谢自当年实习起导师和领导们给我的历练，已经习惯了在各种紧迫的 deadline 前看文献、做 PPT、小讲课、大讲座的节奏。急诊科又是接触病种最多的科室，感觉自己能靠谱地完成任务，可以和大家分享一下流感、手足口病等冬春季高发的幼儿疾病。利用忙碌的空隙，搜索相关文献看了看，值班手机响了，分诊台来了个指氧饱和度 80% 的小伙子。我抓起听诊器赶过去一看，15 岁的小男孩，憋得呼哧带喘的，转运医生一问三不知，好在家属明白，发热伴憋气 4 天，当地医院花式抗感染治疗后症状进行性加重，既往体健，CT 显示双肺弥漫间质性病变伴渗出，从河北过来两三个小时的车程一路鼻导管吸氧指氧饱和度勉强 80%，孩子能活着到这真是命大。这孩子不会是流感吧？问吃没吃过奥司他韦，家属迷茫地摇摇头。我把孩子立即送进抢救室，跟孩子爸爸解释了肺部感染很重需要气管插管甚至更多的有创抢救措施，孩子爸爸朴实又理性，全程各种配合。然而，孩子的情况不乐观，储氧面罩下指氧饱和度维持不住，插管上机后最高的呼吸机条件也纠正不了低氧。虽然经验丰富的主班师姐没等咽拭子结果回报就已经加上了奥司他韦和广谱抗生素，但持续低氧还是很快导致了心脏停搏，近 1 个小时的心肺复苏也没能挽回孩子的生命。复苏过程中，检验科回报乙流阳性。

虽然急诊科大夫见惯了生死，但本来可以好好上学、享受阳光的年纪，孩子就这样死于乙流，还是好痛心好遗憾。入院后的这两三个小时，抢救室已经竭尽全力，还是没有挽回年轻的生命。

急诊科可能每天都有患者抢救无效后去世，我们做医生的，哭没有用，写点矫情的文字也没有用，要做的是想想还能再多做些什么。除发展自己科室的力量，通过科普提高非医护人员的基本医疗急救知识，通过培训均衡不同地区级别间医疗水平的差距，才能利用有限的医疗资源救治更多的病患。或许凭一己之力做不了太多，但眼下，我还是可以更加认真全面地准备好手里的 PPT，平时在临床工作之余，积极参加科里的教学及培训活动。或许有一天，再也不会有这样的悲剧上演。

惊心动魄

2019 年 5 月 13 日　杨婧

　　五一小长假前的最后一个工作日，白班刚接班不久，护士就打电话报告了一个 II 级患者：22 岁女性，胸闷、心悸来诊，心率 160 次 / 分，血压 75/60mmHg。听到生命体征，我赶紧放下手里的事情去看患者，患者是个特别年轻的姑娘，状态并没有她的生命体征看起来这么差。我给她做了心电图，她自己跟我走进了诊间。

　　掀开她的衣服，我被她大大的肚子惊呆了："您是怀孕了吗？"

　　"是的，36 周多了。"她说。她穿着宽松的衣服，我居然之前都没看出来。

　　II 级孕妇，心率快，血压低，一刻不能再耽误时间，赶紧劝她去抢救室。姑娘刚开始居然还不情愿，幸亏患者老公和妈妈给力，成功劝她入了抢救室。

　　入室后的心电图提示患者为房颤，仔细询问病史，这是姑娘第一次怀孕，她在 3 个月前就已出现反复心悸，近 1 个月症状加重，半个多月前（孕 34 周左右）在阜外医院因为房扑、房颤、房速已经进行了一次射频消融术。但术后仍有间断心悸发作，口服美托洛尔、低分子量肝素抗凝中。入室后的床旁心脏彩超提示心肌病变，双房、左室增大，重度二尖瓣关闭不全，中 - 重度三尖瓣关闭不全，左室收缩功能减低（射血分数 22%），微量心包积液。入抢救室后我们立即组织了多科会诊，心内科、心外科、妇产科、儿科、麻醉科、ICU 积极响应。考虑患者心律失常，循环不稳定，应尝试积极电复律；患者目前存在左室收缩功能重度减低，胎儿近足月，可予终止妊娠，但应在复律或心室率控制良好情况下进行急诊剖宫产，以降低围术期风险。

　　我有生以来第一次对孕妇进行了电复律，150J×2 次，未成功，患者心律仅短暂恢复窦律，很快又继续颤起来。西地兰＋胺碘酮，终于成功把患者心率控制在110~120次/分。赶紧和患者家属交代风险，准备急诊剖宫产。当日17：29患者剖宫产生产一女婴，评分好，手术过程顺利。术后宝宝因为早产去了NICU，妈妈回到了ICU。到这里，急诊的工作已经结束。

通过追踪，我们了解到宝宝一切顺利，已从NICU出院。妈妈持续房颤、房速，地高辛＋胺碘酮控制心室率，经历了带着恶露抗凝、回奶，终于在术后的第3天成功脱机拔管，第6天转回了心内科普通病房。考虑患者心律失常为房速可能大，窦速不除外，术后第10天，患者进行了第二次射频消融，提示患者心律失常为房速，起源于右心耳，消融过程顺利，术后患者恢复窦性心律，90~100次/分，血压90/60mmHg左右，心功能减低方面考虑为心肌病变（心动过速性心肌病？围产期心肌病？）

今天，宝宝已经半个月了，年轻的妈妈可以出院了，希望她一切顺利吧。

爱丽丝梦游奇境

2019 年 5 月 19 日　刘霜

48 岁女性，被家里人发现跌倒在床边，呼之不应，送来协和医院。

"患者怎么不舒服？"

"不知道，昨天晚上还挺好，今天早上突然就发现叫不醒了。"

"之前有什么基础病吗？"

"之前我妈妈老是心情不好，吃点安神补脑液，对了，这次她也可能吃药了。"

"什么药？"

"她平时具体吃什么我们也不清楚，但这次在床边有这个空药瓶，瓶子上写着阿米替林，100 粒 / 盒，规格 25mg/ 粒。"

"吃了多少啊？"

"不知道，去其他医院输了液，也查了血，但症状越来越严重了。"

家属拿出来一张报告，上面写着阿米替林药物检测阳性。

患者意识不清，气道不能保护，转入抢救室进一步治疗。

患者入室后逐渐出现烦躁不安，呼吸困难，可自主睁眼，且体温进行性上升，最高体温 40℃。经过活性炭吸附，甘露醇导泻，红霉素促进肠蠕动后仍不好转，患者意识逐渐变差，为保护气道，进行了气管插管。之后经过冰毯降温，间断 CRRT，血液灌流后患者逐渐神志转清，脱机拔管。

患者的意识障碍、高热、肠蠕动减少是什么原因？我们先来看看阿米替林是什么药，药物中毒可以解释全部病情吗？

阿米替林为三环类抗抑郁药（tricyclic antidepressant，TCA），能选择性地抑制中枢神经突触部位对去甲肾上腺素（NA）和 5- 羟色胺（5-HT）的再摄取，使突触间 NA 和 5-HT 的含量增加，并增强突触后膜 5-HT2 受体的敏感性。可使抑郁患者情绪提高，改善思维迟缓、行为迟缓及食欲缺乏等症状。其镇静作用及抗胆碱作用也较明显。

阿米替林口服吸收完全，8~12 小时达血药峰浓度。吸收后分布于全身，血浆半衰期为 31~46 小时。

阿米替林过量时竞争性抑制神经递质乙酰胆碱与毒蕈碱型乙酰胆碱受体的结合，常称为"抗毒蕈碱药"。毒蕈碱型受体分布在平滑肌（肠、支气管和心脏）、分泌腺（唾液腺和汗腺）、眼睫状体和中枢神经系统的外周节后胆碱能神经上。抗胆碱能药物并不拮抗烟碱型乙酰胆碱受体的效应，如神经肌接头处的乙酰胆碱受体。患者的表现称为抗胆碱能综合征。

抗胆碱能综合征的特点包括如下：

"红如甜菜"：通过将血液分流至皮肤，皮肤血管扩张作为散热方式，以代偿失去汗液产生功能所致散热不能。

"干如枯骨"（无汗）：汗腺受毒蕈碱型受体支配，抗胆碱能药物会导致皮肤干燥。

"热如野兔"（无汗性高热）：干扰正常散热机制（即出汗）常导致高热。

"盲如蝙蝠"（无反应性瞳孔散大）：毒蕈碱型传入神经促成瞳孔收缩和有效调节。抗胆碱能药物通常导致瞳孔散大和调节不能，临床表现常为视物模糊。

"疯如帽匠"（谵妄、幻觉）：中枢的毒蕈碱型受体受到阻滞后，可出现以下表现：焦虑、激越、构音障碍、意识模糊、定向障碍、幻视、行为怪异、谵妄、精神病性症状（通常为偏执狂）、昏迷及癫痫发作。幻觉通常描述为"爱丽丝梦游仙境般"或"小人国"，即看到的人似乎变得更大或更小。尽管中枢性和外周性抗胆碱能作用常一起出现，但在某些情况下，外周症状消失后，中枢影响可能仍持续存在。

"满如烧瓶"：膀胱逼尿肌和尿道括约肌都受毒蕈碱作用控制；抗胆碱能物质可减少逼尿肌收缩（从而减少或消除尿意），阻止尿道括约肌的正常开放（造成尿潴留）。

另外还有两个最典型的临床特征：心动过速（抗胆碱能毒性最早和最可靠的

体征）及肠鸣音减弱或消失。

有趣的是，如果阿米替林药物过量，患者出现谵妄、激越等表现时，初始治疗应采用苯二氮䓬类药物。苯二氮䓬类药物有效、安全性较好，可大剂量使用以控制症状。吩噻嗪类和苯丁酮类不应当用于抗胆碱能中毒患者的镇静；因为其本身有抗胆碱能作用，可能加剧症状。除阿米替林外，可引起抗胆碱能综合征的常见药物还包括抗组胺药（苯海拉明），其他三环类抗抑郁药、阿托品、东莨菪碱等。

对于抗胆碱能药物过量的治疗方面，初始治疗第一步必须都是稳定气道、呼吸和循环，治疗与抗胆碱能中毒相关的 QRS 间期延长或心律失常时，应该使用碳酸氢钠。高热患者应积极降温。可用活性炭进行胃肠道去污染，很少需要进行洗胃治疗。部分研究认为，毒扁豆碱对于解毒效果较好，但药物并不常用，也不易获得，如果有药物，可考虑使用。

合适的药物剂量会让人减轻病痛，而过量并不能马上解脱，反而药物副作用会带来更大的痛苦，有时候求死不能甚至会导致终身残疾。

特殊的休克

2019 年 5 月 27 日　孙瑞雪

　　今天是雨天，接夜班的路上就因为天气的原因心情有些低落。来到抢救室接班，发现昨天白班我带进抢救室和我同龄的姑娘去世了。平时抢救成功治愈的患者太多了，往往是没能留住的尤其是年轻人总在心里放不下，想起领导告诉我们的话，教训不总结成经验就永远都是教训，下次遇到了还是一样的结局。今天就总结一下这个病例，和大家分享。

　　这个姑娘在 2 年前就因为高血压发现了肾上腺占位，诊断为嗜铬细胞瘤。遗憾的是，因为平时没有不适，不影响工作生活，就没有规范治疗及随诊，连基础血压都不记得。今年年前发现体毛多了才再次就诊，在协和医院内分泌科门诊进行激素水平及影像学检查，回报结果显示，甲状旁腺素 1898pg/ml（正常值：12～68pg/ml）、降钙素水平高于检测上限，超声可见甲状腺多发囊性及囊实性结节，CT 及肾上腺髓质显像提示双侧肾上腺占位，均符合嗜铬细胞瘤表现，门诊考虑诊断为多发性神经内分泌腺肿瘤 2A 型（MEN2A），即同时存在甲状腺髓样癌、嗜铬细胞瘤及原发性甲状旁腺功能亢进症，准备收入院完善评估后多科会诊拟定治疗方案。在等待住院期间，患者出现了腹痛，就诊于急诊，急查 WBC 23×10^9/L，NEUT 93.8%，PCT 76ng/ml，AMY 508U/L，LIP 4805U/L，肝肾功能及心肌酶基本正常。超声及 CT 新见胰头肿胀及肝内多发低密度区，同时门诊检验回报血总 F 464g/L（正常值：40～223g/L），3- 甲氧基去甲肾上腺素 70.2nmol/L（正常值：< 0.9nmol/L），3- 甲氧基肾上腺素 171.3nmol/L（正常值：< 0.5nmol/L）。补充诊断 MEN2A 合并库欣综合征，此次腹痛考虑急性胰腺炎，肝脓肿不除外。患者在流水因窦性心动过速、心率 150～170 次 / 分、收缩压 150～170mmHg，且神志淡漠收

入抢救室。治疗上，予口服α肾上腺素能阻滞剂控制血压，因胰腺炎合并感染及肝脓肿可能，且库欣综合征为糖皮质激素高分泌状态，激发重症感染风险高，予以亚胺培南抗感染及肠外营养支持。患者入室后血压虽控制于正常范围内，但心率持续处于150次/分，神志逐步转差，且逐步出现血压及心率下降，伴有意识障碍，给予气管插管、深静脉置入去甲肾上腺素及扩容，但生命体征仍无法维持，入室不足一天姑娘就去世了。

不知道大家看完觉得患者的死亡原因是什么。经过和领导及师兄师姐的交流，考虑感染是主要原因，在患者库欣综合征的背景下，出现胰腺炎合并感染，其实起病就是感染性休克状态。之所以是高血压且乳酸水平不高，是因为存在嗜铬细胞瘤释放儿茶酚胺的作用。高血压可能是假象，导致儿茶酚胺耗竭后即出现循环崩溃进而死亡。

所以我们的教训是：①低血压在休克诊断中越来越"没地位"，尤其是存在继发性高血压背景的患者，如果无儿茶酚胺心肌病等心功能障碍，按感染性休克早期积极扩容是没有坏处的；②未经治疗的库欣综合征是致命的，感染是除心血管并发症、血栓栓塞并发症外常见的死因。

这是我自己接触过的第一例库欣综合征＋嗜铬细胞瘤的感染性休克，不知道思路上是不是有不足甚至错误，在这里分享出来希望大家指正，希望再遇到类似患者早诊断，早治疗。

典型的反晕征

2019 年 6 月 4 日　杨婧

　　5 月 24 日是我的白班，早上交班过程中，一张胸部 CT（图 1）成功吸引了我的注意——双肺多发沿支气管血管束分布的反晕征，部分伴空洞，像一朵一朵花开在肺里，影像表现甚是典型。这张 CT 的主人是一个老年男性，基础糖尿病，未规律用药及监测。本次起病表现为发热、咳嗽半月，因为低氧导致的晕厥入抢救室。外院多种抗生素治疗效果不佳，肺内病变仍在进展，且目前化验检查提示患者存在糖尿病酮症酸中毒。

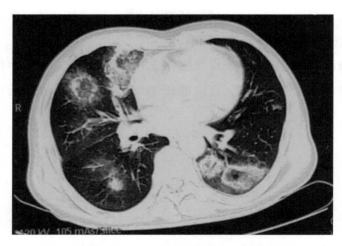

图 1　胸部 CT 显示双肺多发结节影，部分伴空洞

　　晕征（halo sigh）是指中心结节或团块伴周围磨玻璃影；常常提示侵袭性真菌感染灶伴其周围出血，但并不特异。而反晕征（reversed halo sigh）则刚好相反，为周围一圈为更高密度的实变影，伴中心磨玻璃影；反晕征最初被认为是隐源性

机化性肺炎（COP）的特异性表现，但后来人们渐渐发现，反晕征也不特异。由于反晕征并不十分常见，看到这么典型的反晕征，我十分激动，许多鉴别诊断由此展开：结合患者为免疫抑制人群，首先考虑感染性疾病，其中曲霉菌、隐球菌、结核分枝杆菌是常常引起反晕征表现的病原体。非感染性疾病中，血管炎、结节病、肿瘤性疾病也需要考虑。所以我赶紧给患者吸了几罐子痰，送了细菌、真菌、抗酸、Xpert 等病原学检查，同时也送了病理科痰找瘤细胞。当天患者就被呼吸科重症监护病房收走了，而且入室即完善了支气管镜检查。但不幸的是，亚胺培南-西司他汀钠＋利奈唑胺＋莫西沙星＋伏立康唑的治疗依然没有留住患者，患者在5月26日凌晨去世了。5月28日我接到呼吸科伙伴的消息，患者肺泡灌洗液涂片初步怀疑毛霉菌。

毛霉菌的孢子普遍存在于自然界中，健全的免疫功能使得大多数人免于其感染，但免疫抑制人群，尤其糖尿病患者，易感染毛霉菌。毛霉菌和其他侵犯血管的霉菌导致的肺炎在影像学上相似，诊断困难，故有研究者将两者进行了比较。在一项纳入189例真菌肺炎患者的回顾性研究中，37例毛霉菌病患者中的7例（19%）及132例侵袭性曲霉菌病患者中的1例（＜1%）存在反晕征；提示反晕征在毛霉菌病患者中更为常见。且亦有研究报道，在免疫功能受损的宿主中，毛霉菌病似乎是引起反晕征的最常见疾病。而毛霉菌对于伏立康唑无效，此患者给我们的提示是，对于免疫抑制人群出现肺内反晕征表现，需考虑经验性覆盖毛霉菌病，可以两性霉素B为初始经验性抗真菌治疗。虽然肺毛霉菌病死亡率高达87%，但如果在疾病早期接受到积极的治疗，也许能也可以选用泊沙康唑改善患者预后。

美丽的代价

2019 年 6 月 10 日　刘霜

端午节前一天，我正在积极联系患者周转事宜的时候，总值班电话响了，是急诊分诊台打过来的电话：

"120 转运来了一个青年女性，才做完抽脂术，是泵着肾上腺素来的，双上肢血压很低。"

我说："直接进抢救室吧，我这就过来看。"

抽脂术后的女性，会是什么原因导致低血压呢？是抽脂抽得太多导致低血容量性休克，还是术中未做到足够清洁导致感染性休克？

我快步走到患者身旁，是一个年轻貌美的女性，第一直观的印象是身上有大片的瘀斑。

"患者怎么不舒服了？"我问旁边跟着转运的大夫。

"昨天我们进行了吸脂术，位置包括腰部、后背、双上臂，还有双侧副乳，吸脂术后进行了臀部脂肪填充，整个手术做了 8 个小时，过程还算顺利，整个抽出来的量估计有 2000ml 左右。昨天晚上患者就出现了腰骶部疼痛，口服镇痛药不能缓解，今天早上测体温 38.7℃，血压逐渐下降，平时血压 120/70mmHg 左右，现在最低 60/40mmHg，而且腰骶部、臀部和大腿外侧出现大片皮下瘀斑及坏死，我们给输了不少液，血压也上不来，加上血管升压药后，血压也维持在 80/60mmHg 左右。"

"嗯，那应该是休克了，从吸完脂后到现在有尿吗？"

"有一些，今天早上尿了 200ml 左右。"

看看患者，意识尚清。

"你现在有什么不舒服吗？有憋气胸闷吗？"

"不憋气，只是浑身难受。"

"吸脂以前得过什么病吗？"

"有过乙肝，其他没有。"

之前也接诊过一些抽脂并进行脂肪注射的患者，相对常见的一个并发症就是脂肪栓塞，尤其是将脂肪打到阴部进行阴道紧缩术的患者。由于阴部的血供非常丰富，将脂肪打进去后会随着血流进入肺血管内，导致肺栓塞，表现就是憋气、低氧。但如果肺栓塞已经导致这么低的血压，那么梗阻性休克一定非常严重，会有憋喘和呼吸困难，而这个患者在不吸氧情况下测氧饱和度基本正常，不符合梗阻性休克表现。

先查查血看看吧。

CRP + 血常规：CRP 74.0mg/L，WBC 1.31×10^9/L，NEUT 1.13×10^9/L，Hb 74g/L，PLT 122×10^9/L。

肝肾功能 + 心肌酶 K：3.2mmol/L，Alb 22g/L，Ca^{2+} 1.79mmol/L，Glu 12.1mmol/L，Cr（E）96μmol/L，CK 2150U/L，CKMB–mass 2.8μg/L，cTnI 0.041μg/L，NT–proBNP 1417pg/ml，Myo 723μg/L。

血气：pH 7.39，pCO_2 26mmHg，pO_2 165mmHg，cK^+ 3.1mmol/L，cNa^+ 134mmol/L，cGlu 12.0mmol/L，cLac 4.6mmol/L，$cHCO_3^-$（P）c 15.6mmol/L，ABEc –8.1mmol/L。

凝血：PT 17.0s，INR 1.50，Fbg 1.86g/L，APTT 30.6s，TT 16.7s，D–Dimer 3.92mg/L。

胸腹盆 CT 平扫 + CTPA，放射科总值班阅片：主肺动脉及肺动脉分支未见明显充盈缺损征象，胸腹盆腔未见明显游离积液，双下肺胸膜下条索影，前胸部、后背可见多发液性影，胆囊增大，胸腹部皮下水肿。前胸部，腋下可见少量气体影。

不是肺栓塞，患者高热，那是感染性休克吗？

查了 3 套血培养，均是阴性。

整形科大夫给患者进行了清创，脓液培养提示停乳链球菌。

这个患者并不是单纯血流感染所造成的感染性休克，而是链球菌引起的中毒休克综合征。

链球菌中毒性休克综合征（toxic shock syndrome，TSS）是一种以休克和多脏器功能衰竭为特征的临床疾病。链球菌 TSS 需要从通常无菌的身体部位分离出 A 组链球菌（group A Streptococcus，GAS），并伴有低血压、心动过速及器官功能衰竭的证据，如急性呼吸窘迫综合征、凝血功能障碍、肝衰竭或肾衰竭。该病的发生是由链球菌毒素引起炎症细胞因子释放，导致毛细血管渗漏和组织损伤的结果。

轻微创伤，包括导致血肿、瘀斑或肌肉拉伤的损伤，近期接受过外科手术（如抽脂术、子宫切除术、骨钉固定术、乳房重建术、剖宫产），病毒感染（如流行性感冒、水痘），以及产后均与严重链球菌感染相关。

链球菌 TSS 最常发生在化脓性链球菌感染的情况下，此例患者是停乳链球菌，也是 A 组链球菌的一个成员。

爱美之心，人皆有之。虽然 TSS 并不是一个抽脂术后常见的并发症，但付出这样的代价仍然是遗憾的。我们无法评判是非对错，但这也许就是美丽的代价吧。

生不生，自己做主

2019 年 6 月 18 日　孙瑞雪

"瑞雪，5 床憋气，氧合也下来了，估计是心力衰竭了，要不咱们再多科会诊吧。"周日的中午，刚刚跟 20 位患者家属逐一谈完病情，又在分诊台接待了七八辆救护车转诊的重患者，本来想为环保事业作点贡献自己去食堂打饭吃，抢救室主班师姐打过来的电话让我赶紧小跑回来。

大家肯定很奇怪，见惯了大风大浪的抢救室主班怎么会因为心力衰竭发起多科会诊呢？因为 5 床是孕妇，是位有着 3 年大动脉炎病史，收缩压最高近 200mmHg，为了满足一家人期盼着抱孙子的愿望，还坚持妊娠到 30 周的孕妇。

这个姑娘今年 26 岁，还是放在北京来说没结婚都不太会有人催的岁数。2 年前因活动耐量下降发现高血压且双侧血压不等，当地医院明确诊断大动脉炎，但姑娘和家里人觉得平时没有什么太大感觉，就是干不了重活，然后放飞地停了药物，还在去年年底怀了孕。怀孕后当地医院就反复解释她的病情能自己保住命就不错了，想顺利怀孕生娃就赶紧去协和吧。

来了北京协和医院，门诊挂不上号，在急诊分诊台量出了近 200mmHg 的收缩压，直接被送进了抢救室。每个孕妇身上都被负着两条命，是我们全科乃至全院诊治的重中之重。更何况，这个姑娘才二十多岁。周五入室当天，抢救室主管就第一时间组织了包括免疫科、妇产科、儿科、麻醉科、ICU 在内的多科会诊，大家一致意见需要尽快终止妊娠，避免继续妊娠加重心脏负担、原发病活动导致一尸两命。考虑到姑娘病情尚稳定，又觉得这可能是她唯一一次能当妈妈的机会，还是准备先给她肚子里的孩子胎肺成熟的时间，并调整好激素及控制血压的治疗方案，为大人、孩子营造出最佳的终止妊娠时机。最终多科拟定下周一妇产科终止妊娠，儿科接诊早产儿，ICU 接诊术后产妇，待术后病情平稳转入免疫科。

然而今天下午，姑娘可能是婆婆送的大补汤喝多了，很快出现憋喘、指氧饱和度下降，急性心力衰竭诊断基本明确。虽然是周末，但在院总值班的协调下，在十分钟的时间内就召集到了上述科室的所有大神。大家都对这位姑娘的前期病情了如指掌，我们交代了心力衰竭的出现后，大家很快达成共识，先药物抗心力衰竭治疗，如无缓解立刻终止妊娠，所有手术及相关科室均调动三线乃至四线到岗。经过两三个小时的药物治疗，姑娘几乎没有尿量，指氧饱和度进行性下降，妇产科没有犹豫，立刻联系好早就备好台子的手术室和麻醉科，准备终止妊娠手术，抢救室也派出了最完备的医护团队，护送姑娘安全抵达手术室并交接到麻醉科同事手中……今天，我输入了姑娘的病案号，看到她已经转入免疫科普通病房，孩子也体重见长，逐步增加奶量。这个母子平安的结局虽是让大家松了一口气，但我的感觉其实还挺复杂的。

这篇日记虽然展示了协和医院多科合作成功诊治危重孕产妇的能力，但不希望让更多人效仿，让更多类似的情况发生，怕更多不适合怀孕的姑娘觉得她们一样有这样不丢命的好运气。那天她心力衰竭时，我站在她床旁，看她大着肚子吸着储氧憋得上气不接下气，想到我的 26 岁，正是刚在协和急诊科工作每天"上班 work hard，下班 play hard"；又想到来多科会诊的妇产科师姐，自己安排好了结婚生娃的时间，现在一儿一女还保留着少女的神采和身材；又想起早上跟姑娘的家人谈病情时，隐约感受到这个姑娘怀孕并不主要是自己的意愿，有来自婆家的压力，自身的软弱，才停了所谓影响怀孕的治疗用药，不顾医生的劝阻当了准妈妈。我不忍心告诉姑娘她真实的病情，也不敢问她走到这一步后不后悔。或许我能做的就是想让更多的姑娘意识到，要自己足够强大，才能把生育权把握在自己手里。尽管现在女权主义的文章太过泛滥，但如今的社会，女性对别人的依赖确实已经越来越小，就像外卖小哥有时都比自己家人好用。所以，生不生？什么时候生？生几个？姑娘们要有底气自己做主，毕竟，命是自己的。

感 伤

2019 年 6 月 24 日　杨婧

昨天在家无意发现一个自动翻译软件把 critical care 翻译成"冷酷的关心"，我还和老公一起嘲笑了这个错误，不过老公话锋一转，说"不过你们确实有点冷酷"。医生这个职业，尤其急危重症这行，从业久了就会对生死、情感变得迟钝，听上去真的不近人情。但若每个患者、每次死亡，医生都倾注感情地体验，怕真是吃不消。最近接连发生的经历让我想起来 3 年前的一个患者。

患者是一个和我年龄相仿的女孩。她是一名警察，有体面的工作，有超爱他的父母和男朋友。但是，疾病就在那个冬天一点一点地走近了她。起初的症状只是大腿和躯干出现一点点紫癜，后来出现发热，在外院查了 1 个月也没有什么发现，并且出现了 1 次持续约 20 分钟的抽搐，抽搐后患者意识不清。患者男朋友把她送到北京协和医院，检查发现患者血小板减少（27×10^9/L），LDH 3079U/L，Cr 405μmol/L。头 CT 可见基底节、放射冠多发的点片状低密度影。紫癜、血小板减少、急性肾衰竭、中枢神经系统异常（微血管栓塞事件可能），考虑患者血栓性血小板减少性紫癜可能性大。此病凶险，死亡率很高，来院的当天患者又抽搐了一次，进行了气管插管，转入 EICU 了。

次日血涂片回报易见红细胞碎片，结果回报的当天下午血浆置换就安排上了，此后连续的血浆置换，患者的血小板从 27×10^9/L 增至最高 70×10^9/L，意识清楚了，并且在入院后一周脱机拔管了。那时真的觉得自己天天中午饭也吃不上的串管路，搬个椅子坐在旁边看单泵做血浆置换真的很值了。

可是患者血小板在后续的治疗中上升得并不满意，并且出现了院内获得性感染，出现感染后血小板就更难维持了。雪上加霜的是，过春节了！整个北京市血源紧张，没有足够的血浆，单膜血浆置换做不下去了，改行了双膜血浆置换，但效果并不理想，患者意识再度转差。这期间用过激素，用过静脉注射用人免疫球蛋白（IVIG），也用了一次 600mg 的利妥昔单抗，但因为感染不得不暂停了。治疗过程中，虽然我们反复交代病危，她的家属一直都表现得极为克制和理智。一天下午不幸的事还是发生了，患者双侧瞳孔不等大，对光反射消失，头颅 CT 证实了右侧基底节出血，中线移位。发现她脑出血的那天下午我大哭了一场，就好像一直小心呵护的东西被人抢走了。第二天凌晨患者去世了。那晚我没值班，但能想象她父母和男朋友伤心情景。每次这种事情发生，我都有一种感觉，就像是非常重要的考试，卷子还没做完就被收走了，就差那么一点点，遗憾、空虚、不真实。人生就像一场考试，你不一定知道你的选择对不对，你甚至可能不知道选择背后的代价是什么，并且这场考试仅有一次。

急诊科 "医耗联动综合改革" 第一夜

2019 年 7 月 2 日 孙瑞雪

    6 月 15 日的夜班是个特殊的日子，那天晚上我们迎来了北京医耗联动综合改革的第一夜。我有幸和院里及科室领导、同事见证了这有历史意义的改革。

    医耗联动改革关系到老百姓看病，也关系到医护人员的工作，借此机会，我们一起学习了解一下。这个改革的主要内容可概述为"五个一"，即"一降低、一提升、一取消、一采购、一改善"。"一降低"是指降低仪器设备开展的检验项目价格。"一提升"是指提升中医、病理、精神、康复、手术等体现医务人员劳动价值的项目价格。"一取消"是指取消医疗机构医用耗材 5% 或 10% 的加价政策，按医用耗材采购进价收费。"一采购"是指实施医用耗材联合采购和药品带量采购。"一改善"是指改善医疗服务，加强综合监管。其实简而言之，就是要体现医护人员的自身技术及劳动价值，取消仪器、药品、耗材的提成，保证医疗工作的简单化，该开什么检查用什么药完全根据病情来，不用考虑其他因素，从而提高患者的诊疗治疗和效果。

    就我自己感觉，在协和医院开展这项改革很轻松。记得自己当年毕业选择留在协和工作其中一个重要原因就是喜欢协和健康的风气，大家每天工作的重点就是怎样让患者花最少的钱受最少的罪得到最好的预后。这样的工作就算节奏快、强度大，每天干着也很踏实很开心。所以，感觉领导、同事们应该和我想法一样，对于这项改革"喜大普奔"，积极准备。因为急诊科有流水诊室，而且周五的晚上，往往是外院急危重患者集中转诊来协和的高峰期，急诊科也就成了院领导关注的重点区域。为了减轻急诊流水区域夜间接诊患者并同时迎接医改的工作量，昨天白天在主任及各科室总住院医的协助下，我们统计了急诊流水滞留患者，在医务处领导的协调下尽最大努力分流患者。急诊三层楼各个区域，根据患者病情不同，较危重患者分流至抢救室及重症监护室，病情较平稳患者收治到综合病房及留观区，基本外科、感染内科等专科科室也在住院床位极其紧张的情况下将急诊患者收入病房，为今晚急诊诊治新入患者留下了最大空间。

下午 5 时，我准时接过 31991 的工作手机，听闻同事们说白天抢救室已是入 8 出 16 刷新历史纪录的模式。夜间 8 时，消化科还在有患者临时出院的情况下收治了急诊新就诊但预期需系统长期诊疗的溃疡性结肠炎患者一例。在全院连续 2 天的全力分流下，在急诊每天接诊 500 余人的情况下，抢救室现余 7 张空床，流水已无留观患者。因前期准备工作充分，夜班流水医生有条不紊地接诊，危重患者及时收入抢救室，病房、留观及 EICU 均有主任及区域主管留守协助，真是我上总值班以来最有安全感的一个班。11 时 54 分，流水接诊的胸闷患者顺利开出心肌酶、心电图等检验检查，并在 12 时 8 分成功缴费生成急诊第一张医改后导诊单；12 时，信息系统自动切换，各区域主管在群里告知 HIS 医嘱顺利生效；1 时 3 分，ST 段抬高心肌梗死患者入抢救室；1 时 30 分，心内科即开始进行医改后第一例经皮冠状动脉造影术……随后，在全程督查指导的院领导口中得知，各病房纷纷传来捷报，新标准 HIS 医嘱均已无障碍生成，妇产科已经在手术室开始了医改后第一例手术……协和医院医耗联动之夜顺利度过。

又是一宿没睡，超长待机的总值班手机也被打得快没电了，留给了接班同事加床版的抢救室，医耗联动之夜后，急诊的分流工作依旧紧迫繁重。不过，为了患者诊疗质量的提高，为了医护人员劳动价值的被认可，一切辛苦都是值得的，更何况，还有全院的神队友，一直与我们同在。

"神药"还是"毒药"？

2019 年 7 月 8 日　刘霜

接诊一位 54 岁的中年女性。

"大夫，我不舒服。"

"怎么回事？"

"肚子痛，浑身没劲。"

"去其他地方看过吗？"

"有，** 医院说需要输血，我有贫血。"

"为什么贫血？"

"不知道，我就是肚子痛得厉害。"

翻看外院的化验单，一行字赫然映入眼帘：Hb 65g/L，PT、APTT 测不出，乳酸 5.8mmol/L。

中年女性，难道是弥散性血管内凝血（DIC）？什么引起的？肿瘤？免疫病？可是为什么腹痛？

不管如何，凝血严重异常，患者先收入抢救室。

在抢救室患者更换病号服的时候，看到患者身上有多处的瘀斑瘀点，但似乎有些陈旧。

"身上这些瘀斑什么时候出现的？"

"有 5 天了。"

"当时去当地医院看过吗？"

"没有，这两天肚子不舒服才去看病的。"

"还有其他地方出血吗？比如说黑便、尿血、牙龈出血？"

"没看到其他地方，头晕的时候吐过 3 次，不过没有血。"

"什么位置痛？"

"左边肚子和腰痛。"

这个患者的血红蛋白值低，应该皮肤黏膜有出血。那么她的贫血很有可能是出血造成的。患者还伴有腹痛，需要筛查一下腹部或其他地方有没有出血灶。

床旁腹部 B 超显示左肾旁后间隙、左侧腰大肌、左侧盆壁及周边软组织炎性改变，考虑血肿不除外。

腹盆 CT 显示左侧后腹膜腔改变：左肾旁后间隙、左侧腰大肌、左侧盆壁及周边软组织炎性改变？请结合临床；外伤性改变待除外；子宫缺如；左侧闭孔内肌肿胀。

头 CT 显示双侧基底节腔隙性脑梗死；双侧颈内动脉硬化。

原来是腰大肌血肿！

怎么来的呢？等查血的过程中再次问家属病史。

"患者以前有过什么病？"

"高血压 10 多年，吃药控制，血压 180/100mmHg 左右，脑梗 3 年，吃阿司匹林，每天吃一片。有冠心病，胸口闷的时候吃丹参滴丸。还有糖尿病。"

阿司匹林惹的祸？不像，解释不了凝血时间延长。

这时候血常规回报：WBC 17.34×10^9/L，NEUT% 76.0%，Hb 65g/L，PLT 363×109/L。

果然，血小板也不低。

是肝衰竭？DIC？

肝功能正常，不是肝衰竭。

纤维蛋白原正常，血小板正常，不是 DIC，只有 PT、INR 测不出，APTT 正常高限。

到底是什么引起的？再问病史。

"除了这些，您再想想，患者最近还吃过什么药？"

"这个月，我妈的脑梗又犯了，右胳膊麻，我们找人买的活血化瘀药。"

"这个药之前吃过吗？"

"今年 3 月脑梗也犯过一次，我们也是吃这个药，效果挺好的，吃了 20 多天，不麻了。对了，上次身上也出过这些点。"

"上次也有皮下瘀斑？"

"对，还有尿里有血，我们觉得药劲太大了，就没再敢吃。"

没错，这可真是药劲太大了！抽血送毒检，1 天后，血液中查出杀鼠灵（华法林）成分。

患者经过积极输血、输血浆、维生素 K 治疗 3 天后，血红蛋白恢复稳定，凝血改善正常。

抗凝血灭鼠剂（华法林和"超级华法林"）主要通过抑制维生素 K–1,25 环氧化物还原酶来发挥作用，该酶在维生素 K 的再生以及后续的维生素 K 依赖性凝血因子 Ⅱ、Ⅶ、Ⅸ、Ⅹ 和蛋白 C、S、Z 激活（γ– 羧化作用）中必不可少。患者常见的表现为出血，皮肤口腔黏膜出血及血尿多见，严重的深部组织出血，肌肉血肿，颅内出血等，实验室检查方面为 PT、INR 和 APTT 明显延长，而纤维蛋白原正常。患者致死率低，死亡原因主要为颅内出血。

在这里，也提醒各位患者，如果有身体不舒服，应该及时就医，千万不要自行服药，尤其是"偏方"，以免病没治好，反倒酿成大错，甚至丢掉性命。

艰难的选择

2019 年 7 月 15 日　杨婧

凌晨 3 点，一辆救护车驶入，患者是一名车祸外伤孕 11 周的 36 岁女性，从她建档的医院转来。5 个小时之前发生车祸，坐在后排的她撞上了前排的座椅。简单的沟通得知这是她第 3 次尝试试管婴儿，现在怀的是两个宝宝，患者和她老公都特别在乎这来之不易的孩子。患者口腔里可以看到有牙齿在出血，患者自己主诉腹痛。分诊台测生命体征稳定，初步评估发现患者血红蛋白 115g/L，因为担心她出现意外，我自己带患者去了超声科，超声提示脾回声不均，考虑脾破裂不除外，所幸两个宝宝一切正常；做完超声，我把患者送进了急诊抢救室。

入室后复查血红蛋白 109g/L，尝试诊断性腹腔穿刺，但没能抽出积液。和患者及家属沟通，为了明确脾破裂情况需要进行增强 CT 检查，但家属为了保护宝宝拒绝了。基本外科会诊后考虑患者血红蛋白尚稳定，暂时保守治疗。但随后血红蛋白值仍在下降，上午 10 点患者血红蛋白 100g/L，再次尝试诊断性腹腔穿刺抽出不凝血。考虑到孕妇风险较高，我们积极组织了多科会诊，大家一致认为，如果做手术，再加上术前必须要完善增强 CT，她怀的双胞胎大概率可能会流产。但如果不手术，保守治疗效果不佳，大人也可能有危险。和家属谈了很久，看得出来这对他们是一个很艰难的决定，患者老公倒是很快就决定要手术，反而是患者自己，可能是母亲对孩子的爱吧，一直想再保守治疗看看。

下午 1 点患者上台进行了脾切除术。术后患者血红蛋白平稳，超声评估双胞胎宝宝们一切正常，没有先兆流产征象。希望她和宝宝一切顺利。

ST 段抬高，是心肌梗死吗？

2019 年 7 月 24 日　刘霜

周末的班总是异常忙碌，早上接班后先在抢救室交班，跟患者家属谈话，谈到 11：30 才结束，并完成了患者分流的工作。刚想歇下来喘口气，总值班电话响了。

"您好，我是流水 4 诊室，这里有一个患者，基础甲状腺功能亢进（甲亢），在协和医院做过甲亢治疗，每日来急诊输液，几天前查心肌酶基本正常，今天下午来的时候说不舒服，复查了心肌酶比之前略升高了（cTnI 0.06～0.3μg/L），刚才痛得厉害了，复查心电图显示 ST 段抬高心肌梗死。"

听到"ST 段抬高心肌梗死"这几个字，我不由得困意全无，飞奔到诊室。

然后就看到了这样的心电图（图 1），不由得倒吸了一口冷气。果然前壁导联 ST 段抬高，应该是心肌梗死，于是准备简单和患者及家属交流一下，尽快安排患者进抢救室，启动绿色通道。

患者是一位瘦瘦的中年女性，躺在诊室的床上。

"您还有胸痛吗？"

"现在比刚才略好一点点，但还是痛。"

"以前有冠心病吗？"

"没有，只有甲亢，5 天前在咱们医院做了碘 -131 的治疗。"

"有之前的心电图吗？"

"有的。"说着就掏了出来。

对比一下，这 2 份心电图的确有动态变化，结合患者胸痛不缓解，仍然考虑 ST 段抬高心肌梗死可能，与患者交流后，第一时间将其送入了抢救室，并叫了内科总值班和内分泌科的会诊。

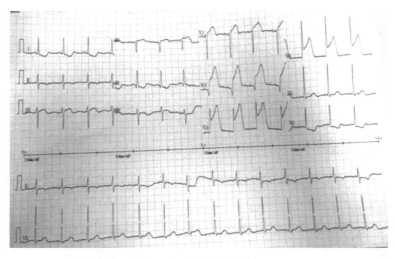

图 1　心电图（胸痛时）

患者入抢救室大概 5 分钟后，待收拾停当，患者说："待在这里觉得安全多了，胸口痛也好多了。"

"胸痛好多了？ ST 抬高心肌梗死的胸痛这么快就缓解了？"

内科总值班大夫说，咱们再复查一套心电图吧。心电图（图 2）显示 ST 段回落至基线了。

怎么回事？再次问诊患者。

"最近为什么每天来急诊输液啊？"

"我每天吃不下东西，可能是甲亢的原因，不输液没力气。"

"不是已经做了碘 –131 治疗了吗？"

"对，但做完之后还没有复查过甲状腺功能，自己感觉也不舒服。"

请教内分泌科大夫："碘 –131 治疗 5 天后，患者的甲亢能控制吗？"

内分泌科大夫："这个患者之前吃药控制，之后因为出现肝脏损伤就停用了，虽然做了碘 –131 治疗，但根据这种情况，应该是还没有起效，所以很可能还是和甲亢相关的。"

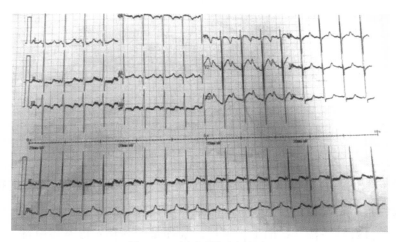

图 2　心电图（胸痛缓解）

查阅文献，原来甲亢除常见窦性心动过速、快速房颤等快速心律失常外，甲亢性心肌病也常发生，也可以出现急性胸痛伴心肌缺血的 ST 段抬高心电图改变，尤其常见于女性，原因是冠脉痉挛，口服钙通道阻滞剂有效。

这个患者间断胸痛，胸痛加重时 ST 段抬高，减轻时 ST 段回落。而且患者之后复查的心肌酶，也呈下降趋势。

这个患者胸痛应该是冠脉痉挛引起的心肌缺血，心电图显示心肌梗死表现，但当痉挛缓解时，心电图恢复正常。

生病了，顺便思考一下人生

2019 年 7 月 29 日　孙瑞雪

　　最近真是忙，白班夜班一次次刷新最忙记录。无论我把粉色手绳换成最不红火的绿色，还是把金色耳钉换成最不显眼的白色，就连最后的大招——夜班站在急诊大门口对月祈祷，依旧抵挡不住呼啸而至的救护车以及连电都没机会充的31991手机铃声的响起。上个周末的上午，跟抢救室20几位患者家属交代病情时，感觉咽喉越来越痛，喝了几瓶白水也不见好，晚上还发热了。唉，最怕的事来了，生病了。

　　还好，看着镜子里自己扁桃体上布满的脓苔和化验单上高起来的血象，应该只是化脓性扁桃体炎，口服了两天抗生素虽然不发热了，却依旧咽痛得不想说话，脓苔仍有很多。说不了话的总值班很耽误工作，我赶紧把抗生素从口服改成静脉。输了3天抗生素，虽然感觉上班时总是有种力不从心的感觉，但因为手上的套管针太碍事了，既怕无菌操作不达标又怕胸外按压使不上力，还是没忍住拔了针换回了口服。

　　又是一个"仰卧起坐"的夜班。交完班回家的路上，就开始觉得腰痛、下腹痛，到家后痛得越来越厉害，还出现了特别尴尬的尿频、尿急、尿痛症状，感觉一直坐在马桶上才有安全感。接下来的两三个小时我除了喝水就是上厕所，但症状还是越来越重，还变成了血尿，一量体温 38.5℃。我终于有点害怕了，估计这次可能是继发肾炎了。

　　顶着一宿没睡困得智商负数的脑袋，又打车跑回科里，一路上深刻体会了尿频尿急患者堵在东单路口时的绝望。等到了科里看到领导同事的一刹那，心里特别有安全感，觉得在大协和急诊科，想"歇菜"都不那么容易。跟主任汇报完病情后，主任立马把我安在了我觊觎已久的附带室内洗手间的病房里，我终于可以愉快地一直待在厕所里输液了。果然，两三天的时间我就从痛得要死觉得厕所比人民币还亲的状态恢复应有的理性，一周后完成抗生素疗程满血复活复工啦。

人一生病确实容易脆弱，不上厕所的间隙也容易思考人生。总值班的一年还没到一半自己就病倒一次，确实对未来的半年有点犯怵。因为 2 个月瘦了近 10 千克，这次住院还偷偷查了个肿瘤标志物，等结果的时候，心里还是有些怕的，觉得爸妈就我一个闺女，儿子就我一个亲妈，自己还没有倒下的资格。上班这几年，身边也总会有当年学医的同窗改行，然后年薪是自己 2 倍，可以全休节假日及每晚和家人共度。但身体一恢复时，却还是本能般地想要回到自己岗位。协和急诊在我心中总是有着其他一切都取代不了的魅力，尤其是自己当过患者后，仍是觉得能用自己所学解除他人躯体心理上的痛苦是件多么幸运的事。

恰逢毕业季，这份魅力还是用母校校长王辰院士的话阐述更为恰当：

"医学是最为可爱的专业、职业、行业、事业，值得执守和奉献终生。"

"哪怕业界有人抱怨和颓丧，协和也应当是一个眼含冷峻、面带微笑、心怀悲悯，为未来筹划和引领并推动变革的地方。"

致命的胸痛

2019 年 8 月 5 日　杨婧

进入 8 月份了，我已经在手机里设定了"下总值班百日倒计时"。

8 月的第一个白班，上午 10 点多钟，我的值班手机又响了起来，所有电话里最怕看到的就是 9999——分诊台的电话，因为新来的患者总是可能有新的挑战。"老年女性，胸闷来诊，指氧饱和度 88%，心率 98 次 / 分，血压 98/65mmHg，你过来看一下吧。"

放下电话，我赶紧赶到分诊台，患者脸色蜡黄，伏在分诊台桌子上，脑门上都是汗。

"患者以前有什么病？"我问。

"她有子宫内膜癌，还有胃癌。"患者女儿把我拉到一边小声说。

我又跑到患者身边："你现在觉得怎么不舒服？"

患者说："刚刚坐出租车上，突然胸痛、胸闷。"

我带着患者先去做了心电图，心电图并没有 ST–T 改变，也没有发现 S1Q3T3 的右室扩张表现。做心电图的时候我注意到了她水肿的腿，按了按，左边肿得更厉害。"腿肿了多久了？"我问。她回答："有 3 个月了。"我又细问了问病史，患者觉得一吸气就胸痛，而在屏住气的时候胸不痛。

ACS？暂时还没有 ST 段抬高；PE？心率暂时不快，心电图也没有右室扩张的表现，我决定让患者先在流水完善检查。把患者领到领导在的 8 诊室，我和领导说了病情和我的想法，ACS、PE 都不除外，我们先抽血、吸氧，加做 CTPA + CTV 吧。

这个时候患者和家属主动说："大夫我以前有类似情况都是吃点藿香正气水，

就能好。我能不能……"

"不能！这次你藿香正气水根本不管用，快去把检查做了，我怀疑你是肺栓塞了！"我赶紧说。

患者和家属赶紧去做检查了。

几个小时过去了，8诊室的电话打过来："左肺动脉主干和双侧分支，左髂、股总充盈缺损，你快过来吧！"果然是肺栓塞！

再次见到患者女儿，我说："患者确实是肺栓塞了，而且还挺重，跟我去抢救室吧。"

送患者去抢救室的路上，患者女儿靠近我悄悄说："您刚才的样子让我想起了那个电视剧《急诊科医生》。"

生死时速

2019 年 8 月 13 日　刘霜

　　随着末伏的到来，北京也是一场秋雨一场凉。这是一个平常的周末，早上来接班的时候，抢救室里的热火朝天和外面天气的凉爽怡人截然不同。接过值班手机，数了数患者，一共 28 个，而抢救室只有 21 张床位，大量重患者滞留在抢救室，这对于每个医护人员都是一场挑战。

　　交完抢救室的班，去各区域了解完床位情况后，开始和抢救室患者家属谈话，交代病情，并进行转流和分流，这些是周末总值班主要的工作。从早上 9：30 开始谈话，一直到所有的患者家属都交流完，中间再去流水区域处理一些初诊的重患者，抬眼看看表，已经快 13：00 了。

　　坐下来休息一会儿，正想吃饭，这时候总值班手机又响了，是分诊台的电话："这里有一个患者家属，说一位患者在地下车库晕倒了，去看看吧。"

　　作为急诊二线医生，不管是平时还是周末，不管是急诊还是非急诊区域，只要不是病房内的住院患者出现晕倒、不适等表现，都归我们负责评估。当急诊总值班这几个月，我已经跑遍了医院每一层楼，每一个角落，跑出医院接患者的范围北到金宝街，南到长安街，东到北极阁，西到王府井。已经跑坏了 5 双鞋，所幸大部分呼唤我的患者都生命体征稳定。

　　小跑到分诊台，一位年轻的女家属焦急地站在那里。

　　"你好，我是急诊总值班，患者在哪里？"

　　"我妈妈来看病，下了车在地下车库晕倒了，您快去看看！"

　　"还能叫得醒吗？"我一边去拿抢救物品，一边问。

　　"好像还能说两句话。"

"以前有什么病吗？"

"以前挺健康的。"

"来看什么病？"

"腹痛，应该是阑尾炎，我们那里确诊不了。"

"地下车库哪里？"

"我说不清楚，我也不知道。"

这时候，急诊的保安过来了，说门诊保安通知"门诊大厅一个患者晕倒了，快去看看！"

怎么突然2个患者都晕倒了！

这时候那个女孩说，她妈妈坐电梯上到一层了。

可能是同一个患者，我赶忙往门诊跑去。

周日门诊并不开放，一层的大厅空荡荡的，只见到一个角落里，有一个保安，还有另外一个男家属。

我跑过去，患者瘦瘦的，脸色煞白，躺在地上，呼之不应，大动脉搏动消失。

我立即开始心肺复苏，并叫保安去推抢救床。

几分钟后，床来了，我们迅速把患者抬到床上，我跪在床上持续心肺复苏，保安和家属把我们快速推到抢救室。

在抢救室持续复苏，又复苏了3分钟后，患者显示室颤，电除颤一次，患者恢复自主循环。总共复苏时间估计10分钟。

她年纪并不大，51岁，没有基础病，得找找心脏停搏的原因。

"她到底怎么不舒服的？"

"平常身体挺好，昨天吃了晚饭，到晚上十一点的时候出现腹痛，我们去医院看了，查了血，没发现什么问题，也做了CT，都挺好，输点消炎药就回家了。谁知今天越来越重，早上起来吐了好多次，还说腹痛，我们又去看，说可能是阑尾炎，但昨天的CT没看到问题，所以确诊不了，我们就来协和看，路上还能说话，从地下车库上来的时候，就不行了。"

"之前做过手术什么的吗？"

"十几年前做过剖宫产，其他都没有。"

确实很难解释。

患者完善了 CT 平扫，发现盆部系膜血管呈旋涡状，腹盆腔大量积液，小肠肠壁增厚，系膜渗出，可能是肠缺血。

诊断性腹腔穿刺：血性腹水。

完善了多科会诊，患者肠坏死不能除外，积极手术。

术中所见：探查发现距 Treize 韧带约 200cm 小肠远端至距回盲部 20cm 小肠近端，中间约 200cm 小肠缺血坏死，其肠系膜扭转，部分大网膜与右卵巢之间形成粘连带，卡压此部分小肠系膜。

原来是肠扭转所致肠坏死！

患者切除了 200cm 小肠，术后返 ICU，手术顺利。

最后，送上患者的 CT 片（图 1），来看看肠系膜扭转的图像吧！虽然只有平扫，如果有增强可能显示得更好。

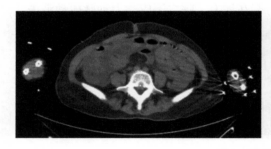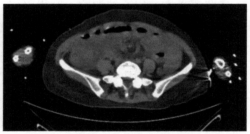

图 1　腹盆 CT 平扫

敬佩但不嫉妒，赞叹但不羡慕

2019 年 8 月 19 日　孙瑞雪

　　可能是我的社交圈多是同事、同学，前几天的朋友圈一直被一则悲伤的黑色讣告刷屏：年仅 37 岁的协和八年制师姐周南近日不幸因意外去世。朋友圈中多是悲痛及歌颂，一条师兄的评论似乎更打进我心里——"缅怀、敬佩但不嫉妒，赞叹但不羡慕"。

　　虽然素未谋面，但师姐的事迹确实耳熟能详：2001 年选择学医，进入北京协和医学院；2009 年毕业选择去西藏工作；2014～2018 年成立西藏第一个风湿免疫科；2019 年建立了成熟的专业团队，拟离职去那些"比较危险但更有意思的地方"。就我个人而言，师姐最让我的敬佩和赞叹的，不是放弃留在大医院而选择去西藏工作。因为在成年人的世界里，向来只有选择，没有牺牲，因为有所追求，必然有所舍弃：师姐选择了不会一眼看到头而是充满挑战与未知的人生，就想好了舍弃大城市的繁华与成熟医院科室的便捷。就像我们选择了救死扶伤的成就感，就想好了舍弃朝九晚五的安逸；就像全职妈妈选择了与家人孩子的朝夕相伴，就想好了舍弃职场带来的经济与精神的独立感；就像那么多年轻或已不再年轻的人们选择了在北上广独自打拼，就想好了舍弃家乡的低物价与关系网……每一个做出选择的人，只要自己内心平和安乐，对他人无害并能作出些贡献，都是值得尊敬与支持的。

　　师姐最让我敬佩与赞叹的，是她在高起点上持续保持前进的姿态。能高考直接考入协和八年制毕业的人，资质自不用说，博士毕业前夕即被导师相中具备留在内科的条件，说明师姐在同级中也尤为出色。如此高起点的她，仍能在去年的毕业典礼上作为优秀校友代表，给我们留下这样的嘱托——"自律、谦卑、勇敢"：

利用好时间，去做让生命更丰满的事；不看出身，靠行动和结果赢得尊重；勇于面对错误与困难，知错改错，解决问题，不放弃实现确定好的目标。我自己觉得，一个资质不太差的人，能做到以上三点，无论在事业还是家庭中，无论选择的行业如何，都会活得充实并有所建树。面对人生的分岔路时，做选择时的主动权也会更强。因此，在对师姐的敬佩与赞赏之余，我们不必嫉妒与羡慕，因为感谢母校，感谢协和，聚集并培养出了诸多师姐这样优秀的人环绕在我们身边，让我们在最值得奋斗的年纪，从来不用把时间浪费在迷茫与纠结中，可以明确地做出选择，坚定地实现目标，就能像师姐一样，活出自己的精彩人生。

然而，师姐在此年龄此境遇下离世，仍让人遗憾与痛心，多叮嘱大家一句，前进的路上，注意身体与安全，其他的，或许有时真的是上天注定，无憾就好。

今天是中国医师节，借此之际向各位辛勤奋战在救死扶伤前线的师长、兄弟姐妹们道一声辛苦了，大家不忘初衷和使命，无怨无悔，竭尽所能，医路有你，医师节快乐！

惊险的一天

2019 年 8 月 26 日　杨婧

中午 11 点 40 分，我刚动了一下想去吃午饭的念头，值班手机就响了："65 岁女性，120 从地铁接来，胸痛 10 分钟，血压 69/54mmHg，心率 60 次 / 分，人清醒。"

"做个心电图，我马上过来。"我回复。

心电图显示下壁导联 ST 段抬高，赶紧进抢救室！为了缩短 D-2-B（来院到球囊扩张）时间，我同时通知了心内冠脉三线。

"进一个 STEMI（ST 段抬高心肌梗死）的患者！"我边拉着患者进了抢救室边大声说。

这时我才意识到患者身边只有一个约 10 岁的小孙女，所幸 120 在路上已经帮她联系了家里人，很快就能到，我协助小女孩给患者办了就诊的手续。

等我回到抢救室，内科总值班已经开始向冠脉三线汇报病情，抢救室主班也很快建立了深静脉通路。在建立通路时，护士和大夫们都发现了这个患者右侧肢体的动脉搏动偏弱，我猜大家心中都闪过了那个念头，我们反复测量双上肢血压，发现是对称的，很快心内科冠脉三线回复准备急诊 PCI，大家就开始快速准备术前的签字和转运物品了。

不久，患者家属来院，提供了患者之前得过 B 型主动脉夹层并放置过支架的病史，大家心里的那个疑点又放大了一点。这个时候，患者的心率降至 50 次 / 分，血压也越来越低，而且出现了意识模糊和呕吐，为了维持气道给患者进行了气管插管，将多巴胺的量加大尝试提高心率和血压，但效果欠佳。多亏了经验丰富的王江山主班想到了除颤仪的经皮起搏功能。通过体表起搏器，我们成功把患者心率升到了 70 次 / 分，但奇怪的是患者血压升高并不明显。这就奇怪了，如此顽固的心源性休克？这个患者的心功能到底是有多差？拿床旁超声看一下！奇怪的是，这个患者的左室收缩功能正常，但胸骨旁长轴切面和胸骨上窝主动脉弓切面暴露了大问题——都发现了升主动脉内可疑的内膜片！这个时候从家赶来的心内科冠脉三线已经来到了抢救室，和大家一起推着患者去做了主动脉 CTA（图 1）。主动脉 CTA 证实了超声所见，患者原来的降主动脉夹层逆撕到了主动脉根部，右冠状动脉位于巨大的假腔，真腔仅剩小小的空间。

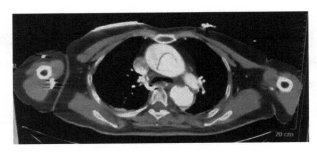

图 1　主动脉 CTA

　　大家都长吁一口气，还好没送到导管室行急诊冠脉造影。不然后果不堪设想。心外科大夫会诊后 4 点钟左右患者被手术室接走了……

　　惊险的一幕过去了，大家仍心有余悸，主动脉夹层真不愧为隐性第一杀手，临床表现多样化，非常容易漏诊误诊，猝死率高，诊疗需要争分夺秒，稍有疏忽后果不堪设想。为我们抢救室团队的丰富经验及精诚合作点赞，为心内科冠脉组同道的协助配合点赞，为心外科同道及时加班手术点赞。当然，患者虽然有机会手术，仍面临生死考验，真心祈祷患者顺利度过后续的每一关。

你笑起来的样子，最美

2019 年 9 月 3 日　孙瑞雪

　　她 36 岁了，前二十几年过了多数姑娘过的日子，嫁人生娃家庭美满。8 年前，出现了身上皮肤变硬，先是两条腿，慢慢延伸到腹部，在当地医院明确诊断了局限性硬皮病并规范地服用激素治疗，但病情反复中还在慢慢进展。硬皮病，顾名思义，得病的人皮肤会变得又硬又黑，重度患者治疗的必用药物之一糖皮质激素，众所周知的副作用就是向心性肥胖。一个姑娘，本来迈向御姐熟女的年纪变得又胖又黑又糙已经很惨了，更惨的是，长期服用激素容易合并感染，这个姑娘不仅出现了皮肤的大面积溃烂，本来因肥胖压缩的肺部也感染到呼吸衰竭。所以，姑娘躺在床上的样子，像一头受伤的大象，脸上扣着的无创呼吸机面罩，让她本就臃肿的五官更被挤压得看不出模样。入院前她的病情就已经进展得很快了，真的让大家对她的未来抱不了太大希望，各大重症监护室的专科医生也都叹息着退了。

　　当领导把上面的话委婉而清晰地告诉了姑娘的家人后，她的家人表达的意思很一致，就是要治，所有的钱都拿出来给姑娘治，以后的事再说以后的。既然家属不放弃，我们自然就没有放弃的道理，主管领导请皮肤科、感染科一起拟定了最强大的治疗方案，抢救室主班每天都评估着她降低的炎症指标试着减低呼吸机条件，副班老师们精心地给姑娘皮肤破溃的地方清创换药，护士姐姐们细致地给她翻身避免破溃加重……然而，一个星期过去了，姑娘的病情进入僵持阶段，没有恶化，但也没有治愈，虽然是意料之中的进度，但 10 万块钱已经花进去了。

　　未完待续（下接 250 页）。

坚持到最后一刻

2019 年 9 月 9 日　刘霜

早上总值班的一项工作是参加抢救室的交班。在夜班大夫打印的交班表上，我看到了个 16 岁的男孩，不禁引起了注意。

这个孩子是 3 天前在上高中前军训的时候觉得不舒服，后来就出现发热，最高体温达到 40.3℃，学校的老师就让父母把孩子送回家养病，觉得可能是太累了。家长给孩子吃了几天退热药以后，每天仍然高热。家里送到当地医院，查了胸部 CT 没发现问题，就继续给了退热、抗病毒治疗，孩子不仅没有好转，而且出现了憋气胸闷。昨天到达我们医院急诊分诊台的时候，测心率 143 次 / 分，血压 99/51mmHg，氧饱和度 81%，立即送入了抢救室。

这么年轻，什么病呢？是病毒感染吗？

跟家属谈话的时候，所有的家长都来了，在我的面前站成一排，让他们坐下，他们只说让大夫坐，他们站着听就好，局促而朴实的面容难掩心中的焦虑。

我说："患者目前病因不明，但病情危重，进展很快。"

家长们面面相觑，说："大夫，我们要求尽全力治。"

我说："气管插管，胸外按压，各种有创的抢救操作你们都积极吧？"

家长们还是那句话："我们要求尽全力治。"

我说："我们帮您联系联系，可能会收到 ICU 去接受更密切的治疗，但花费较高，你们可以接受吗？"

家长们还是那句话："我们要求尽全力治。"

当天，患者的外周血回报：CRP > 160mg/L，WBC 1.74×10^9/L，LY% 16.1%，MONO% 34.5%，RBC 2.59×10^{12}/L，Hb 88g/L，PLT 56×10^9/L。

血涂片：红细胞大小不等，部分形态不规则；血小板减少，形态大致正常；原始细胞 57%，有核红细胞 2 个 /100 个 WBC，晚幼粒细胞 2%，淋巴细胞 39%。

原始细胞占 57%，考虑血液系统肿瘤可能性大。

骨髓穿刺涂片 + 活检：当天就去追问骨髓室，口头回报 ALL-L3（急性淋巴细胞白血病 L3 型）可能性大。这是最为凶险的一型，肿瘤增殖速度极快。

第二天，患者的血培养报警：停乳链球菌。

患者的循环越来越难以维持，且氧合越来越差，给予了气管插管，深静脉置入，血管升压药泵入到了最大量，且给了血滤支持，还是不能逆转孩子的病情。

再次和患者家属谈病情，我们尽力在治，但血液系统肿瘤合并细菌脓毒血症，希望渺茫。

家长们还是那句话："我们要求尽全力治。"

过了一会儿，又加了一句："坚持到最后一刻。"

第四天，孩子去世了。

家长们呆呆看着孩子，安安静静，没有哭天抢地，没有声嘶力竭，甚至一滴眼泪都没有看到，但他们的心，估计早已被撕碎。

这个孩子，之后也许会变成天使，在天堂保佑着家人吧。

在急诊科，常有人问我，你们是不是见惯了生死，已经麻木了？我说："不是麻木，我们也痛心，惋惜，但在患者生死关头更需要的是冷静，正是因为见惯了生死，才要更冷静给患者更好的救治，才能不留遗憾，才是对患者家人最好的交代，才更理解活的不易，知道珍惜当下，才会活得精彩。"

不一样的中秋节

2019 年 9 月 19 日　　杨婧

　　9 月上旬开始，北京已经进入国庆阅兵的准备阶段，每周六的晚上至周日凌晨都会进行阅兵流程演练，但急诊科的患者，尤其重患者并没有因此而减少，同时也有部分阅兵工作人员陆续来诊，我们一如既往，严阵以待。

　　2019 年 9 月 16 日中秋节值班的我接诊了 2 位人民警察。刚接班没多久，一位 50 多岁的警察被 120 送到了急诊，警察大叔说自己以前有高血压、阵发性房颤，刚刚下夜班就胸闷、胸痛，赶紧呼叫救护车看病。挂了号，赶紧做心电图，患者心电图提示快速房颤，心电图胸前导联 ST 段广泛压低，结合患者胸痛症状持续不缓解，考虑房颤、ACS 可能。患者因为刚刚下夜班没有家属、没带钱，我们迅速把患者送进抢救室，启动欠费程序，同时联系家属。入抢救室后，患者快速的心室率很快就被控制了下来，心电图压低的 ST 段回到基线，胸痛症状也趋于好转，但心肌酶水平升高，联系心内科会诊，考虑患者 ACS 可能，且目前无抗凝抗板禁忌，予以双抗血小板 + 抗凝治疗。患者家属很快赶到，看到患者病情好转舒了口气，并表达了对我们的感谢。

　　还是这天下午，又一位 50 多岁的警察大叔被 120 送来了急诊，症状与前一位类似，胸背痛已经有 5 天了，而且曾有一次呕吐咖啡色样物，既往有高血压和陈旧性脑梗。同样，我也是赶紧给警察大叔做了心电图，患者的心电图提示 V1 ~ V4 导联 ST 段抬高，T 波高尖，是 ST 段抬高心肌梗死。赶紧和患者家属沟通病情，并把他也送进了抢救室。果然，患者入抢救室后查的 Hb 仅有 69g/L，cTnI 已经涨到了 23μg/L，CK–MB 也已经 358μg/L。由于急性消化道出血，积极的抗板抗凝和冠脉再灌注治疗都没法实施，只能以扩冠和降脂药物抑酸输血补液保守治疗。和患者家属交代病情的时候，患者爱人泣不成声，从她那里我们得知，患者是外地人民警察，借调到北京执行任务，为不影响工作，带病坚持在岗位，未告知家人和同事。幸运的是，经过保守治疗，患者胸痛症状在第二天上午已经完全缓解，但 cTnI 还是涨到了恐怖的 126μg/L。cTnI 下降的过程中患者还出现了一次室速和室颤，幸好患者在监护条件下，被及时发现，经过复苏和除颤患者已恢复窦性心律，也无神经功能损伤，目前仍在院治疗中。希望他们都能从这次心脏事件中挺过来，尽早回到家庭和工作岗位上。

为人民警察们点赞，为所有参加阅兵的工作人员点赞，你们辛苦了，我们是你们生命的保障，你们的大后方，希望大家有不舒服尽早就诊，尽早处理，尽早恢复。国庆佳节就要来临，祝福大家节日快乐，并预祝 70 年国庆阅兵大礼顺利圆满成功！

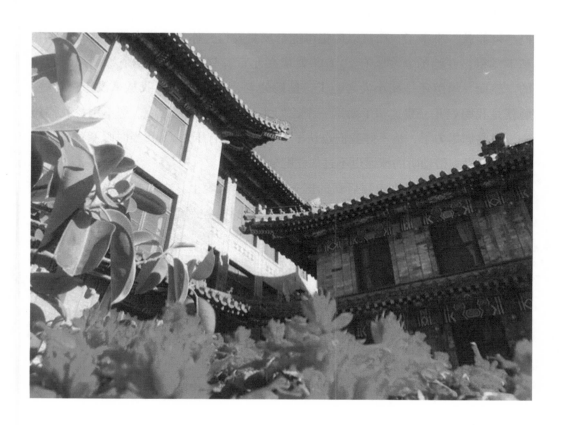

你笑起来的样子，最美（续）

2019 年 9 月 23 日　孙瑞雪

　　（上接 245 页）上个周末的早上，是我代替主管领导跟患者家属交代病情，在抢救室加 4 张床的压力下，我想试着再看看姑娘家人的想法。在交流病情的过程中，旁敲侧击到姑娘治病的钱主要是她老公出的，娘家人那边经济状况更差，还要顾及还没娶到媳妇儿的姑娘弟弟，能拿出来的钱只够个零头。想到每次谈话，似乎都有娘家人在场，这天谈话，娘家人没在，我委婉地问他，你媳妇儿治好的概率可能就一小半了，而且以后很可能会反复发作，你是否能支撑得住？毕竟我私下觉得，在她的家乡，有 20 万，就像在北京有套房，想再娶个媳妇都很容易的。然而，果然还是我小人之心了，姑娘的老公说："大夫，我从来没想过这些，她就是我媳妇儿，我这辈子就这一个媳妇儿，我就是要给她治，您不用替我们担心，只要您尽力了，治不好我们也认了，您也不要有压力。"我当时眼圈都有点红了，感觉世上最动听的情话也不过如此吧。

　　很多时候，家属决定预后真的挺有道理。今天晚上，在姑娘来协和急诊抢救室第 12 天的时候，她的皮肤破溃已结痂，肺部感染控制到可以脱离呼吸机并耐受低流量吸氧，后续可以转入普通病房完成抗生素疗程。家人决定接回当地医院完成后续治疗。接她走之前，我偷偷地跟姑娘转述了她老公当时说给我的话，吸着氧的她，笑起来眯着眼睛的样子很美，这种美里，有小女人被宠的欢喜，但更多的是一种自信的坦然。原来，我一直都想多了，不仅仅是姑娘的老公本能般地对她倾尽一切，姑娘自己也一直没有担心过她的男人会有犹豫或退缩，或许角色对调，姑娘也会一样觉得对爱人付出全部是理所当然的事。

　　她的笑让我想起，在 EICU，他的妻子因乙流重症肺炎上了 ECMO，他握着妻子的手说你快好起来，明年的双十一我陪你一起抢你相中的包包；在综合病房，他的未婚妻化脓性脑膜炎虽然挺过了意识障碍顺利脱机拔管，但仍可能遗留长期肢体活动障碍，他高兴地搂着她商量着出院结婚时穿婚纱还是秀禾；在抢救室，他的妻子多囊肾肾衰竭，他陪在身边腹透了 25 年，CKD 基础药物调整得比医生还专业，妻子弥留之际他抚摸着她的头发，她看着他，眼神里都是安静与平和……

没有来得及目送姑娘的老公接她走的背影，31991 的手机又响了，分诊台又来了新的重症患者需要评估，今晚的夜班感觉又不怎么好过，但心里，却多了份温暖的支持。我想，或许，他们今后的路还会很艰难，再或许，将来两个人也有可能因为这样那样的原因并没有终老一生，但有个人在自己那么糟糕的时候都认定了自己这个媳妇儿，心中就会像种下了太阳，身上便有了驱除阴霾的力量，不再惧怕苦难的人生。

前两天，科里的师姐发了个很暖心的朋友圈，借用于此，作为结语：都说医生治愈患者，但有时候，恰恰是患者治愈了医生。那些小温暖就像是一生追随太阳的向日葵，沉默却忠诚。

平凡的一天

2019 年 10 月 8 日　刘霜

上午常规进行各区域患者的周转，下午刚想坐下来休息，分诊台护士打来电话："一位北京的孕妇，发热来诊，血压 119/71mmHg，心率 110 次 / 分，指氧饱和度 94%。"虽然患者的生命体征尚稳定，但由于是孕产妇，分诊台护士还是常规要跟二线医生报备。

"您年龄是多少？"

"40 岁。"

"第一胎吗？"

"不是，这是第二个孩子，现在'二孩'政策放开了，第一个孩子已经挺大了，想要一个老二。"

"怀孕多久了？"

"15 周。"

"发热多久了？"

"1 周了，每天体温都 39℃多，不想吃药，挺着，但还是受不了，就来看看。"

"好，您先看一下妇产科检查一下孩子情况。"

妇科听胎心，200 次 / 分，B 超结果尚可，转到内科继续就诊。

详细问问病史：患者持续发热 1 周，发热时伴有头痛，恶心，呕吐，没有咳嗽咳痰。

是颅内感染？做了腰穿，脑脊液压力 330mmHg，白细胞大量，以单核细胞增多为主，蛋白水平高，脑脊液结核 DNA 阳性。原来是结核性脑膜炎！

"您好，脑脊液结果出来了，您患有结核性脑膜炎，需要进行抗结核治疗。"

我向他们交代病情。

孕妇的丈夫说："用的药对孩子有影响吗？"

"嗯，抗结核药会有流产、致畸的风险。"我说。

孕妇的丈夫说："那我们不用，还是孩子重要。"

"颅内结核感染如果不治疗，大人有生命危险，胎儿也保不住。"

孕妇看了丈夫一眼，没说话。

丈夫说："让我们想想吧。"

过了2个小时，又去看这个孕妇，再次劝她积极治疗："留得青山在，不怕没柴烧，孩子可以再要。"

孕妇小声说："大夫你不知道，这个是我第二个丈夫，第一个孩子是跟前夫生的，我想给他再生一个。试管婴儿我们失败了好多次，终于怀上了，这个孩子要得太不容易了。"

"好吧，你再好好想想。"我说。

召集了多科会诊，最终讨论结果还是建议抗结核治疗，必要时终止妊娠。

经过一天的思考，孕妇和她的丈夫终于同意进行抗结核治疗，并完善了胸部CT，结果回报为粟粒性肺结核。经过医务处联系，患者转到结核专科医院继续诊治。

看着救护车越行越远，我的心里不是滋味，感叹身为母亲的不易，尤其是试管婴儿的母亲。孕妇本身是高危人群、易感人群，何况高龄试管受孕人群，前期大剂量激素准备，且反复多次尝试，往往前一次身体状态没有完全恢复又开始下一次怀孕准备，容易感染各种病原菌，一旦出现发热征象，一定要重视，要治疗，不能讳疾忌医，要正面面对。如果母亲不健康，孩子发育必定会受影响，不是药物影响这么简单了。当然，做放弃胎儿的决定是非常艰难的，我们还是希望患者及家属要理智一些，损害母亲甚至母子丧命是我们最不愿看到的结局。希望所有的母亲都得偿所愿，健健康康、顺顺利利地拥有自己的宝宝。

国庆有感

2019 年 10 月 14 日　孙瑞雪

　　今年 10 月 1 日是祖国成立 70 周年纪念日，越接近国庆日，节日气氛越浓烈，每天上下班经过的东单路口，搭好了大气别致的大型盆栽，急诊门口挂起了大红灯笼，连来抢救室会完诊准备下班的外科小哥哥嘴里哼的都是《我和我的祖国》。

　　其实急诊科早在九月初就感受到了浓烈的国庆气氛，为演练国庆大典，连续三个周末协和医院与其他周边医院承担着演习人员的医疗保健工作。因演习均在周末的夜间进行，临时生病的演习人员多数就诊于急诊。我们也在接诊过程中看到了他们的不容易：有的姑娘腹痛三四个小时才过来看病，因为怕给伙伴们添麻烦耽误大家进度，一看应该是最近训练密度大，没顾上好好吃饭胃痉挛了，好在给了解痉药就好多了；有的小伙子咳嗽得都快失声了，还坚持着在队里喊口号，希望协和特产棕胺合剂能不耽误他大庆那天正常发挥；还有个高热的小伙子看到医院特意为不能携带手机证件排练的他们准备的欠费单，不好意思得说了十几次给你们添麻烦了；病情最重的是上次神队友日记里急性冠脉综合征合并上消化道出血来北京支援的警察，已经在抢救室脱离危险期转入留观了，前两天还送来了锦旗说以后改改自己爱着急的坏脾气，工作再忙也争取好好吃饭注意身体……虽然我们接触到的都是一线的工作人员，但还是能感受到大家为了国庆 70 周年大庆的全身心付出以及付出时的那份自豪感。

　　小时候觉得好好学习天天向上，为建设祖国做准备是很远的事情；青春时期觉得为祖国的繁荣昌盛贡献自己的力量是写在作文里最后一句的套话；长大了才切身感受到，有国才有家，祖国强大我们才能得到更多的尊重。每当上班时看到我们毫不逊色于发达国家的医疗设施，每当下班时躺在沙发上就能用手机让各种好吃的好穿的送到家里，每当休假时带着儿子天南地北山地游玩……就会感恩于祖国的发展为我们带来的工作和生活水平的提高。现如今，哪怕再不关心政治军事，也能知道我们国家在如此复杂严峻的国际形势下保持和平发展的不易。渺小如我，能回报祖国的就是在自己的工作岗位上尽职尽责，尤其是国庆期间按院里科里领导的指示，和同事们一起保障好大庆期间来诊患者的健康。

隆重的祖国 70 周年大庆顺利闭幕了，全急诊科领导、同事继续投入紧张忙碌的工作中，祝愿大家健康平安，祝愿我们的祖国繁荣昌盛。

写在离别之际

2019 年 10 月 25 日　杨婧

一年的时间说长也长，说短也短。手机里的倒计时已经进入个位数，总值班的日子也进入了尾声。回想一年前刚上总值班时候的焦虑、紧张、失眠，还仿佛是昨天的事。今天就写点什么对这段日子来个小总结。

针对每一位患者治病

这一年中见到的危重、难治、高风险的患者不在少数，但只要患者家属积极，我们还是会勇敢尝试，只要是做对的事情，我们就不害怕。肺栓塞患者晕厥摔倒导致脑出血，我们抗凝了；孕妇房扑，我们电转复了；孕妇心肌炎室颤在抢救室，我们上体外膜肺氧合了。协和医院的患者病情重，合并症多，我们挑不了患者，我们推不了患者，针对每一个患者选择适合他（她）的诊治方案才是我们应该做的。

不生气、不生气、不生气

重要的事情说三遍。当总值班这一年真的没少跟患者和患者家属"吵架"。嫌候诊时间长来砸场子的，周六来开急诊药房没有的常规用药的，没带患者要来开毒麻药的，没空看病把急诊当晚间门诊的，没有平车、轮椅提供大闹急诊的，不进抢救室死了要我负责的，一天挂了两个号已经产生费用还非要退号的……面对不讲理的患者和家属，最开始的时候真的气到心慌手抖，甚至被气哭，可现在想想这些已经可以一笑了之了。也已经和领导们学会了微笑着和患者及家属讲道理，并且不让这些事情影响到自己的心情。当然大家都知道，"杨婧从来没吵赢过"。

晚上睡得不好，白天才能睡得好

这一点我真是在一个个夜班中体会得越来越深。如果夜班接了好多电话，但没有起来亲自评估，第二天早上总会心虚，下夜班也睡不好。但如果这个夜班"仰卧起坐"无数次，自己一遍遍评估患者，教一线医生处理好，第二天下夜班心里就会踏实很多，听见电话响也不心惊。所以，为了下夜班能睡踏实，夜里就努力干吧。

这一年的感受很多，酸甜苦辣辛五味俱全，各方面的经验快速提升，感觉变成了"老大夫"，应对各种紧急情况不再慌乱，尤其是面对患者复杂的病情，多变的家属情绪，可以应对自如了。感谢大家这一年对我的支持和帮助，这一年难忘的经历为我今后更好更快地提升，胜任各种岗位打下了很好的基础。

急诊科的那些 "群"

2019 年 11 月 3 日　孙瑞雪

自从上了总值班，就被拉进了近 20 个工作群：急诊一楼大家庭、EICU 医生工作群、急诊患者疏通群、STEMI 直通车……上班或不上班的时候，都习惯性地看看群里的消息，除了抢红包、蹭饭吃，还能了解到各区域有特殊病情的患者和区域新的流程制度。今天的群消息就有好多新鲜事，和大家一起分享一下。

一大早，PUMCH-ER Doctors 群里，徐主任通知大家："急诊流水和留观已上线聚合支付，支持支付宝和微信缴费。"终于，来急诊看病的患者和家属，不用在焦头烂额地应对疾病的同时，还要狼狈到处找现金或银行卡付款。毕竟去年冬天门诊楼门口卖烤地瓜的大叔都支持微信收款了。感谢信息处老师在繁忙琐碎的工作中让急诊科复杂的支付系统也追赶上了现代消费节奏的步伐，让每位来急诊就诊的患者就诊流程更加便捷流畅。

没多久，急诊一楼大家庭的群里，护士长发来公告："即日起急诊平车诊区已正式启用"，还同时分享了医护版使用流程。众所周知，急诊流水区域每天都有不少因病情或其他原因滞留下来却又无法收入专科病房诊治的患者，急诊流水的区域主管会利用有限的急诊资源为很多患者完成病因学检查及治疗方案的制定，甚至会完成整个治疗流程。有的患者可在流水诊治多日甚至上月，但电子病历系统中却没有这类患者的 "容身之地"，医生只能每日挂号在流水系统中开化验开药，还要自己单独设计 Word 版的交班表摘录病情，十分不便。如今的急诊平车诊区至少给了这部分患者在电子系统中和急诊留观区患者同样的待遇，使得患者的诊疗更加系统流畅。

科里热血中年勇哥主管的区域群消息总是几十条几十条的更新，最近的

PiCCO、ECMO 风生水起，下午科里在 EICU 坚守了大半年的师兄分享了自己总结的 V-A ECMO 心得。2 年前自己在 EICU 时，科里才刚开展 V-V ECMO，如今看着师兄的心得，发现有两个名词我都不懂是什么意思了。觉得自己下了总值班，要跟着领导和师兄师姐学习的还有好多。

快下班时，主任又发来了消息，明天医务处会召集急诊科和介入科一起讨论前两天抢救室大咯血患者的病历，商量一下急诊介入流程的改进；STEMI 直通车群里，又传来了一例患者 D-B 83 分钟完成冠脉造影的好消息；急诊综合病房群里，更新了师妹新总结的特殊化验外院送检流程……

每每看到各个群里生机勃勃的新消息，就会想起勇哥那段特别热血的话："协和急诊科，就像我们新时代下的中国，年轻富有活力，每天都在创新和进步，任何区域离开半年再回去就会发现有新的技术和规范需要学习，只要你敢想敢干，就有无数的机会等着你。"

感谢院领导和兄弟科室的支持，才有急诊科繁忙中却处处透着欣欣向荣的气象，愿我们的每一点点前进，都带给病患更舒心的就诊体验，愿每个带着家人来协和看病的家庭，都有一个幸福的结局。

北平的秋

2019 年 11 月 11 日　刘霜

中秋前后是北平最美丽的时候。

天气正好不冷不热，昼夜的长短也划分得平均。没有冬季从蒙古吹来的黄风，也没有伏天里挟着冰雹的暴雨。

天是那么高，那么蓝，那么亮，好像是含着笑告诉北平的人们：在这些天里，大自然是不会给你们什么威胁与损害的。

——老舍《北平的秋》

美丽的金秋逐渐过去，随着天气的逐渐转冷，急诊就诊的危重患者迅速增多，每天抢救室和分诊台都忙得热火朝天，急诊科人满为患。作为急诊科总值班，快速识别危重患者，疏通及安抚患者就显得额外重要。每次 31991 的手机响起，就仿佛一场挑战来临。

2019 年 10 月 16 日 11：00am

分诊台电话："一个中老年女性，胸闷 2 天，因憋气来就诊，指氧饱和度 90%，心率和血压尚可。"

"先做一个心电图，我来看一下。"我说。

秋冬季是心肌梗死患者的发病高峰，听到这个电话，虽然生命体征尚可，但还是想，可能是心肌梗死后心力衰竭。

看到患者，中老年女性，不能平卧，呼吸频率估计有 30 次／分，见到我说，胸闷有 2 天了，今天早上出现憋气、胸痛，有点难受。

先看看心电图，广泛前壁导联的 ST 段抬高心肌梗死！

送入抢救室，联系心内科第一时间内进行了冠脉造影和支架置入。

说到这里，真应该感谢医务处、心内科和我科领导的大力协作，对于心肌梗死患者有了 STEMI 直通车，通过各科的合作，能在第一时间内通知导管室的医护人员就位，极大缩短了急性心肌梗死患者的救治时间，我们总值班也从中学习了很多心电图的知识。

2019 年 10 月 22 日 4 : 55pm

我们急诊总值班是每日 5 : 00pm 白班和夜班交班，我正和接班的总值班交流急诊各个区域的重患者时，值班手机响了，是分诊台的电话："一个老年男性，因为上腹痛来看病的，血压 86/70mmHg，心率 52 次 / 分，氧合是好的。基础有冠心病，糖尿病，哪里疼痛说不太清楚。"

好奇怪，心率血压都偏低，如果是腹痛的话，只有重症休克才可能会这样，但听护士的语气，患者一般情况并不是那么重。但正在交班，我说："先做一个心电图吧，我待会儿去看看"。

"好，我先让流水的大夫接诊，做心电图。"分诊台的护士说。

交完班，正在照例将一下是不是还有漏掉的患者。接到诊室电话，这个患者心电图显示下壁导联 ST 段抬高心肌梗死！

收入抢救室，由于患者高龄，本人和家属拒绝了经皮冠状动脉介入治疗（PCI）的检查，给予双抗＋抗凝治疗后患者出院。

《诗经·小雅·小旻》有云：战战兢兢，如临深渊，如履薄冰。作为医者，更应时刻提醒自己，不应懈怠一个患者，不应放过一个细节，因为生命重于泰山！而对于患者来说，秋冬季是呼吸道感染，心脑血管疾病的高发季，大家一定要注意保暖，不舒服随时来就诊，急诊的大门永远向您敞开！

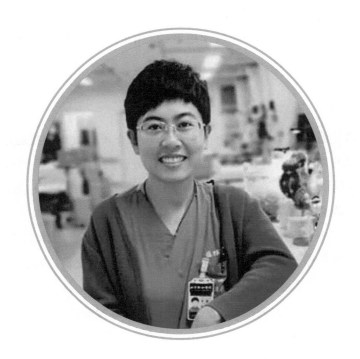

李妍

热情、稳重、耐心、细致的李总上任总值班！

第一个夜班

2019 年 11 月 18 日　李妍

　　2019 年 10 月 30 日是我接任总值班的第一天，晚上是我总值班任期的第一个夜班，忐忑与紧张的心情无以言表，平时夜班之前都能睡到三四点的我竟然失眠了。下午 3 点多我便来到了医院，留观、一病房、二病房、流水各转了一圈，给力的领导和小伙伴们先给我吃了一剂"定心丸"。然而抢救室满床并且已经加 2 张床的状态着实让我感到压力很大。

　　值班手机一响，我便赶紧冲到分诊台，一位年近 70 的老先生被 120 急救车送来，唯一的主诉就是出虚汗，分诊台护士一测血压只有 70/30mmHg 左右。老先生精神还不错，一直说自己没事，就是一天没吃饭，晚饭之前走路有点腿发软，晕过一次，在外院测血压低、头 CT 没事，化验就是血象高，输液后就好多了，本想再去参加饭局，结果一到饭店门口又晕了，朋友叫急救车把他送来，老先生不让通知家属。患者和他的几个朋友都信誓旦旦地说以前啥病都没有，是个游泳健将。然而，休克状态的血压提示着患者绝对不是"没事"的状态。仔细询问病史，老先生说有轻微阵发腹痛，结合外院查血象偏高，不除外有感染存在，休克需进一步查因，给了抗生素和快速补液治疗，同时建议继续完善检查，患者和朋友们都表示不情愿，经过一番劝说，终于同意完善检查。因为患者上次于北京协和医院就诊时间比较久远，影像学资料已不能及时调阅。然而，当我们找到患者 2013 年的就诊记录时，着实把我们吓了一跳——患者 2013 年的就诊诊断上显示腹主动脉瘤！患者腹痛、休克——腹主动脉瘤破裂？此时，患者新复查的腹盆 CT 高度提示了我们的猜测。赶紧联系放射科做增强 CT、血管外科会诊。然而老先生因可能出现的肾功能不全加重而拒绝增强 CT，并坚决拒绝通知家人，在我们反复交代猝死风险后，陪同的朋友们才不情愿地去联系患者亲属。好在患者爱人对我们充分信任，很快说服患者完善增强 CT 检查及后续急诊手术。

总值班的第一个夜晚，这个患者让我捏了把汗，如果没有仔细地去追问病史，没有耐心地劝说患者和家属，没有患者爱人充分的信任，这个患者估计已经……

临床工作"如临深渊，如履薄冰"，在这一刻，我对这句话有了更加深刻的认识。

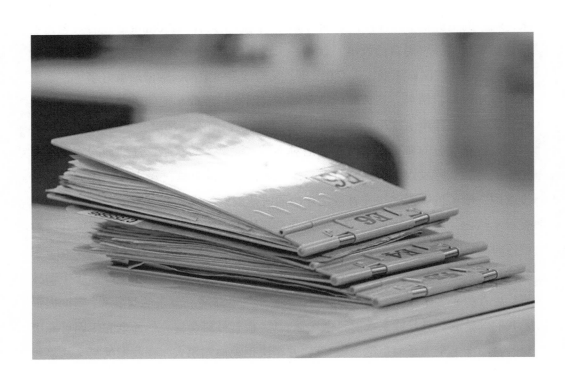

"九心"急诊

2019 年 12 月 3 日　刘霜

在大多数人的印象中，"少一张床"是急诊永远的难题。由于急诊科的大门永远对所有患者敞开，因此，对于收治患者入口宽、出口窄是不可避免会遇到的难题。而如何解决这个难题，靠的是急诊科和专科之间桥梁的搭建。自我上任急诊总值班的第一天，就被拉进了"急诊患者疏通"的微信群中。在这个群里，不仅有急诊科，还有内科、外科、妇产科、神经科的二线相互配合，更重要的是有医务处及急诊科的主任、护士长。每天我们下夜班前都有一项任务，总结需要专科收治，并且在急诊滞留时间较长的患者。每天医务处张老师都会来急诊参加流水交班，参加查房，并询问是否需要什么帮助，尤其是本地和外地转来协和医院的孕产妇。经常看到深夜医务处老师还在群里询问患者去向，病情发展和治疗进展。在医务处老师的带领下，在各科二线医生的配合下，很多患者都顺利地收入了专科，进行了更进一步的治疗，急诊的秩序也有了一定程度的改善。

除患者的顺利疏通外，在危重患者的治疗方面我们也有了极大的提高。例如，我们建立了"STEMI 直通车"微信群，心肌梗死的患者从来院的那一刻起，不管是白天还是黑夜，急诊科都可以迅速联系心内科冠脉造影大夫，给予心肌梗死患者第一时间处理。在领导的带领和我们大家的努力下，心肌梗死患者从来到急诊到冠脉造影结束时间已经大幅缩短，有了从量变到质变的提高。

2019 年马上就要过去，而自己一年的急诊总值班历程也过去了大半。在这段时间内，我从一个小大夫转变为二线医生的角度来看急诊，真心觉得"九心"急诊实至名归——急危重症患者抢救中心、疑难杂症患者诊疗中心、待住院患者等

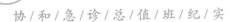

候中心、慢性病患者滞留中心、老年患者诊治中心、临终患者关怀中心、突发事件处理中心、"三无"人员收留中心以及各种社会问题的汇集中心。

在 2019 年的最后，祝愿我们急诊科大家庭越来越好！

年轻不是本钱

2019 年 12 月 9 日　李妍

入冬以后，急诊患者明显增多，尤以心脑血管意外和呼吸系统急症最为突出，更可怕的是患者年龄越来越年轻化。

一天夜班，一位 35 岁的青年男性因猝死被 120 急救车送至北京协和医院急诊。据家属介绍，患者晚上去健身房运动，于跑步机快走时突发晕倒在地，意识不清，呼之不应，现场人员立即给予持续胸外按压，并呼叫 120，胸外按压约 20 分钟后 120 赶至现场，后继续心肺复苏 5 分钟，患者呼吸、心跳恢复，后送至协和医院。入院后给予脑复苏治疗，同时心电图提示急性心肌梗死，行冠脉造影发现双支病变，予介入治疗。此后患者循环稳定，意识逐渐恢复，并逐渐恢复了正常生活。事后患者回忆，近 2 个月来自己一直有间断胸闷不适，因为自觉年轻、身体底子好就没在意，庆幸自己猝死在有紧急复苏团队的健身房里。

然而，另外一位患者就没有这么幸运了。同样是 30 多岁的青年男性，平时有高血压，也是觉得年轻就没好好看病，终于一天早晨觉得头晕得厉害，由同事陪同就诊，结果刚一下车就倒在了急诊门口。我们紧急做了头 CT，结果提示脑干出血，量还很多！很快患者便出现呼吸心跳停止，永远离开了挚爱他的妻子和年幼的孩子。

身体是革命的本钱，年轻并不代表健康。在此提醒年轻的朋友们，身体不适要及时就医！不要因为年轻，就可以放纵烟酒，吃喝无度。同时，全民推广心肺复苏术真的很必要，有人学会这项技能可能一辈子用不上，但一旦用上了他便可能把你的亲人、朋友、身边人从死亡的边缘拉回来。

抢救室 "加九"

2019 年 12 月 16 日　孙瑞雪

协和急诊抢救室只有 20 张正床，HIS 系统里的床位编号最多到加九。一般来说，加四加五就已经极限了。我以为，抢救室加九只是一个传说，没想到竟然在我的班上见识了。

周末的夜班很不好过，除在领导不在的情况下看住急诊三层楼五个病区，还要应对外地医院开始批量转入的危重患者。因为专科病房床满周末很少收治患者，抢救室的源头大开，出路只能靠急诊各区域自己周转。周六晚上接班就是加三张床状态，神队友说从周五晚上开始就已经连续火了两套班了，估计今天晚上风水能转过来，祝我好运。

值班 "风水" 这个事，我从实习开始就跟着老大远离了各种禁忌：不能穿戴大红色，不能吃芒果、火龙果（带忙带火），最好吃水饺（谐音睡觉），尤其不能说今天值班没什么事……然而很多时候也没什么用。例如，今天晚上，交班后看到没有能当晚出室的患者已经有点郁闷，频繁响起的 31991 手机更是加重了自己和抢救室小伙伴们的繁忙。不过该来的还是会来：肺间质病合并感染指氧饱和度 70% 的大爷，腹腔出血失血性休克的大姐，STEMI 的大哥，心肌梗死后心力衰竭喘憋得冒汗的爷爷，脑梗溶栓窗内的大叔，泌尿系感染合并感染性休克的奶奶，差不多一两小时一个患者的节奏把抢救室的床位全部填满了。抢救室主班师弟依旧是沉着淡定的性子，我每拉进来一个患者内疚地跟他交病情时他都笑着说没事师姐，反正我也不睡觉。我想帮下忙，但师弟带领下的小组好像给我的机会不多，给力的护士把抢救室有限的空间合理地安排好，保证每个患者都尽量在医护人员的视线范围内又不会阻塞本就狭窄的转运通道。在保证原有患者病情平稳的情况下，肺间质病的大爷顺利气管插管上机维持住了呼吸，失血性休克的大姐CTA 找到了可疑附件区出血妇科会诊中，STEMI 心内科秒会诊秒送导管室，心力衰竭爷爷吹着无创呼吸机，尿量出来了半躺着睡了一觉，神内小伙伴熟练地溶了栓 NIHSS 评分逐步下降，休克的奶奶在留取病原、扩容、扎深静脉泵去甲肾上腺素、静脉抗生素后一小时不到血压维持到正常水平。我就努力干干借监护仪、推个床、换个液、做做诊穿的杂活，争取不给干得热火朝天的优秀团队添乱就好。

早上交班前跟主任领导报备了抢救室的现状，第二天白班时听闻抢救室主管领导在周末休息时间杀回抢救室，协同接班神队友在留观、急诊病房、EICU、MICU 的神助攻下疏通了 14 名患者，让抢救室不再超负荷运转，进一步保证了危重患者的诊疗治疗，真心为我优秀的小伙伴们点赞。

然而，我，继一个班送进抢救室 12 个患者后，又干了一次"加九"。

急诊科 "不急" 的事

2019 年 12 月 25 日　孙瑞雪

众所周知，急诊科每天接诊大量危重症患者，无论是流水的接诊，抢救室的操作，病房的床位周转，都要快快快，但工作这几年越来越感觉到，很多时候为了达到 "快"，反而要学着 "不急"。

流水接诊

急诊流水就诊人次每天都有 500 左右。刚出流水时，面对候诊列表里长长的名单，难免会心生焦虑，尤其是发现搭班小伙伴比自己叫号叫得多时，更是想快点把坐在面前的患者接诊完赶紧叫下一个。然而，往往是着急的时候，不是患者家属没听明白是先抽血还是先缴费，就是患者没记住哪个药最好睡前再吃，好不容易患者和家属都明白了，发现自己这边一张申请单没保存，正忙活着结果发现对面 8 诊室领导又新叫了一个。后来发现，高年资接诊快的急诊科大夫看起病来都是 "不急" 的节奏：一边说您好请坐一边看生命体征，重点而细致地问病史查体，针对性地开检查，放慢语速用大白话解释病情及治疗方案。这样下来，往往不会有重复工作，其实是节省了时间，而且还能在 "坑" 最多的流水区尽量避免漏诊误诊，保证患者少花钱少受罪。

抢救室操作

抢救室的患者病情危重，进展很快，这就要求抢救室第一副班不仅能协助主班评估病情处理医嘱，更要尽可能快地完成深静脉、气管插管这些救命的操作。开始的时候，会很容易把精力都放在了 "扎" 和 "插" 这看似最关键的一步上，就会看到有的同事在一个部位反复穿刺都没有回抽到静脉血，还有的在患者还在躁动时气囊都没试就拿起了喉镜。其实这样往往费时很久最终的结局还是硬着头皮喊主班过来。在主班嫌弃的目光下，终于发现主班操作的重点其实是扎深静脉前跟患者充分交流摆放好固定的体位，是拿超声确定位置最好最安全的入路，是插管前生命体征的监测、物品的准备和患者充分的镇静镇痛。前期"不着急"的准备工作只要几分钟就能搞定，还能保证一扎就准一插就进，反而能保证患者在第一时间得到有效的循环呼吸支持。

患者家属谈话

抢救室确实是最繁忙的地方，分流也是重要工作，和家属谈话作用尤为突出，部分患者适合转入二级医院或有临终关怀服务家人可以陪伴的医院或返家，但越是着急跟患者家属把道理说清，家属越是觉得抢救室是个好地方，好不容易进来了说什么也不能走。觉得自己已经把道理讲清楚但却无功而返时，领导接棒出马却不紧不慢，先记住家庭住址，搜好附近医院，理清家属关系，问明经济来源，再谈起话来很快就跟关键人聊到关键点。果不其然，下午患者家属就叫车把年近百岁脑梗长期卧床、病情又相对稳定的老人接回家，刚腾下来的床很快被急需插管上机的狼疮合并重症肺炎的姑娘占用了。

抓住重点、有条不紊才是急诊科办事能快起来的关键。

医　殇

2019 年 12 月 30 日　刘霜

一别生死两茫茫，不思量，自难忘，
鲜血淋漓，无处话凄凉。
纵使相逢应不识，泪满面，心如霜。
夜间值班抢救忙，监护前，患者旁，
相顾无言，唯有泪千行。
料得年年肠断处，黎明时，医嘱长。
——改编自苏轼《江城子乙卯正月二十日夜记梦》

愿杨文医生一路走好，
愿天堂没有伤痛，
愿世间没有杀戮，
这个冬天有点冷，
唯愿温暖永远陪伴左右。
医之殇乃国之殇！
愿悲剧不会再现！

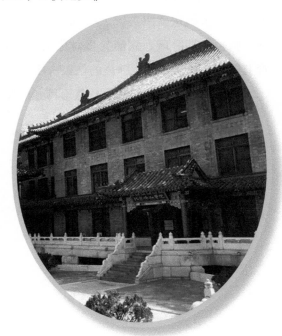

恐怖的星期五

2020 年 1 月 7 日　李妍

　　周五晚上对于各大医院急诊科医生来说都是非常恐怖的——外院治疗效果不好转诊的，门诊看完太重走不了的，终于到了周末有空看病的……不仅人多，病还偏重。12 月 20 日，星期五晚上，刚一接班这节奏就快起来了。

　　18：20，一位 35 岁的青年女性被丈夫抱着从酒店一路跑到急诊大厅，分诊台护士一看患者呼吸心跳已停止，直接送入抢救室。我们一边努力做心肺复苏，一边竭力寻找患者心脏停搏的可能原因。患者基础有系统性红斑狼疮、慢性肾功能不全，病历资料显示患者有反复高钾血症的情况，此次心脏停搏可能与高钾血症相关。然而，虽然我们尽力救治，超过 30 分钟过去，患者仍未恢复自主循环，没有生命迹象，只得放手，宣布死亡。与此同时，我们需要做的还有尽量做好患者家属的安慰工作，毕竟看着爱人在自己面前突然死去是非常难以接受的。

　　19：10，一个 33 岁的青年男性因发热、腹痛由妻子陪同到急诊就诊，分诊台护士测血压低、心率快，考虑感染性休克建议入抢救室。结合患者有胰头占位、梗阻性黄疸病史，考虑此次休克与胆系感染相关，我们迅速给予快速补液、升压药物、抗感染治疗，同时完善影像学检查、组织各科会诊设法解除胆系梗阻，很快患者休克得以纠正。

　　20：55，救护车送来一个 37 岁的青年男性，基础病是骨髓增生异常综合征，说是来输血的，但分诊台护士觉得患者意识不太好，便呼叫总值班。我到分诊台一看，患者面色惨白、鼻腔出血，血压、心率都不好，直接送患者进抢救室。配血、止血、输血、完善头 CT……一系列的抢救措施后，患者终于稳定了些。但患者的一般状态和基础疾病的严重程度都告诉我们，这个人预后极差。

273

22：05，分诊台护士打电话说救护车送来一个66岁的老年女性，目前意识清晰，但血压测了几次都测不出。我赶紧跑到分诊台，家属一看到我就说他们已经辗转三家医院了，都说治不了，来协和就是最后一搏了。我一摸患者，手指冰凉、脉搏细数，再一看外院病历，右心房血管肉瘤可能、心包受累、心包积液——这些都提示患者已有心包填塞！赶紧推到抢救室。但一过床，患者便出现了室颤，我们在除颤、复苏的同时，借助床旁超声，及时做了心包穿刺引流，很快患者便恢复了自主循环，但因为肿瘤本身已无法处理，患者的循环维持不住，多次出现室颤、心脏停搏，最终也没能挽回她的生命。

抢救室入室记录：

23：00，入室一名68岁急性心肌梗死的男性。

23：40，入室一名32岁脑出血的男性（工友送至，无家属，办理欠费）。

23：50，入室一名57岁大咯血男性。

23：55，入室一名55岁急性心力衰竭的女性。

1：35，入室一名53岁乳腺假体取出术后失血性休克的女性。

1：45，入室一名73岁呼吸衰竭的女性。

3：00，入室一名29岁药物过量的女性（警察送至，无家属，办理欠费）。

5：50，入室一名71岁糖尿病酮症酸中毒、休克的外籍男性（酒店送至，无家属，办理欠费）。

7：55，入室一名61岁呼吸衰竭的男性。

这是一个平平常常的夜晚，也是我们医护人员平平常常的工作状态，一晚上，我们办了3次欠费，有农民工、有公司职员、有外籍人员，在这里不会有人在乎你的职位高低、身世背景、贫贱富有，我们只是敬畏生命，把救死扶伤当成我们使命和信仰。夜班17：00～8：00，新入抢救室13个患者，创造了近年来单班入室人数的新纪录。还有之前就在抢救室病情尚不稳定的近20个老患者，我和抢救室所有的小伙伴们都一夜未眠。同时，留观区、病房、流水区的电话也不断，感觉达到接任总值班以来的巅峰状态。天气渐冷，不知道还会创造怎样的"辉煌"，愿大家珍爱生命、健康喜乐。

"看着不太好" 的患者

2020 年 1 月 13 日　孙瑞雪

急诊总值班的主要工作之一就是评估流水就诊的患者有无进抢救室指征，除生命体征和检验结果外，高年资出流水的同事和长年驻守分诊台的护士姐姐看到患者时的直觉，也是评估病情是否危重的重要参考。

那个周末出流水诊室的是一起经历过"抢救室加九"的师弟，有这么给力的小伙伴在外面总是感觉很踏实。师弟总是可以默默地自己搞定一切，轻易不会给我这个没比他强多少的二线打电话，所以一旦打了就是真有事了。"师姐，我这有个阿姨，憋气 1 天，生命体征还行，就是氧合 90%，心电图没事，血的结果没出，但刚吸着氧憋气加重，我觉得她看着不太好，我去拿血压计，要不你来帮我看看。"听到师弟那句"看着不太好"，我就拿着手机往外跑，因为这句话在我心里，感觉比"血压 70""CTNI 5""血钾 7"还要不祥。果然，不到一分钟的时间，我在输液室看到患者的时候，她已经神志淡漠，颈动脉搏动微弱，指端湿冷，一测血压 60mmHg，指氧饱和度不出数。我这边跟家属交代着病情，那边师弟已经推过来了转运床，患者很快进了抢救室，刚过完床心跳就停了。抢救室的主班是现在已经接任总值班的队友，一边复苏一边做床旁超声，看到了右心"D"字征和下肢深静脉血栓（DVT），高度怀疑主干肺栓塞（PE），且已经影响到了循环，内科总值班火速到场，联系呼吸科教授，在没有条件完善 CTPA 的条件下果断溶栓，患者复苏成功。虽然溶栓后有少量脑出血，但一直存在自主呼吸，可以自主睁眼对疼痛刺激有反应，意识逐渐恢复，后来转外院进行康复治疗，算是捡回来一条命。

类似的例子其实不少见。在分诊台，血压 100/60mmHg，心率 100 次 / 分，脑梗后长期卧床发热的老年痴呆的老爷爷，看着生命体征还凑合，家属说精神不如平时，再一摸两手冰凉，一看腿上都有花斑了，仔细一问平时高血压没监测，进抢救室一查乳酸大于 10mmol/L，是泌尿系感染继发的感染性休克；外地家属自己拿车运过来的小伙子，一口方言勉强听出来是今天便血了，听不清楚便血的量，什么样的便，还什么化验结果都没拿来。虽然生命体征还好，但看着就是贫血貌，大冬天的额头上渗着汗，结果掀开捂得严严实实的被子看到了半床鲜血，进抢救室的第一份血红蛋白就只有 60g/L，已接近失血性休克；师弟看的特发性血小板减少症（ITP）的姑娘打了镇痛针腹部还痛得厉害，B 超室都不想去，感觉不对劲，一摸腹部腹膜刺激征明显，诊穿出腹腔不凝血，追问病史有过可疑外伤史，CT 示脾脏破裂出血，外科急诊上台……

还记得实习时跟着老大收患者，每次都搬个板凳坐在患者身边，问病史加查体再整理一下外院资料 3 个小时就没了，到现在，在分诊台或流水诊室一两分钟就要决定患者是否需要进抢救室，甚至还得跟家属透露可能的预后，好决定要不要进行有创抢救。真是觉得这份工作性命所系、如履薄冰，好在身边总有神队友相伴，你们觉得"看着不太好"的患者，我们一起努力为他们保驾护航。

春节保卫战

2020 年 2 月 11 日　李妍

这个春节真是个特殊而又难忘的节日！

对于急诊科大夫来说，节假日值班是再正常不过的事情了。今年的春节因为 2019 新型冠状病毒的存在变得不同寻常。自 1 月 20 日国家卫健委发布《2019 新型冠状病毒为乙类传染病按甲类传染病感控》，我们急诊科大夫便时刻处于备战状态，所有假期全部延期，所有旅行全部取消，所有人员在京备班，所有物资战略准备。春节期间发热门诊在全院支援下加强了 3 倍人员力量，同时设立二线，三线岗位，她们为确保疫情控制，作为协和医院强大的第一道防线，保护大院区患者及医护人员不受感染，牺牲了和家人团聚的最重要的假期，辛苦地坚守在防疫第一线。春节期间急诊大院区也是全员上岗，严阵以待，主任和护士长每天亲自到院指挥，协调各部门，保证急诊和发热门诊工作顺利进行。同时，面对武汉的疫情，我们几乎所有人都报名参加了疫情防治梯队。面对疫情，大家没有退缩，反而干劲儿空前高涨。这个不寻常的春节，相信每个人都会记忆深刻，难以忘怀。不仅是我们，对于全国卫生医疗系统都会是最紧张忙碌的春节，在国家的危难时刻，我们义不容辞，一定勇往直前。

1 月 24 日，大年三十儿，我值 24 小时二线班，记不清这是第几个大年三十在医院度过的。虽然流水的患者少了不少，但疾病并不会因为节日的到来放慢脚步，重症的需要进抢救室的患者丝毫没有减少，抢救室依然是爆满的状态。抽搐的、呼吸衰竭的、肺栓塞的、急性心肌梗死的、休克的、咯血的、低血糖昏迷的……一个接着一个，整个团队精神抖擞，全力抢救，一天一夜的辛苦换来所有患者平安度过，真的比自己在家过春节还要快乐充实，虽然对于家人的亏欠让这份快乐有些沉重。

春节保卫战顺利平稳度过了，大家辛苦没有白费，所有患者得到最有力的治疗，得到最合理的安排，疫情得到有效控制。我们虽然辛苦，但感觉这一切都是值得的，希望这场疫情早日结束，大家继续加油！

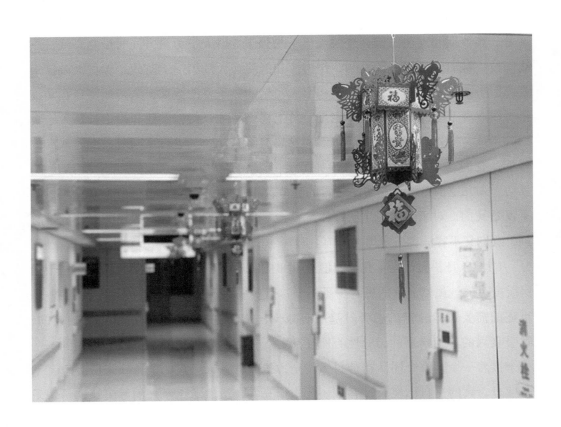

告别总值班

2020 年 2 月 17 日　孙瑞雪

月底即将结束自己为期一年的急诊总值班,在此分享自己的一点经验和感受,不足之处望大家指正。

摆正心态,接受挑战

总值班这个岗位,刚开始就我个人来说不是很适应,主要原因是当总值班没有独自当医生的乐趣。感觉上班的动力及乐趣是看到自己的患者好转出院,哪怕是没药可治的患者,能让他家里少花点钱早点带着患者有个好归宿,自己也觉得这一天没白忙活。但我知道医生的成长需要多方面培养,不是会看病就是好医生,还有很多技能需要掌握,如管理、协调合作能力,处理应急状况的能力等,总值班就是这样的岗位。急诊总值班的工作有点琐碎但必不可少:白天的主要工作是分流患者,送重患者进好不容易空出几张床的抢救室、把留观和病房新腾出来为数不多的床位分给流水和抢救室需要长期治疗但又暂时收不到专科病房的患者。夜间主要负责各区域医疗问题,解决一线大夫处理不了的各种问题,处理各区域莫名其妙无理取闹的纠纷,还有每天上报给医务处的患者分流清单、制作急诊必要的一些流程图……再加上负责科里大夫排班,还要默默探查新来同事的资质,争取让各区域主管不会对手下干活的人数及能力太心塞,又能让优秀的师弟师妹在各个岗位都能得到锻炼,一到寒暑假掰着手指头算好领导和同事们难得的休假能排得开,又要保证重点岗位人手够用,在三生毕业青黄不接时跟各科排班老总死缠烂打争取多求来一个轮转同事救救急,碰到有同事临时生病时还得拆了东墙补西墙四处找人替班,以及把我们的工作以总值班日记体现给大家等。每天忙忙碌碌，确实很充实，既锻炼了应急管理能力，又提高了处理危重病的能力，感觉自己真是急诊重要且不可缺少的角色，"权力"很大，责任重大。

寻找榜样，保持积极向上的状态

作为总值班有个"特权"，是有机会接触到各个科室的前辈及同事，而协和医院最不缺的就是牛人，有榜样在身边的日子，就像阴霾天里看到太阳。协和医院那么多科室在排行榜上名列榜首，其中免疫科是我心目中协和最王牌的科室。科室管理、SCI 总分、国自然北自然什么的，我年资尚浅了解不多。但作为一个小大夫，我能看到的是，免疫科的会诊老师，在周五下了门诊快七点，顾不得吃饭赶到抢救室，翻看新入室怀疑 SLE 患者一大堆的外院资料，床旁看患者查体，拟下激素冲击的治疗方案。协和会诊常规是 2 个工作日之内完成即可，这位老师肯定是担心一个周末过去让患者错过治疗的最佳时机，所以在没有本院检验结果的情况下就第一时间出了诊治方案；出门诊的免疫科老师，听闻自己肺动脉高压（PAH）的老患者心力衰竭进了抢救室，午休的间歇跑过来看患者，我们的会诊条还没发出去，他就自己联系好了病房主管，第二天患者心力衰竭缓解收入了免疫科病房；之前写过的周末多科会诊 PAH 的孕妇，常规是内科总值班请示专科后予以会诊意见即可，免疫科老师特意开车从家赶来，亲自看过患者在会诊单上明确地写下"建议尽早终止妊娠"，进一步推动了妇产科终止妊娠的节奏，并在术后把产妇收入病房，才有了那篇总值班日记母子平安的结局……越是优秀的科室，越是有底气收治危重复杂的患者，危重复杂患者收治得越多，科室就更加优秀。有这样的榜样科室和榜样前辈在身边，自然能看得到自己努力的方向。

有限的空暇时间，让生活甜一点

总值班白夜下的节奏让我一度在生物钟紊乱的困顿中醒不过来，上班清醒靠东方树叶，下班睡觉靠艾司唑仑，还差点药物依赖。后来想想，既然上班辛苦，那就下班多喂自己块糖吃吧，没有什么是下班路上一杯星巴克的热巧克力治愈不了的，如果有，还可以再加一个巧克力麦芬。此操作热量较大对身体不好，不予推荐哈。下面是比较健康向上的，推荐一下供大家参考。①健身：总值班期间生了一次病，觉得自己要是这一年再病一次给科里添麻烦就太丢人了，赶紧把之前健身的习惯拾了起来，Keep App 省钱省时值得拥有。前几天还激动地发了个朋友圈：马甲线没练出来，倒是可以自己给办公室的饮水机换水了，新技能 get 的感觉很不错。②读书：把零碎的空闲时间从手机挪到 Kindle 上，不求涨多少知识就图个乐子喜欢哪类就看哪类的，有时偶遇一段让自己通透些的文字也能清掉不少日常的疲惫。③画画、乐器：养娃的一大乐子就是打开了新世界的大门，如给儿子考察兴趣班时自己一起入了坑，反正在外面等娃下课也是等着，不如蹭儿子的课程卡在外面一起学，没有了小时候考级的压力，临一幅丙烯画，敲几段节奏型都可以在专注中释放压力。④约饭：最爽的还是下了一个忙碌的夜班，拉上抢救室同样被我不断送进患者忙了一宿的同事，一起去吃肉喝酒然后各自回家补觉，不过下夜班喝了酒建议不要骑车，别问我是怎么知道的。

如今疫情严峻，下总值班的心情也从期盼转为沉重。最后一次排班，我把自己排到了发热门诊，希望科里领导能够批准，想想马上就能干上更具挑战的活了，还有点小激动。

最后，这一年，真的感谢领导同事家人朋友对我的理解支持帮助关怀，我爱你们！

新冠肺炎疫情下的急诊患者

2020 年 3 月 3 日　李妍

2019 新型冠状病毒肺炎疫情以来，急诊流水量着实减少了不少。但是，这种情况有时候并不是一件令人高兴的事情，因为并不一定是生病的人减少了，只是看病的人减少了而已。

一天夜班，分诊台护士给我打电话，说有个患者从外院转来，心率比较快，人很烦躁，让我看一下。接完电话我马上赶至分诊台，是一个 60 多岁的老年男性，家属说患者腹痛已经三四天了，是突然出现的，而且越来越重。因为担心去医院看病会被传染上 2019 新型冠状病毒而不敢去医院，直到出现了憋气症状，没办法了才到当地医院就诊，当地医院检查发现肠梗阻，但对症处理后患者症状并没有减轻，因病情复杂建议转上级医院进一步治疗，他们连夜转到了我们急诊科。我一看患者精神萎靡、烦躁不安，血压虽然尚可，但心率已经 120 次 / 分，种种迹象提示患者已处于休克前期。家属递过外院腹部 CT 片，显示小肠肠管广泛扩张，肠壁水肿，腹盆腔积液。结合患者腹肌紧张、压痛、反跳痛明显，追问病史患者既往持续性房颤，未治疗。缺血性肠病、肠坏死的诊断在我脑海中闪现，立即把患者送入抢救室。入室后紧急评估病情，开放液路，第一时间完善了抽血化验和腹盆增强 CT，没等片子出来便请放射科总值班帮忙电脑阅片：肠系膜上动脉可见血栓，小肠、结肠缺血性改变。患者诊断得以明确，立即请基本外科和血管外科会诊，患者急诊手术的指征是明确的，但结合其他检查结果，患者合并多脏器功能衰竭，手术风险极高，考虑到多发小肠结肠坏死的可能，切除范围较大，术中及术后死亡风险极高。向患者家属交代病情后，患者家属反复商议，决定不在协和医院手术治疗，要求转回当地医院继续治疗。

　　如果这个患者在突发腹痛的当时就去医院就诊的话，如果早点咨询专业医务人员，听从专业意见，结局可能完全不一样。人生没有如果，新冠肺炎疫情固然可怕，但医院急诊是不会拒诊患者耽误患者正常诊疗的，且很多医院在第一时间就开通了线上咨询通道，跟新冠肺炎一样，所有疾病都得早发现、早诊断、早治疗，才能改善预后。

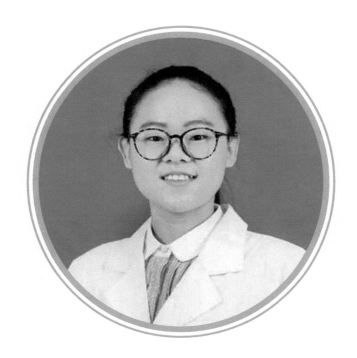

宋晓
热情、善良、机智、可爱的宋总上任总值班!

迎接总值班的挑战

2020 年 3 月 9 日　宋晓

　　我是北京协和医院急诊科的第四年住院医生（很快就要成为第五年住院医生了），本人女性，首届"90 后"，即将奔三。如果从实习开始算起，我已经在北京协和医院工作了六年，不禁感叹白驹过隙，时光荏苒。实习时期轮转了内外妇儿神等科室，我是最普通不过的"小妹"，在高年资师兄师姐的指导下一起管理患者；住院医生规培时又再次有机会轮转了内、外、妇、儿、神经、麻醉、放射科等科室，于内科各个专科轮转时，在病房主管的指导下独立管理患者，有时也需要承担"师弟、师妹"的带教；轮转即将结束时我回到了急诊科，先后在流水诊室工作半年，EICU 主班半年，抢救室一副 / 主班医生近一年，每一个区域的工作经历对于我都是巨大的挑战和锻炼，不仅仅是业务能力的进步，心理状态也在逐渐成熟，但成为总值班，对每一个住院医生来说都是跨越式的新征程。

　　当住院医生的时候，经验丰富的区域主管和查房教授是我们的坚强后盾，拿不定主意、不知所措的时候总是有前辈为我们指路，总值班却常常要成为"拿主意的人""年轻住院医生的后盾""联络人""协调者"等多重复杂身份，而我接棒孙瑞雪师姐的班意味着还需要负责全科的排班，光是想象那"烫手"的值班手机和"数独"一般的排班，我的内心无法不焦灼。朱华栋主任和徐军主任，还有我当时的区域主管戴佳原老师、跟我交班的孙瑞雪师姐，多次主动地找我聊天、传授经验、鼓励打气，打消了我很多对于未知的天然恐惧，也逐渐接受了这种身份转变，毕竟不管岗位如何改变，我们对患者负责的初心不变。

　　2020 年 2 月 26 日是换班的第一天，也是我上任总值班的第一天，期待小试牛刀。

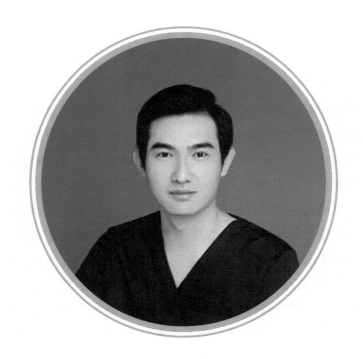

付阳阳
帅气、经验丰富、身经百战的付总上任总值班！

初任总值班

2020 年 3 月 16 日　付阳阳

我是新任急诊科总值班付阳阳，初次见面，不足之处，请多包涵。

我是北京协和医院急诊科 2019 级博士后，在协和急诊就读硕士、博士，转眼已六年过去，在第七个年头，很荣幸能够担任急诊总值班。回想自己将近 7 年的协和生活，从一个"急诊小白"慢慢摸到急诊门槛，而要想进一步登堂入室，总值班的经历是必不可少的。初到协和，由一开始当各种操作技能的小模特，到最后逐渐在经验丰富的老师们指导下，尝试做各种操作，逐渐掌握了坚实的操作技能，进修周老师曾问我"为什么协和急诊的年轻大夫床旁超声和 CRRT 等操作都很厉害？"我的回答是"如果您练习上几百次，您也同样厉害"，周老师深以为然。而在临床方面，不断积累经验，小副班→二副班→一副班→主班，抢救室→内科轮转→ EICU →流水出诊，当掌握所有的技能后，逐渐变成了师弟、师妹眼中的高年资住院医师，也逐渐理解了什么叫能力越大，责任越大，同时也深刻理解了张孝骞老前辈的"如履薄冰，如临深渊"的含义。

接任总值班已经两周有余，也深刻理解到总值班的不易。总值班、首先需要将急救车送来的患者进行初步评估并分诊，在兼顾抢救室床位稀缺和保证急救患者安全的情况下，让抢救室有效地运转起来。需要第一时间处理急诊的纠纷，负责急门诊突发情况的急救；联系各兄弟科室进行协同进行专科患者的急救；同时起到承上启下的功能，与科室领导及时有效沟通临床一线情况，执行科室决策，作为科室的润滑剂，使急诊科安全平稳地运转。在短短两周中，也深刻意识到了自己诸多方面的不足，希望在各位老师的帮助下，圆满完成总值班的工作。

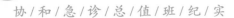

急诊科目前仍全力投入在新冠肺炎疫情防控中，正值进修老师离院之际，在这里向各位一同战斗在疫情第一线的你们表示感谢，感谢一起战斗的日子，同时道一声珍重。

预祝我们新的总值班组合披荆斩"疾"，顺利过关。

致命的"生活经验"

2020 年 3 月 23 日 李妍

有时候，日常生活的错误经验会给人以致命的打击。最近遇到 2 例患者，以生命为代价，确实教训深刻。

误吞异物用食物往下噎

一天下午，一个 60 多岁的男性由家属陪同从外地赶来，主诉胸痛来就诊。仔细询问病史，才知患者 10 天前误吞义齿，之后又吃了些馒头，企图将其噎下去，后来就一直胸痛，没在意，但症状进行性加重，直至吞咽唾液都困难才就诊。患者辗转当地多家医院都说没有办法，这才来了北京。从患者的就诊经历上看，这绝对不是一个容易解决的病例。首先，得看患者义齿的形态。患者的义齿是两侧带有金属钩用来勾到旁边天然牙上的活动义齿，这种金属钩子坚硬而锐利，很容易刺入食管导致食管穿孔。其次，患者在误吞义齿后又企图用食物将其噎下，有可能加重食管划伤并感染。再次，患者病程已有 10 天，异物嵌顿部位感染、水肿、肉芽组织形成必然很重，甚至可能穿孔继发纵隔感染。当然，异物的部位是否毗邻重要血管也是决定患者危险程度的决定因素。考虑到这些，先让患者赶紧去扫胸部 CT，以确定义齿的部位以及感染的程度。果不其然，虽然义齿离主动脉还有一些距离，但因为时间太长，患者纵隔感染已经很重。之后，我们组织了耳鼻喉、消化内镜、胸外科、重症医学科、麻醉科多科会诊，虽然在全麻下由耳鼻喉和消化内镜合力将义齿取出，但鉴于患者严重的感染和家里经济条件，家属最终将患者转到了当地医院继续诊治。

因为离医院近，心肌梗死后骑自行车就诊

前几天夜班刚接班，就接到分诊台电话，说有患者在急诊大厅挂号时倒地。我急忙赶至现场，目击医生已开始对患者进行心肺复苏，于是我们边复苏，边将患者转运至抢救室进行抢救。询问患者家属，家属说患者在3个多小时前开始出现胸背痛，一直没有缓解，既往有冠心病，这次考虑心脏出问题了，因为家离医院很近，觉得骑自行车肯定是最快的方式，老两口就选择了分别骑自行车来医院看病，没想到刚到医院就发生了猝死。患者有明确的冠心病病史，突发胸痛，首先怀疑急性心肌梗死。心肌梗死后骑自行车无疑加剧了心肌缺血，对患者来说肯定是雪上加霜。经过15分钟的奋力抢救，患者终于恢复自主循环，心电图提示急性ST段抬高心肌梗死，马上联系心内科做了急诊经皮冠状动脉介入治疗。好在抢救及时，术后患者恢复尚可。

重要提示

生活中有很多"经验"之谈，有的是科学有益的，而有的则是错误的，甚至致命的。例如，误吞坚硬异物（鱼刺、枣核、义齿等）并出现疼痛症状者，应立即就医，越早越好。异物位置不深时，喉镜胃镜可以探及，有机会及时取出。如果异物排到十二指肠降部以下，只能等待自己排出。如果出现异物嵌顿、出血穿孔，则需急诊手术解决，否则危及生命。同时切记，不要进食任何东西，减少异物损伤和感染，也为做内镜争取时间。因为饱腹是做内镜的禁忌，做内镜时容易诱发呕吐，食物易引起误吸甚至窒息，也影响视野。不要指望喝醋、吞食馒头米饭能解决问题，只能使问题复杂化，结局更难收拾。有胸痛的患者须尽快就医，但要选择不能加重心脏做功的方式，患者需要静卧；如果有硝酸甘油或速效救心丸或其他硝酸酯类药物尽快含服，同时呼叫120，若等待时间过长，距离医院不远可联系邻居同事帮忙，私家车出租车转送也可，尽量不要自己骑车或走路来院。

总值班工作之序幕

2020 年 3 月 30 日　宋晓

虽然在半个月前就已经得知自己即将接棒总值班，第一天上任，当值班手机递到我手里的时候，这种不寒而栗的感觉还是让我有点意外。

8 点抢救室床旁交接班接近尾声，上任的第一通电话终于来了，果不其然地我还不熟悉这个来电铃声（希望在接下来的一年里能对该铃声免疫）。是流水诊室高年资住院医生的电话，已经帮我初步预警了急重症的可能性。"35 岁女性，腹痛 1 天，β-HCG 水平超高，血压 80/50mmHg，心率 100 次 / 分左右，血红蛋白 125g/L"，听起来就像异位妊娠破裂之类的急重症。我谨记各位前辈嘱咐我的话，赶紧床旁看患者，刚好在做腹部超声，有宫内孕，但右下腹及盆腔有大片异常回声，性质及来源均不能明确，同时伴有腹盆腔积液。我给她反复测量了几次血压，血压、心率跟之前变化不大，一般状态稍弱一些。我与患者丈夫交代她目前考虑休克前期，甚至已经发展到了休克，随时可能会猝死，建议马上进抢救室，而她丈夫心里还在牵挂 2 个 5 岁的儿子在家无人照看，执意要回家一趟。经再三强调病情严重性，患者被送进抢救室。事情的发展如大家所想，进抢救室→腹盆腔积液诊穿为不凝血→妇产科床旁急会诊→急诊手术，术中见左侧子宫角破裂约 4cm 伴活动性出血。

接下来一天，与我的想象大致吻合：值班手机频繁响起，患者分流，评估重患者，把握入抢救室的指征，还有去地下车库接意识丧失的患者。虽然之前听说过此类事件，但第一天就碰上，还是有些不知所措，还好李总尚未下班，嘱咐我"带上保安，借张轮椅，带上血压计、指氧仪、血糖仪"，赶到相应地点，发现患者没有意识丧失，只是血压高头晕，190/90mmHg，做完评估后决定带回急诊进一

291

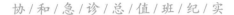
步评估，检查治疗。

　　总结和反观实战第一天，有许多需要尽快改进之处，对一些Ⅱ级患者是否需要进抢救室仍拿捏不好，戴佳原老师总是不停地鼓励我，在我犯错误的时候也总善意温柔地点醒我，手把手传授了我很多实用的技巧，各个区域的主管领导也对我的工作和新手上路给予了很大的支持和理解，能让我微笑地面对挑战和对未知的恐惧。明天即将迎来第一个夜班，没有区域主管的支持下，会有什么挑战迎接我呢？我能做好吗？

二甲双胍也疯狂

2020 年 4 月 7 日　付阳阳

下午 2 点刚分诊完一个救护车送来的患者，流水诊室的同事通知我，有一个乳酸（Lac）偏高的患者，第一次检测 4.2mmol/L，需要我去评估一下，是否需要进抢救室。患者的一般状态好，对答流利，生命体征均正常，主诉食欲差 1 周，恶心呕吐 4 天。呕吐物为黏液，无腹泻便秘，伴轻度右下腹疼痛，伴轻度头晕。既往高血压、糖尿病、哮喘、冠心病，血气提示 pH 7.22，K$^+$ 5.9mmol/L，Glu 13.9mmol/L，pCO$_2$（T）25.2mmHg，cHCO$_3^-$（P）c 9.9mmol/L，ABEc −16.3mmol/L，SBEc −16.4mmol/L，cLac 4.2mmol/L，考虑存在代谢性酸中毒，乳酸酸中毒，血常规、PCT、hsCRP 均阴性，难道是糖尿病酮症酸中毒（DKA）？但患者暂时无尿，无法留尿常规。因患者生命体征尚平稳，给予快速补液治疗 1000ml。

下午 2 点半，患者排小便，尿常规提示酮体 TRACEmmol/L，排除 DKA，但患者血压正常，精神尚可，那代谢性酸中毒、高乳酸血症的原因是什么？容量灌注不足？继续给予补液 500ml。

下午 4 点复查血气：pH 7.16，pCO$_2$ 27mmHg，Glu 15.4mmol/L，cLac 4.4mmol/L，cHCO$_3^-$（P）c 9.4mmol/L，ABEc −17.7mmol/L，SBEc −17.6mmol/L，生化 K$^+$ 6.6mmol/L，Urea 22.16mmol/L，Glu 13.3mmol/L，Cr 327（3 月 16 日 Cr 167）μmol/L。提示代谢性酸中毒、高钾血症，乳酸酸中毒无缓解且较前加重，Cr 提示肾功明显恶化。但仍无法理解，为什么会越补液越严重呢，难道是补液后循环改善的再灌注作用？那患者目前诊断初步考虑是慢性肾功能不全急性加重、代谢性酸中毒、高乳酸血症、高钾血症。鉴于循环稳定，考虑为 B 型乳酸酸中毒，仔细追问病史，患者慢性肾功能不全，长期服用二甲双胍，近一周食欲差，但二甲双胍量没有减，

293

恶心症状越来越重，考虑此次乳酸水平升高不除外二甲双胍导致，送检血药物浓度检测。在治疗上，给予碳酸氢钠250ml纠正酸中毒，糖＋胰岛素、呋塞米利尿行降钾治疗。

下午5点复查血气：pH 7.25，cK$^+$ 5.3mmol/L，cGlu 14.1mmol/L，cLac 5.4mmol/L，cHCO$_3^-$（P）c 12.2mmol/L，ABEc −13.5mmol/L，SBEc −13.6mmol/L。血气提示酸中毒较前改善，血钾较前降低，但血乳酸水平仍在升高。感觉患者一般情况尚可，生命体征稳定，但看着乳酸水平在不断升高，虽然很大可能是二甲双胍导致的，但放在流水没有监护的情况下，还是不放心，准予收入抢救室。

收入抢救室以后，给予加强补液及纠正酸中毒治疗，夜间10点复查血气，血乳酸降为3.9mmol/L，血钾降至正常，继续给予补液等对症支持治疗。次日毒物筛查二甲双胍药物结果回报92.8μg/ml，正常二甲双胍血药浓度值2μg/ml，考虑二甲双胍药物中毒明确。继续给予水化，补液促进药物排泄。治疗1周，患者乳酸已恢复正常，Cr由最高327μmol/L逐渐回落至175μmol/L。饮食恢复，血糖改用胰岛素控制满意，出院返家。

水落石出，我们再次回顾这个病例，二甲双胍主要经肾脏排泄，患者既往有慢性肾功能不全，但仍按常规剂量服用二甲双胍，导致二甲双胍逐渐蓄积，进而出现乳酸水平升高，而随后出现的胃肠道症状，进一步导致容量负荷减低，加重肾功能不全及代谢性酸中毒。

二甲双胍导致乳酸酸中毒机制：二甲双胍相关乳酸酸中毒（metformin associated lactic acidosis，MALA）的发生机制复杂。二甲双胍促使葡萄糖在小肠血管网转化为乳酸。该药还可抑制线粒体呼吸链复合体1，导致以乳酸、丙酮酸和丙氨酸为来源的糖异生减少，从而乳酸和生成乳酸的底物增加。

若无急性用药过量，患者没有共存疾病（如肾功能不全、肝功能不全或急性感染）时，极少发生MALA。一项系统评价纳入347项试验和队列研究，结果显示，使用二甲双胍的47 846患者中，无一起致死性或非致死性乳酸酸中毒，并计算出MALA的发生率上限为每年4.3例/100 000患者。

但在发生MALA的罕见情况中，死亡率很高。有多项病例系列研究报道了这种发现。一项病例系列研究纳入 49 例接受二甲双胍治疗且发生酸中毒的患者，死亡率达 45%。动脉血乳酸水平与血浆二甲双胍浓度都不能预测死亡率。这些患者的死亡与其基础共病的关系更密切。另一项病例系列研究纳入 42 例 MALA 患者，报道非故意二甲双胍中毒患者的死亡率为 48%。在这项研究中，最能精确预测死亡的因素是肝功能障碍（由凝血酶原时间延长证实）。一项病例系列研究纳入 66 例 MALA 患者，发现二甲双胍浓度与肌酐和乳酸水平有关，不过存活者和死亡者中二甲双胍和乳酸的绝对浓度差异无统计学意义。

MALA 可能发生在急性过量用药后。在一项病例系列研究中，急性过量用药的 13 例患者中 11 例乳酸水平上升。一项系统评价纳入关于确诊急性二甲双胍过量的研究，发现血清 pH 较低和血清乳酸浓度较高与死亡率增加相关。在该系统评价中，所有 16 例存活者的血清 pH 均 > 6.9 且血清乳酸浓度 < 25mmol/L；而在 6 例 pH < 6.9 或乳酸浓度 > 25mmol/L 的患者中，有 5 例死亡。

用药过量或中毒的处理原则：气道、呼吸和循环，胃肠道去污染，碳酸氢钠。[对二甲双胍诱发乳酸酸中毒患者使用碳酸氢钠尚有争议。根据其他临床情况外推，我们建议将碳酸氢钠仅限用于重度代谢性酸中毒患者（动脉血 pH 低于 7.15），目标是使 pH 稳定在 > 7.15，直至急性中毒解除]、肾脏替代治疗。

还要说明一下，二甲双胍中毒没有解毒药。

胖子的"忧伤"

2020 年 4 月 13 日　李妍

　　一天夜班，一个中年货车司机被外地 120 急救车送来急诊。因为患者是个 150 多千克的肥胖患者，躺在狭窄的急救车床上显得异常难受。

　　患者自己说昨天下午开车的时候曾因为急刹车撞击到上腹部，当时没啥不舒服，回家吃晚饭后开始出现上腹部胀痛，持续不缓解，今天早晨起床站起后晕厥 30 秒左右，到当地医院就诊，因诊断性腹腔穿刺抽出不凝血而转诊。考虑到患者有外伤病史并结合腹腔穿刺抽出不凝血的情况，首先考虑腹腔脏器破裂出血。我们立即完善了血化验检查以及影像学检查，结果腹盆增强 CT 提示肝右叶破裂，活动性出血，肝内左右叶多发低密度影和点状强化，门静脉主干和分支可见充盈缺损，考虑血栓。因为患者有外伤史，腹部受伤后有无其他脏器损伤尚不明确，而且患者是个重度肥胖患者，既往长期吸烟酗酒，心肺功能必然会受影响，如果行全麻手术，术后拔管也面临巨大的挑战。基于协和医院多科协作的优势，我们立即组织了多科会诊，请了肝外科、胸外科、基本外科、放射介入科、重症医学科、麻醉科多个科室医生对患者的病情进行讨论。在多个科室医生与患者家属反复沟通后，决定行剖腹探查术。开腹后除发现大量积血外，肝脏表面和实质内可触及多发质硬弥散结节，提示肝癌伴肝内多发转移可能性大，其中一肿物表面破溃，可见活动性出血，予病理活检及止血。

　　过度肥胖，除车祸时腹部脂肪的堆积能在撞击方向盘时能起到一点缓冲作用这个优势外，没有别的好处。这个患者因为超标体重吃尽了苦头。第一，因为体型巨大，在急救车长途转运期间和抢救室的抢救床上，患者都因为不能自由活动而全身酸痛。第二，因为重度肥胖，术中术野暴露困难，给手术大夫带来不小的挑战。第三，从患者的体重也可以看出平时生活中自我管理能力不好，长期的吸烟酗酒外加超标的体重，导致心肺功能极差，术后拔管很困难，当然，可能也是因为患者饮食的不自律导致肝癌的结局。第四，因为脂肪层巨厚，术后伤口脂肪液化，伤口恢复不好。还让我想起有一位患者因为重度肥胖甲状腺术后脱机拔管困难在重症监护病房住了一个多月。肥胖患者在医疗上的忧伤真的太多了。虽然胖子也能快乐生活，但为了避免出现医院里的忧伤，还是奉劝各位肥胖的朋友，好好节制饮食，控制体重，加强运动，健康是最重要的。

第一个夜班的火花

2020 年 4 月 20 日　宋晓

第一个夜班，早早到了医院，先去留观区和急诊综合病房（我们科称之为一病房）转一圈，熟悉下患者情况，尤其是特殊患者，留观区新收了个心力衰竭＋肾衰竭的老太太看起来重一些，晚上需要关注一下。再去急诊综合病房，夜班大夫赵天奕说还可以，我看了患者列表，问了一句"1 床咯血的老太太还咯血吗？""不咯了，已经做了介入栓塞术，明天要出院"，看起来急诊二楼区域似乎是安静祥和的一夜。

发热门诊已经评估了 4 位可以转至抢救室的重患，夜间将依次入室，虽然日间戴佳原主管努力腾出了一些床位为夜间做入室准备，但我隐隐地担心这几张床不够我"发挥"。果然，夜间一共进了 7 位患者。虽然这个数字对好多医院的抢救室来说不是事儿，但是对于北京协和医院的抢救室来说，进抢救室的几乎都是复杂、外院多番就诊过的重患，每一个入室的患者都需要缜密评估，甚至需要急诊科医生进行专科的初步评估，总是需要多项生命支持，因此，对于护士和医生，都需要完成大量的工作。

一楼抢救室和流水终于平静一小会儿了，一病房的赵医生打来电话："1 床又咯血了！"咯血作为急诊科的常见危重症，协和医院早已梳理出一套完整的流程，我们通常需要麻醉科行双腔气管插管，介入科行 DSA 术。但因为新冠肺炎疫情，我科相当一部分医护力量支援发热门诊，导致大急诊医护力量不足，不得已暂时关闭了 EICU（急诊的二病房），往常一病房的患者病情加重，我们可以转至二病房，这节点，我只能联系内科 MICU 和大 ICU 了。我联系了 MICU 当夜值班的杨婷大夫，她请示了翁主任，爽快地答应了我们，若患者需气管插管行 DSA 可术后转至 MICU。经过沟通，介入科同意大咯血可直接行 DSA，麻醉科也床旁评估了患者。在杨医生的热心帮助下、院总值班的协调下，所有的转科所需的纸质流程都顺利完成，后路总算是铺好了。在联系各科的间隙，嘱咐赵大夫和一病房的李萌护士也已经有条不紊地给老太太抽血、输液，床旁备好了负压吸引、抢救车、防护面屏、有创呼吸机等准备，呼吸机我也调试可用，一切准备就绪了。当一切准备就绪，老太太咯的鲜血变成了痰中带血、血丝，一般状态也好多了，家属也把我们的工作看在眼里，对我们和专科医生与她的谈话也认可，对我们表达了感谢。凌晨 5 点，我终于可以回二线的值班室小憩一会儿了，赵大夫也忙了一夜终于可以歇歇脚了。

第一个夜班终于结束，我稍有成就感，给了我一些信心，但仍然心有余悸，特别感谢杨婷大夫和各科室的支持，向优秀的前辈们继续学习！

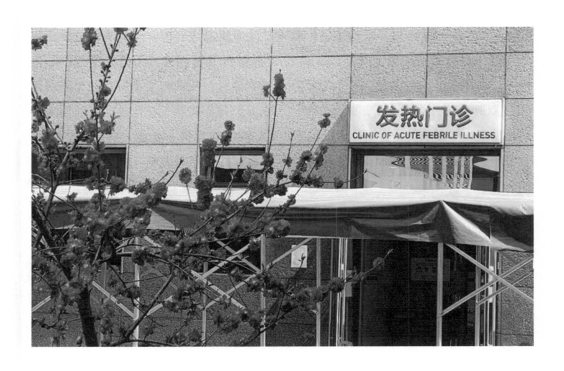

周末的夜班

2020 年 4 月 27 日　付阳阳

来协和急诊轮转过的老师都知道，协和急诊的周末有个特点，白天的重患者较少，晚上才是高峰。原因是北京周围省市的转诊患者，在白天决定转诊，各种准备，经过救护车 4 ~ 6 小时的跨省转运，最后到达协和急诊的时间多半是晚上，所以今晚提前做好大战的准备。

17：30，一辆由石家庄转来的外地救护车到达，患者 31 岁女性，基础有 SLE、肾脏受累，喘憋 20 天，咯血 1 周，考虑肺泡出血可能性大，由外院 4 月 24 日的肺 CT 可看出整个右肺基本实变了，目前无创呼吸机辅助通气，吸氧浓度 80%，无法摘掉呼吸机，果断送进抢救室。向家属交代病情，患者病情危重，初步判断，双肺病变应重于 4 月 24 日，立刻准备行气管插管，考虑到患者氧储备极差，采用有经验的医生 + 可视喉镜完成气管插管，插管稍平稳后立刻完善胸部 CT：双肺大部分都实变了，弥漫性肺泡出血 + 肺部感染都无法除外，目前循环系统尚稳定，呼吸系统为主要问题，治疗上暂时给予抗感染 + 激素 + IVIG 治疗，必要时给予 CRRT 支持治疗，余对症治疗根据病情变化随时调整，及时向家属交代病情。

19：02，外院转来一个老年男性患者，因意识障碍外院就诊，查头 CT 提示脑出血，复查 cTnI 15μg/L，心电图提示 V1 ~ V6 ST 段压低，急送协和医院急诊。原则上脑出血合并心肌梗死，治疗上存在矛盾，无法行 PCI 或溶栓治疗，因心肌梗死脑出血也无法行手术治疗，仅能给予相对中性的治疗，迅速把患者送进抢救室，并向家属交代了病情。夜间患者 SpO$_2$ 逐渐下降，调高吸氧条件后缓解不明显，听诊双下肺有湿啰音，考虑心肌梗死后心力衰竭可能性大，复查 cTnI 31.651μg/L，再次向家属交代病情及预后，家属表示理解。随后患者喘憋逐渐加重，考虑急性左心力衰竭不缓解，给予坐位、硝酸甘油、吗啡、利尿及无创呼吸机辅助通气治疗。患者家属经慎重考虑后，为减轻患者痛苦，哭着拒绝气管插管，要求采用保守治疗。凌晨 2∶49 随着小便的排出，患者喘憋症状逐渐好转，我们也松了口气。

23∶06，流水诊室同事通知我，一个 72 岁老年女性，考虑泌尿系结石伴感染的患者，基础有慢性淋巴细胞白血病，WBC 280.00×10^9/L，血钾 7.9mmol/L，不除外溶瘤综合征，收入抢救室。首先给予"高糖胰岛素静滴＋碳酸氢钠静滴＋呋塞米利尿＋葡萄糖酸钙拮抗高钾＋环硅酸锆钠降钾＋降钾树脂"六联降钾治疗，同时给予水化加用抗感染治疗，到早 8 点交班时，患者尿量约 1000ml，血钾降至 5.7mmol/L。

00∶13，流水诊室来电，一个老年女性，晕倒半天来诊，监护提示心率 35 次/分，血压偏高，完善 ECG 发现Ⅲ度房室传导阻滞，收入抢救室。给予异丙肾上腺素提高心率，并请内科会诊，评估起搏器植入指征，夜间药物维持心率在 60 次/分，为心内科植入起搏器争取了时间。

02∶30，流水诊室来电，一个胰腺癌患者，因大量胸腔积液憋气需行胸腔穿刺置管引流术，接患者进抢救室做完胸穿后，观察稳定出抢救室继续治疗。

05∶50，流水诊室来电，一个老年男性，胸痛半个月，心电图提示：V2～V6 ST 压低，cTnI 1.649，诊断考虑非 ST 段抬高心肌梗死，收入抢救室，请内科会诊后，没有急诊冠脉造影指征，给予双抗＋抗凝治疗。

07∶00，完善总值班交班表，巡查流水各诊室，核对各区域住院患者数，07∶30 参与科室早交班，08∶00 参与抢救室早查房，09∶00 结束夜班。

这就是我们总值班的周末夜班的日常，患者多为常见急症及协和特色免疫病急症，我们主要任务还是急危重症患者的及时救治，在顾忌医疗风险的情况下，合理的分配医疗资源，使急诊正常的运转起来。

时间就是心肌，支架不是负担

2020 年 5 月 6 日　李妍

　　曾经在某部电视剧里看过一个片段，讲的是一位急性心肌梗死患者执意拒绝医生做急诊经皮冠脉造影的建议，虽然医生反复劝说，但患者依然不接受。看到这里的时候，我真的是感同身受。因为在急诊这种患者比比皆是，原因大概有这么几种：①觉得放支架对自己是一种负担，术后长期吃药既麻烦又对健康不利，甚至有不少人觉得放支架是在害自己；②不相信医生对于急性心肌梗死的诊断，为此甚至有患者在急性心肌梗死的情况下不远千里从外地赶到北京就医，风险可想而知；③经济因素，支架手术的费用和术后长期吃药的费用对一些人来说是不小的经济负担。其中前两种原因占绝大多数。

　　一天晚上，一名 50 岁左右的中年男子因活动后突发心前区压榨性胸痛，向左肩部及左上肢放射，伴胸闷、大汗，出现症状 1 小时后被家人送达急诊。结合患者典型的心肌梗死症状、心电图提示下壁导联 ST 段抬高、患者既往长期大量吸烟史及冠心病家族史，患者急性 ST 段抬高心肌梗死诊断明确，仔细询问患者近期有无消化道出血等症状除外禁忌证后，建议患者马上行急诊经皮冠脉造影，开通堵塞血管，挽救心肌。然而，患者对于自身健康状况过于自信，觉得没什么事，不相信自己心脏会出问题。另外，对于冠脉支架顾虑重重，一方面觉得身体里放个支架肯定不会舒服，另一方面觉得放完支架后自己就算个患者了，接受不了。虽经我们急诊一线医生、急诊总值班以及内科总值班、冠脉三线医生反复劝说，患者及家属依然拒绝，但同意溶栓。无奈之下，只能立即给予溶栓治疗。但效果并不理想，患者心肌坏死依然很重，对心功能影响很大。直到患者感受到自己心脏功能变差，一活动就有症状后，才对当时的选择后悔不已，择期做了冠脉支架。

　　希望借此消除广大患者对于冠脉支架的误解，更要相信医务人员专业的判断和决策，记住"时间就是心肌，支架不是负担"。

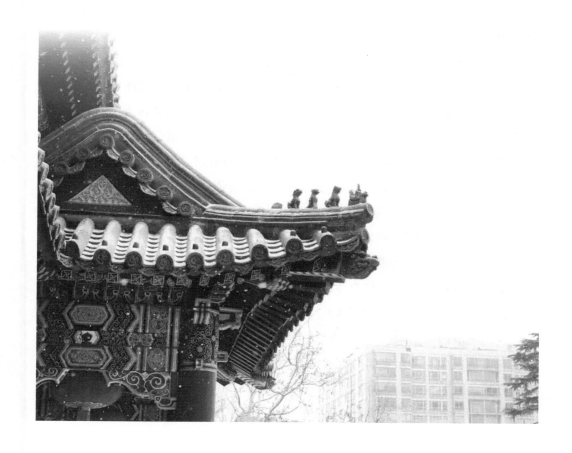

记第二个白班的"腥风血雨"

2020 年 5 月 12 日　宋晓

早上抢救室交班、各区域巡视都结束后，开始联系各区域今日要分流的患者，然后就开始跟抢救室里所有患者的家属一一谈话。才谈完 3 个，3 诊室就给我打电话了。看到 9103 这个号码我就知道大事不妙，因为虽然是周末，但 3 诊室是有区域主管查房的，有事儿随时可以请示他，我刚从 3 诊室回来不久就给我打电话，可想而知接下来要发生什么。

65 岁女性，肺部恶性肿瘤晚期，血三系减低，PLT 1×10^9/L，孝顺的儿子已经大费周折地给她买了尚在试验阶段的新型靶向药物，下周二就能寄到。这次是呼吸困难、咯血来就诊，刚才咯了几口鲜血，喘憋加重，迅速转至抢救室。入室前就已经联系了麻醉科、介入科、胸外科，希望尽快启动紧急治疗流程，然而根本等不到麻醉科来插双腔气管插管，杨婧师姐顺利地完成了单腔气管插管，在充分镇静镇痛肌松＋呼吸机条件极高的情况下，患者依然存在严重的 II 型呼吸衰竭，潮气量只有三四十毫升，动脉血气 pH 6.68，CO_2 分压高达 200mmHg。起初气管插管里可以吸出血性痰，但吸痰管却始终不能完全下至底部，后续吸痰量就很少了。虽然快速输注了 2U 血小板、止血药等药物，但患者频繁地出现呼吸心跳骤停，积极心肺复苏等抢救后可恢复自主循环。生命体征极度不稳定、血小板计数极低，介入治疗和手术治疗几乎没有条件。同时，患者的儿子情绪极度激动。

我马上电话请示朱华栋主任和徐军主任，领导指示立刻组织多科会诊，所有相关科室的医生一起跟家属交代病情及预后，在反复多次沟通后，家属情绪似乎有所好转，但仍不接受患者死亡。

杨婧师姐主持多科会诊的过程中，纤维支气管镜取到了，虽然患者血小板少，呼吸机条件高，风险高，但患者情况危急，纤维支气管镜或许是最后一根稻草，我趁着患者氧合可以维持的机会，赶紧去做了床旁纤支镜。刚一进镜子，就看到了主气管末端、气管隆凸上方巨大的菜花样新生物，上面糊住了一些血块，吸引了血块后就迅速退镜并调整了气管插管的位置。原来如此！原来是中心型肺癌终末期的咯血＋大气道梗阻，一切得到了解释。内科、胸外科大夫和我，我们三个人再次与患者家属沟通了最新的进展，家属放声痛哭，依然不能接受患者会很快死亡。

接下来又是一轮又一轮的心脏停搏 – 抢救复苏 –ROSC 的循环往复，无奈，最后一次的时候，没有再恢复自主循环，宣告了临床死亡。

关于临终关怀，大部分患者的家属都希望尽量减少患者的痛苦，也希望能陪伴到最后，目前的国情的确是无法提供这一庞大人群的需求，欣慰的是，舒缓医疗的理念在逐渐被医生和家属所接受，舒缓医疗的试点医院也已经投入运行，我们一起努力和期待。

致命的"咽痛"

2020 年 5 月 25 日　李妍

　　分诊台护士的火眼金睛对于患者的诊治是至关重要的,尤其是对急性心肌梗死、急性脑梗等一些时间依赖性疾病。

　　一天,一位 50 岁左右的中年男性,由爱人陪同就诊。分诊台护士询问患者症状时,患者说自己觉得是扁桃体发炎了,从下午 5 点一刻开始咽喉痛得厉害,吃了"头孢"也没有缓解。家属补充道,患者晚餐后吃了根黄瓜开始觉得不舒服,既往特容易过敏,这次可能是过敏了。扁桃体发炎?喉头水肿?难以分辨。但对于一个能够准确说出几点几分开始不舒服的患者来说,这种不适的感觉应该是非常强烈鲜明的。于是护士诱导性地问患者是否还有其他不舒服,患者仔细感受了一下,觉得胸口也有一点烧灼样的疼痛。一提到胸痛,分诊护士马上提高了警惕,立即给患者安排做了心电图。心电图结果提示胸前导联 ST 段弓背向上抬高——急性ST 段抬高心肌梗死!对于这种时间依赖性的疾病,早一分钟诊断对于患者的预后是非常关键的,"时间就是心肌"!我立即安排患者进抢救室,请心内科医生会诊,做了急诊冠脉造影。直到做完造影放完支架,患者都还不能相信自己居然得心肌梗死了。

　　急性心肌梗死这种致命的疾病有时候表现很不典型,可以是咽痛,可以是胳膊痛,也可以是背痛腹痛。面对复杂危重的疾病,医生护士的经验尤为重要,要不是分诊台护士警惕性高,及时做心电图诊断,救治及时,否则患者将在流水排队候诊,1 小时甚至更长时间才有可能看上医生。候诊期间患者随时可能会出现猝死,后果不堪设想。看来医护人员练就火眼金睛的能力对于改善患者的预后是至关重要的。

总值班任期之四分之一总结

2020 年 6 月 2 日　宋晓

　　上任急诊总值班已经整整三个月了，任期已过四分之一，于我而言，这三个月是我个人的第一季度，就像一年之中的春天。回首总结，除了新鲜感，更多的是对内心和躯体的考验，因为，不论何时，行医之路如履薄冰、谨小慎微，从一而终。

　　总结一下，在这三个月里，我最害怕接诊的疾病：

TOP1 急性 ST 段抬高心肌梗死（STEMI）

　　STEMI 不仅疾病重，而且因为存在介入治疗时间窗，北京市还统一上报就诊及救治时间数据，从接诊那一刻起就按下了秒表，争分夺秒抢时间。如果是典型的 STEMI 倒不难，那些模棱两可的、不确定是不是 STEMI 的最纠结，因为既不能漏诊，但同时也不能误诊，如果误认为是 STMEI 入了抢救室，虽然对患者而言监护下诊治更安全，但无疑增加了抢救室的工作量。

　　例如，中年女性，间断胸闷 5 天，活动后发作，休息后缓解，持续时间数分钟到半小时。其心电图如图 1。

　　青年男性，间断胸痛 2 天，基础高血压。心电图如图 2。

　　第一个女患者，继续流水就诊，动态复查心电图，血样送检绿色通道，结果回报阴性。第二个男患者，立即入抢救室并呼叫内科总值班，内科总值班请示冠脉三线后完善冠脉造影未见明确冠脉狭窄。

　　另外，还有一些特殊类型的 ACS，虽然不是 STMEI，但由于病变重、风险高，处置上需等同于 STMEI。不过，说来也是奇怪，明明是到了北京的夏季，可还是有不少的 ACS 患者，几乎我的每个班都能碰到。

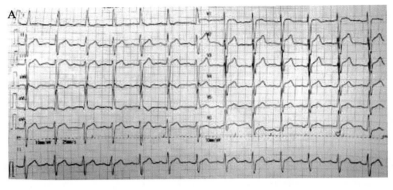

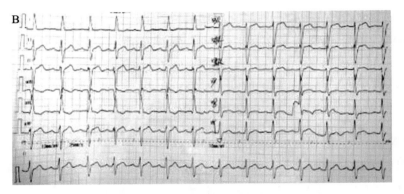

图1　心电图（女患者）

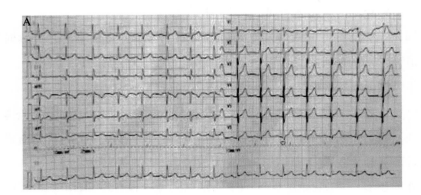

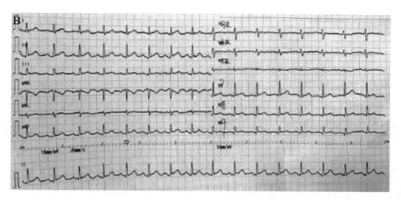

图 2　心电图（男患者）

TOP2 需要完善增强 CT 的疾病

由于急诊不能常规完善增强 CT，常常接诊其他医院就诊过、要求来我院完善增强 CT 的患者，如缺血性肠病、主动脉夹层、主动脉瘤、脏器破裂等疾病。如果诊断非常明确，就按照流程申请、完善检查等即可。但如果诊断不明确，或者仅仅是疑诊呢？我院急诊科与放射科近期也因此事梳理了增强 CT 流程，既保证急诊增强 CT 适应证者能较及时地完善增强 CT，保证患者的安全，又可以减少一些不必要的检查。

TOP3 严重的慢性病患者

尤其是疫情期间，这种终末期患者特别密集，常常约不上门诊号、住不了住院部，但又需要留院诊治，他们对医疗有需求而门诊和住院不能完全满足，就来急诊就诊。我们虽然愿意帮助患者在急诊处理，但终归是不能解决他们的原发病及根本问题，患者及家属常常把长久以来积攒的焦虑、不满发泄在急诊。往往这些长期饱受疾病折磨的患者和家属又有很多心理压力，有时也比较难以心平气和地沟通，所以我常常要被叫去"灭火"。

总值班生涯已过四分之一，相信还有更艰巨的任务等着我。当面临一个接一个的新挑战时，我会积极地冲上前去，继续加油！

腹痛寻踪

2020 年 6 月 9 日　李妍

腹痛虽说是临床上特别常见的症状，究其原因有时却是非常困难的。

一天夜班，一辆急救车从外地拉来一位 60 多岁的老年男性。主诉腹痛 4 天，加重 12 小时。老人 4 天前被人踹到下腹部，之后出现腹部持续性隐痛，进行性加重，伴腹胀，大便正常。2 天前出现发热。12 小时前，发展为全腹痛，下腹部为著，难以忍受，排黑色糊便 2 次，量少，无黏液脓血。就诊于当地医院，化验检查发现血象升高，CT 检查等未见明显异常，予对症支持治疗，因未能明确诊断转诊至我院。

分诊台测患者血压尚可，心率 120 次 / 分。患者当时精神状态尚可，诉腹痛剧烈，难以忍受。查体发现患者腹部肌紧张明显，拒按。结合患者外伤史，首先考虑脏器破裂、穿孔可能性大。于是除常规血化验外，马上完善腹盆 CT 检查。腹盆 CT 平扫提示左腹部小肠肠腔扩张伴液平，考虑梗阻可能。没有看到脏器破裂或者穿孔，影像学的提示难以与患者腹痛的程度和腹膜炎的体征相对应。于是完善了腹部增强 CT 检查，请放射科总值班阅片，提示脾形态不规则，被膜不完整，余实质脏器未见明显异常，腹盆腔、肝周、脾周可见中等量积液。请外科急会诊，不除外外伤后脾破裂可能，有手术探查指征。故而急诊行剖腹探查术，术中发现脾脏并无破裂，而大段小肠缺血坏死，相应肠系膜动脉搏动消失，脾梗死。

回顾患者病史，患者既往持续性房颤，未诊治，而乳酸水平偏高，D- 二聚体水平也较高，提示肠系膜动脉栓塞的可能性，只是患者发病前有过明确外伤史导致错误判断。

患者提供的病史有时会混淆我们的判断，急诊科医生需要时刻保持清醒的头脑，练就火眼金睛的能力。

没有憋气症状的低氧患者

2020 年 6 月 16 日　付阳阳

　　遇到一个有意思的患者，给大家分享一下诊疗过程，与大家一起学习这个有教学意义的病例。

　　一个 44 岁中年男性，同事发现患者嗜睡，从中午一直睡到晚上 8 点，有点叫不醒，急呼 120 转至我院急诊。120 心电图提示 V2 ~ V6 ST 段抬高，怀疑心肌梗死，既往在我院放过支架，有糖尿病史，先在分诊台测生命体征，HR 97 次 / 分，BP 131/90mmHg，RR 19 次 / 分，SpO_2 60%（非常低）。看到这样的患者，第一印象就是病情很重，可能快窒息了。马上查看患者，竟然可以叫醒，呼吸并不急促。

　　我问："您叫什么名字？"

　　患者答："小明（化名）。"

　　我问："您现在在哪？"

　　患者答："协和医院。"

　　我问："您有什么不舒服吗？"

　　患者答："没什么不舒服的。"

　　我问："您胸闷、憋气吗？"

　　患者答："我不憋气，没什么不舒服。"

　　我问："您胸痛吗？"

　　患者答："不痛。"

　　患者对答切题，难道 SpO_2 是假的？ SpO_2 这么低，不应该已经呼吸困难低氧昏迷了吗？此次 ST 段抬高难道是低氧导致的，不是心肌梗死？同时给患者快速查体，四肢冷，下肢中度水肿，听诊双肺有湿啰音，四肢可遵嘱活动。换一个手监

测 SpO_2，仍然很低。心力衰竭？心肌梗死？肺栓塞？中毒？致命性的低氧在我脑海中闪现，马上收进抢救室。

入室复查心电图仍然显示 ST 段抬高，联系内科总值班会诊，考虑心力衰竭可能性大，积极纠正心力衰竭。入室后换用储氧面罩吸氧（15L/min）后，SpO_2 仅为 80%，抢救室大夫评估完后，打算马上给予气管插管。再次询问患者，是否有憋气，患者仍然诉没有憋气，询问其他事情，对答切题。患者目前除 SpO_2 低之外，其他生命体征都还可以，心率并没有因为缺氧而代偿性增快，而且没有憋气症状，难道患者平时就是一个低氧状态，现在已经耐受了低氧，症状不明显？于是决定先观察，暂不气管插管。为了解心脏情况，我用床旁超声机查看，显示右心不大，心脏室间隔存在节段运动异常，但没有办法明确是新发还是陈旧的心肌梗死，射血分数很低（约30%），双肺满布 B 线，心力衰竭是明确的。患者目前指氧饱和度为 85%~90%，对答切题，并无憋气胸痛症状，给予无创呼吸机辅助通气，SpO_2 开始逐渐上升至 95%，同时予利尿＋扩冠抗心力衰竭等治疗，电话联系家属谈话交代病情患者存在猝死风险。待患者病情稍平稳后检查胸部 CT，CT 符合心力衰竭的诊断，这时化验结果 cTnI 回报 32.9μg/L（提示存在急性心肌梗死），鉴于患者肾功能不全，且胸痛时间不确定，心内科医生未行急诊 PCI，最终给予双抗＋抗凝的治疗。

总结这个病例，我们困惑的地方主要为：非常重的心力衰竭表现，低氧但没有胸闷憋气的主诉，心肌梗死没有胸痛主诉，主诉与真实体征、诊断不相符，确实容易引起误导，可能是患者已经耐受了缺氧的状态，或者患者缺氧已经影响到了神智，最终引起心肌梗死心力衰竭的症状与主诉不相符合？查体和床旁超声的结合最快速地给了诊断的方向，随后的辅助检查进一步确定了诊断。

床旁心脏超声可以改变临床决策

2020 年 6 月 22 日　宋晓

　　新冠肺炎疫情卷土重来，北京成为了全国的抗疫焦点。急诊作为抗疫前线，既要分流发热患者，精准识别新冠患者，同时也要继续承担急诊非新冠患者的诊疗。上至医院的整体工作方向，下至急诊总值班的工作模式，也迅速得到调整。新冠袭来，急诊科的就诊患者虽略有减少，但仍有排队现象。为了达到防疫要求，我们不得不采取了限流措施以减少人员聚集，不管是"朝阳群众"，还是此次疫情中的"西城大爷"，无不体现北京人民的高素质，大家也都能体谅和谅解急诊科的新就诊模式。限流，但不能耽误急重症患者的诊治。因此，及时识别重症更为重要。作为急诊总值班，如果没有其他区域需要我，常驻在分诊台是我对自己的要求。

　　一辆鸣笛的救护车进入急诊院区，我猜测这大概率是一个危重患者，车还没停就赶紧跑出去迎接。车门打开，随车的救护车医生紧急交班："胸痛，过了长安街之后出现心率下降至 30 次 / 分，叫不醒"。虽然我无法准确判断病因，但经验告诉我他可能猝死了，"马上进抢救室！"我们以最快的速度下车、转运患者入抢救室，略过分诊台挂号、评估等所有中间步骤。

　　患者深昏迷，大动脉波动触及不到，立即进行心肺复苏、气管插管，同时建立静脉通路、液体复苏等抢救，患者恢复了自主心律。心电图提示下壁导联 ST 段抬高，结合病史等，考虑 ST 抬高心肌梗死（STEMI），立即联系心内科会诊医生急会诊，并考虑有急诊经皮冠脉介入治疗指征。我和抢救室的一副姜医生一起给患者做了个床旁心超，发现心包腔有高回声，讨论后考虑不除外心脏破裂，立即告知心内科田医生，并呼叫急诊床旁心脏彩超的魏医生。果然，Echo 提示心包腔内中高回声——凝血块可能性大，节段性室壁运动异常。心外科会诊有急诊手术指征，家属也同意手术，遗憾的是，在术前准备过程中患者反复发生呼吸心跳骤停，试行心包穿刺，但仅抽出极少量凝固血块。在几轮心肺复苏之后，家属最终选择不再增加患者痛苦，患者去世。

对于 STEMI 的患者，特别是介入治疗时间窗内的患者，我们往往需要积极抗板治疗及冠脉造影，但在争取宝贵治疗时间的同时，我们应保持清醒，除外抗板抗凝禁忌，如主动脉夹层、心脏破裂，在完善心电图、常规血检外，有条件的医院尽量完善床旁心脏超声，既可以协助诊断，又可以评估是否发生心肌梗死的机械并发症以及明确是否存在主动脉夹层等改变临床决策的临床情况。

端午安康

2020 年 6 月 27 日　付阳阳

　　端午节的夜班，12 点之前患者不多，让我有一种大家都回家过节的感觉。凌晨过后，难道端午节就算过去了，急诊看病的人怎么一下子多了起来？

　　凌晨 1 点，一个肾衰查因的患者来诊，血肌酐水平骤然升高（5 月 28 日 Cr 104μmol/L，6 月 26 日 Cr 1428μmol/L，BUN 4.9 → 60mmol/L），我问他为什么白天不来看，他说白天端午节，不想来，晚上憋气难受被迫打 120 送来的。送进抢救室，准备床旁血滤治疗。

　　凌晨 3 点，120 送来一位没有家属陪伴的 44 岁男性患者，说是外伤后，有好心人报警，警察打 120 送来的。今年 4 月份曾出现过脑梗，目前仍言语不清及右侧肢体力弱。安排神经内科、眼科协助诊治，并筛查新冠核酸，联系保卫处＋驻医院民警协助联系家里人，并处理后续问题。

　　凌晨 5 点，120 急送一个 73 岁男性胸痛患者，近一周多次出现胸痛，心电图提示 V4 ~ V6 导联 ST 段轻度压低，筛查心肌酶阴性，继续动态监测心电图及心肌酶变化，药物治疗。

　　早晨 7 点，120 再次急送一个 83 岁老年女性，主诉重度憋气，心电图提示完全性左束支传导阻滞，鼻导管吸氧 5L/min，SpO_2 93%，患者呼吸频率 35 次 / 分，三凹征较为明显，120 考虑 PE 可能性大。询问病史，家属未住在一起，仅知道前几天曾出现过憋气，休息后好转，其他具体不详。查体：双下肺少许湿啰音，双下肢无水肿，但四肢稍凉，伴有花斑。考虑心力衰竭可能性更大，需警惕新发左束支传导阻滞急性心肌梗死诱发心力衰竭，急送抢救室。

　　复查心电图仍然是完全性左束支传导阻滞，心率 130 ~ 150 次 / 分，血压

180/148mmHg，吸氧条件由鼻导管 5L/min（SpO$_2$ 93%，仍诉憋气），换为文丘里面罩 50% 氧浓度（SpO$_2$ 95%，仍憋气），这样的表现更倾向心力衰竭，皮下注射吗啡缓解症状，同时给予无创呼吸机辅助通气，硝酸甘油静脉泵入减轻前负荷，扩张冠脉，同时予降压利尿。马上床旁超声看一下心脏，右心不大，初步排除 PE，左心存在节段运动异常，心肌梗死需要考虑，射血分数低（30%～40%），双肺满布 B 线，心力衰竭也是明确的。联系内科总值班，评估是否需要急诊 PCI（这使我想起来上次那个没有憋气症状的心力衰竭患者，同样的诊断，不一样的症状）。随后内科会诊，患者目前心力衰竭严重，但症状不典型，无法配合，积极控制心力衰竭，随诊。随后血肌钙蛋白 I 水平最高升高至 10μg/L，经过抗心力衰竭治疗，患者症状逐渐缓解。

今天是端午节，希望大家都快乐安康，我们在急诊为大家保驾护航。今天的工作是常规急诊值班的一个缩影，急诊的日常就是快速高效的处理常见急症，利用手旁可能的工具，用最短的时间，得到最准确的诊断，所以平常需要多学一些，多见一些，多懂一些。

"吵架"

2020 年 7 月 5 日　李妍

作为急诊总值班，不仅要有"火眼金睛"识别危重患者的能力，更要有一副好嘴皮子。有时候，这副嘴皮子得用在时间依赖性疾病上，如急性脑梗死、急性心肌梗死，需要在最短的时间内让患者和家属了解到病情的严重程度以及众多诊疗方法的优缺点，帮助其在最短的时间内作出对患者最有利的决定。有时候，这幅嘴皮子得用在自己觉得很急很重一直想加塞的患者和家属上，让他理解耐心等待。有时候，还得用在跟各个兄弟科室之间的沟通上……总之，总值班的嘴皮子得无所不能，有时候像"吵架"。这就需要反反复复地磨炼，当然，磨炼的过程总有输的时候。

一天夜班，刚接班便接到诊室电话，说一个胸痛的患者心电图 ST 段有点抬高。听到"抬"这个字，我立马冲到诊室。患者是一个 60 多岁的老太太，一个月前刚因为"急性 ST 段抬高心肌梗死、心源性休克"在外院住院治疗，家属说当时因为肾功能不全没有做冠脉造影，这刚出院没几天，又出现后背持续疼痛，11 个小时还没缓解才来急诊看病。患者的心电图提示下壁导联 ST 段抬高，较其外院出院时的心电图有变化，结合患者的症状和基础疾病情况，首先考虑再发心肌梗死可能性大。对于 ST 段抬高心肌梗死，12 个小时内是开通冠脉的时间窗，患者就诊时已经有症状 11 个小时了，接下来的 1 小时尤为宝贵。陪患者来的是她的女儿，本以为有了上次外院交代的底子，这次谈起来会容易一些。可是刚一开始，我便晓得当时外院在心源性休克的时候都没有做急诊 PCI 的可能理由了——患者家属根本无法沟通。在我和内科总值班反复向她交代时间、开通冠脉、监护的重要性时，她只关心能不能陪护、能不能保证肾功能、能不能找到最权威的专家，而对于急性心肌梗死会要命这件事根本无视。时间在一分一秒流逝，患者和家属始终不愿意接受入抢救室和冠脉造影，一个小时的时间窗转眼就错过了，最终患者也没有进行冠脉评估，加了药物就签字离院了。

正当我因为这次"吵架"吵输倍感挫败的时候，神经科诊室打来电话，说一位患者家属是从中风险地区来的，自诉社区白天刚筛过新冠核酸，但结果还没出，诊室要求她筛查核酸的时候被患者家属拒绝，而且大吵大闹，故向我求助。等我赶到跟家属一谈，就知道她已做好了对付我的准备。第一句问："你们今天能出结果吗？"我回答："能，4～6个小时出结果。"家属随后就说："不可能！人家都说要至少1天，你们怎么能出结果？你们是不是收费？"听到"收费"二字，我早已料到后面她肯定会说你们就是为了赚钱之类的话。我迅速地告知她不收费，她才配合地去做了核酸检测。谁让咱医院、检验科给力，国家政策给力，让咱"吵架"都有底气，终于弥补了一点挫败感。

医学常识的重要性

2020 年 7 月 14 日　宋晓

　　内科来急诊轮转的博士后对着以下 CT 片（图 1，图 2）边感叹边拍照，这张令她咋舌的 CT 片来自一位 66 岁女性，两年前意外发现盆腔占位，因为种种原因没有及时处理。时间对她是残忍的，占位进行性增大，再次来到我们急诊时已经多发转移。她令我印象深刻的地方太多，但促使我想写下来的原因是她的女儿。

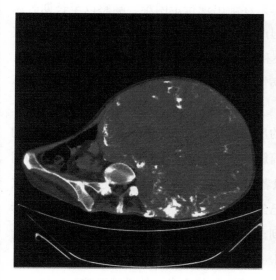

图 1　腹盆部 CT 横断位显示巨大包块

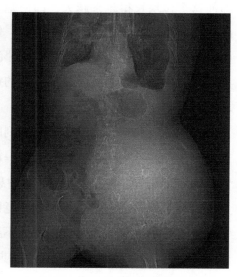

图 2　胸腹盆 CT 冠状位显示腹盆部巨大占位

　　患者已经卧床很久，滞留在急诊也有时日了，不同的大夫们看过她，她身体不适感仍在加重，似乎自己已经感受到时日无多，她和女儿都陷入了焦躁中。我跟她直接接触的缘由是她执意要把床摆放在抢救室门口的抢救通道，我向诊室医生了解情况、缘由、当前生命体征及检验结果等基本情况后，在抢救通道里准备跟她交涉。虽然我是以病情询问开始我们的谈话，但患者依然很抵触，并甩出了一连串让我哑口无言的话语。

我能体会一个人在身体和精神双重不适的情况下是无法心平气和地对话的，她女儿把床往抢救通道的墙根又靠了靠，空出了半条通道，过一张抢救床还是可以的，于是我默认了这个举动，希望患者舒缓之后再跟她们聊转移床位的事情。没过半小时我再去抢救通道，发现她们已经把床挪走了。

这是一件在急诊常发生的特别不稀奇的小事儿，这是一类在急诊常见到的特别令人惋惜的患者及家属，因为两年前发现盆腔占位时是有手术机会的，但她的女儿想让她母亲的身体养得更好一些再做手术。即使她们母女长期生活在一起，即使这个包块长得越来越大，即使她母亲逐渐出现行走困难、喘憋以至长期卧床的状态，她们才想要治疗这个包块，但此时已经发展到晚期，甚至是终末期，医生也无计可施。急诊三线医生多次耐心和这对母女谈病情、谈治疗、谈解决方案，女儿仍然不能完全了解她母亲目前的病情，她的关注点总是围绕在患者的生活诉求上。

相比患者病情，让我印象更深刻的反而是其女儿的表现，因为我对她女儿的期待，应该是身为博士的她，拿着一篇篇文献来跟我们一起探讨她母亲目前的病情和诊疗（是的，在协和医院，这种患者和家属还不少见），至少也得学习一点点关于她母亲疾病的医学小知识，毕竟已经病了两年了。而现实是女儿连一点医学常识都没有，不仅交流困难，还抓不到交谈重点，不懂还不虚心听从专业医生的建议，导致她妈妈的病就这样拖到晚期。

这让我想起前不久另一个令人惋惜的 STEMI 的患者，他是某医院的退休人员（因为接触时间太短，我还不能确定他是医生还是医技科室的工作人员），60 多岁，幸运的是 STEMI 还在急诊 PCI 时间窗内。当我为他庆幸、为他争取所剩不多的急诊 PCI 时间时，他竟然拒绝做 PCI，原因是他认为植入冠脉支架后"需长期应用排异药物"。不管我怎样跟他解释不做 PCI 的风险、心肌坏死及心肌梗死的治疗等问题，他固执地选择马上出抢救室、马上回家，他的爱人和女儿表示尊重他本人的意见，后来我也没有再见过他。

这种现状估计很多医生都亲身体验过了，很多患者和家属因为医疗认知缺陷而错过最佳治疗时机，甚至付出生命的代价，新闻热点也报道了不少典型案例。我想，除将坏人绳之以法外，与其向普通大众宣教如何不上当受骗，不如向大家普及医疗小知识。真心希望中国的医疗普及教育的春天早一些到来。

命悬一线

2020 年 7 月 21 日　付阳阳

北京疫情逐渐控制，7 月 20 日北京应急响应机制调整为三级。外地急救车转诊重患者逐渐增多，在这里分享一例山西大同转来的危重病例。

上午 10 点，120 医生刚进急诊大门，就喊"让一让，消化道大出血，让我们先看"，分诊台呼叫我后，马上小跑过去，查看 120 平车上患者，男性，年轻，垫子及口唇周有很多暗红色血液，需大声呼喊才有反应，面色极度苍白，状态极差，救护车上收缩压最高仅 80mmHg，静点多巴胺进行升血压，转运途中输注红细胞 6U、血浆 400ml，初步考虑消化道大出血、失血性休克，马上把患者进抢救室。转送途中，询问家属患者什么病，家属说布加综合征、门脉高压、胃底食管静脉曲张，前两天来看过血管外科后返家。

收进抢救室后，患者血压 70/40mmHg，嗜睡，大声呼喊可睁眼，给予快速补液，完善相关辅助检查，立刻完善中心静脉置管，给予去甲肾上腺素进行升血压治疗，泵入生长抑素、奥美拉唑等，加压快速补液，血气报危急值 Hb 38g/L，pH 7.14，Lac 10.5mmol/L，启动紧急输血流程，同时请消化内镜、血管外科、基本外科、介入科多科会诊。考虑到患者存在极大误吸风险，向家属交代气管插管风险后，马上给予气管插管 + 呼吸机辅助通气。向家属交代风险，患者布加综合征、门脉高压、消化道大出血，目前失血性休克、乳酸酸中毒，预后极差，家属表示能理解，但患者目前才 37 岁，育有一 3 岁的孩子，要求积极抢救，争取最后一线希望。

在多科过程中，相关检查逐渐回报，PLT 33 × 109/L，Alb 14g/L，Ca^{2+} 1.37mmol/L，CKMB-mass 27.6μg/L，cTnI 0.555μg/L，PT 37.0s，INR 3.46，Fbg < 0.4g/L，APTT

109.3s，已经出现弥散性血管内凝血（DIC），血管外科考虑目前消化道大出血为主要问题，既往布加综合征在止血、情况稳定后方可进行治疗，目前无条件处理布加综合征问题。介入科：目前考虑门脉系统出血可能性大，静脉系统出血介入止血效果极差，建议完善消化内镜下止血。基本外科考虑到目前存在 DIC，为手术禁忌证，建议积极纠正凝血后，再评估是否可手术治疗。所有的希望都集中在消化内镜上，内镜老师会诊后，向家属交代风险，家属反复考虑，在同意消化内镜检查后，马上准备床旁消化内镜。

患者来诊 2 小时余，我们一直在尽力维持患者生命体征，患者胃管引流鲜血 1000ml，便鲜血约 1500ml，给予积极输注红细胞 4U，血浆 400ml，人纤维蛋白原 4g，凝血酶原复合物 1200U，复查血红蛋白值仍在下降，最低 21g/L，去甲肾上腺素加到 2μg/（min·kg）（极大剂量），收缩压仍低于 80mmHg，仍有活动性出血，治疗无效果。如果消化内镜无法止血，患者后果无法想象。继续输入红细胞 + 血浆，希望输血量 > 出血量，患者才有一线希望。

夜里 1 点多内镜准备完毕，消化内镜下可见到胃底食管静脉曲张明确，可见到鲜血喷涌而出，在视野极度不清的情况下，消化内镜老师给予组织胶 + 硬化剂注射治疗曲张静脉套扎治疗，出血暂时止住，后续是否出血仍是未知。继续予以输血、改善凝血、补液等支持治疗。

后续患者血压逐渐平稳，去甲肾上腺素逐渐减量，晨起 6 点复查 Hb 40g/L，PT 26.1s，INR 2.39，Fbg 1.40g/L，APTT 98.3s，cLac 12.2mmol/L，Alb 13g/L，PLT 12×10^9/L，继续给予输血，纠正贫血 + 凝血功能。早 8 点，向家属交代目前患者病情后，将后续治疗移交给接班的同事，衷心希望这个患者可以走出抢救室。2 天后上班再次看到他，已经顺利脱机拔管，血红蛋白稳步上升，出血止住了。

生命中，常常绝望中蕴含一丝希望，而这一丝希望才是生活的意义。

疯狂 1 小时

2020 年 7 月 27 日　李妍

新冠肺炎疫情在好转，而协和急诊依旧忙碌。

7 月 23 日白班，中午 11 时 15 分，忙完患者及床位的安排工作后，我刚要准备去买午饭，值班手机响起。是放射科总值班打来的，说门诊 CT 室有患者做增强 CT 后过敏性休克，血压 70/40mmHg。接到电话，一边在电话中指导患者抢救，一边脱下防护服，向门诊 CT 室狂奔。不得不说，上总值班后，虽然没什么时间锻炼身体，短跑的速度倒是提升了不少。赶到 CT 室，患者一般情况已有好转，在放射科技师、放射科总值班的协助下快速将患者转运至抢救室。

刚进抢救室门口，11 时 20 分，值班手机再次响起，是 1 诊室大夫打来的电话，说 1 位 65 岁的老年男性，胸闷半天就诊，心电图提示前壁导联广泛 ST 段压低。嘱放射科总值班向抢救室大夫交代病情，我立马赶到流水 1 诊室。只见患者面色苍白，全身冷汗，血压只有 90/60mmHg，询问患者基础血压诉高压 130mmHg 左右，考虑患者心源性休克可能性大，立马将其转入抢救室。

就在将患者从 1 诊室送到抢救室的路上，路过分诊台。120 急救车从外地转来 1 名呼吸衰竭、插管上呼吸机的患者，顺道一并带到了抢救室。

11 时 25 分，我还没在抢救室站稳当，又接到神经科诊室的电话，说 1 名患者上午反复癫痫大发作，于是我又迅速赶至神经科诊室。后经核实，患者发作时神志清楚，可以对答，加用抗癫痫药物，控制抽搐，可暂时在流水观察。

11 时 30 分，刚进抢救室的 3 个患者还没收拾利落，我又接到发热门诊打来的电话，有一个感染性休克的患者新冠核酸已出，询问是否可转大急诊抢救室。因抢救室短时间内已连续接诊了 3 名危重患者，而新冠肺炎肺炎疫情发生后，为适应发热患者急救需求，发热门诊同样配备了抢救设备及二线医生，为保证医疗安全，暂时安排该患者在同样具有抢救能力的发热门诊抢救室抢救，20分钟后安排了急诊抢救室医护人员至发热门诊将患者转到急诊抢救室。

本以为"疯狂"就此结束，谁知12时15分再次接到分诊台的电话，说有1名耳鼻喉科门诊转诊患者，喘憋明显，叫我去看一下。一见患者，典型的上呼吸道梗阻三凹征，不用听诊器都能听到喉鸣音，于是立即打电话联系耳鼻喉科，耳鼻喉科大夫紧急喉镜检查，发现患者声门裂仅一二毫米，随时有窒息风险，故建议患者准备紧急气切。然而，无论我怎么交代窒息、猝死风险，患者和家属还是执意离院。

距离下班还有近5个小时，对于急诊总值班而言，不知道下一秒会来什么患者，会有什么突发状况。然而，就是这种未知让我面临一个又一个的挑战，在总值班的岗位上得到一次又一次的历练。

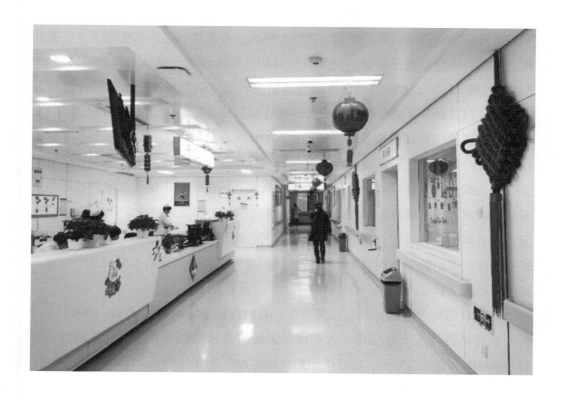

疫情中的第一例 VA-ECMO

2020 年 8 月 3 日　宋晓

下午 5 时，刚接完班，分诊台来了一位 41 岁女性，血压 65/51mmHg，心率 74 次 / 分，神志清楚，步行来院，主诉"发热 3 天，憋气半天"，在外院就诊过 2 次。我接过她手里的化验单，CK 1033u/L ↑，CK-MB 87μg/L ↑，均明显高于上限值，但却未见心肌肌钙蛋白的化验单或心电图。不管是什么病，现在是明确低血压，先进抢救室为妙。

果然，入室第一份心电图即室性自主心律，结合发热、外院 CK 及 CKMB 水平显著升高，我们强烈怀疑患者为急性心肌炎、心源性休克，床旁做了个心脏超声，果然心室壁收缩不协调，更加支持我们的临床诊断。动脉血气此时回报 pH 7.17，乳酸 12.7mmol/l，虽然患者仍神志清楚，但可以预见她会继续快速进展加重，我预判她很有可能今晚就需要上静脉 – 动脉体外膜肺氧合（VA-EMCO），联系抢救室主管杨惊副教授，因疫情期间 EICU 病房暂时关闭，建议积极联系 ICU 是否可收治该患者，杨教授亲自联系 ICU 二线周元凯医生。周大夫床旁评估后同意收治入院，准备住院同时让我们追新冠核酸、抗体结果，请示流感三线评估患者是否可能为新冠感染患者，建议在保证患者安全的前提下尽量完善胸部 CT。然而，患者病情急转直下，在呼吸机机械通气、血管活性药的强有力支持下，反复恶性心律失常电除颤，循环难以维持，我们决定在抢救室内行 VA-ECMO，术后稳定再转运至 ICU。

在 ICU 与抢救室医护的共同努力下，我们在抢救室顺利完成 VA-EMCO，并一起护送患者转入 ICU 病房。入病房后患者生命体征仍不稳定，血压仍然只有 87/70mmHg，并频发室速，ICU 医护们继续接力患者的下一步诊治。

新冠肺炎疫情期间，我们仍不能懈怠或延误非新冠患者的诊治、收住病房，竭尽所能，挽救生命。该患者入抢救室的心肌肌钙蛋白高达 79.8μg/L（正常值 0 ~ 0.056μg/L），但在结果报告之前我们就已经预判患者可能需要上 VA–ECMO，就已经开始进行人员和物品准备，并与家属谈病情及费用等，因此在病情急转直下时能够迅速在抢救室上 VA–ECMO，在夜间 12 点之前就完成了与 ICU 病房的患者交接，为患者争取宝贵的治疗时间。

偶然中的必然

2020 年 8 月 10 日　付阳阳

周四的白班，急诊出奇的忙碌。在这里分享一个偶然中隐藏必然的病例。

上午 8：39，120 送来一个 66 岁老年患者，如厕后站起时自觉头晕，测血压 80/50mmHg 来诊。在急诊测血压 81/57mmHg（基础血压 140/90mmHg），心率 121 次 / 分，呼吸 20 次 / 分，对答尚可。追问病史，近 1 周进食差，外院 CT 提示双侧胸腔积液，腹腔大量积液，8 月 3 日穿刺引流腹水，今晨腹水为淡血性，腹部查体无明显压痛、反跳痛。2 月前因咳嗽，全身淋巴结大，就诊外院行 PET/CT 及淋巴结活检，考虑 EB 病毒感染、坏死性淋巴结炎。

问到这里，感觉患者突发低血压肯定有原因，结合目前腹腔引流突然变血性，但量不多，这又无法解释突发低血压，但还是觉得腹腔出血可能性最大，目前处于休克前期，建议患者进抢救室。因疫情期间无法陪伴及探视，家属拒绝。

继续流水诊治，快速补液 1000ml，同时给予完善肝肾功能、血常规、血气等常规检查，立刻约胸腹盆 CT，明确出血部位。

10：49，血气回报 Lac 6.1mmol/L，Hb 84g/L（上次我院 Hb 120g/L），普通 CT 提示：肝周、下腹部及盆腔内可见多发密度稍高影（CT 值 25 左右），不除外出血，脾脏密度不均，脾脏下部可见斑片状高密度影。请外科会诊后建议明确出血部位，马上完善增强 CT 检查。

11：47，复测血压 94/59mmHg，腹腔引流管引流量不多，为血性引流液，量约 50ml。肝肾功能回报：Alb 22g/L，予白蛋白静脉输液维持胶体渗透压、卡络磺钠止血，同时继续补液，备血。

13：33，复查血气：Lac 6.5mmol/L，Hb 69g/L，再次交代病情，因 EB 病毒

（EBV）慢性感染预后较差，家属仍不同意进抢救室。

14：32，完成腹盆增强CT，放射科总值班口头初步阅片：未见明显活动性造影剂外溢，脾脏可见多发低强化区及无强化区，脾梗死不除外（竟然没有活动性出血）。考虑出血性休克、腹腔出血、脾破裂可能，反复向患者家属交代病情及预后，在全部家属都到场后，经慎重考虑后，仍希望能做手术，于16：30收进抢救室。入室后尽管增强CT未见明确出血，仍考虑脾破裂可能，追问病史。昨日夜间患者曾出现一过性左上腹痛，经按摩后好转，考虑脾破裂不除外按摩引起。

进抢救室后马上进行多科会诊，基本外科医生：原发病不明，首先考虑血液、淋巴系统疾病，继发脾破裂可能性大，有手术指征；放射介入科医生：考虑脾梗死后出血可能性大，介入栓塞会加重梗死，不适用于此病例。血液科医生：考虑淋巴增殖性疾病／淋巴瘤可能性大，如拟手术切脾，可待病理回报明确诊断，如保守治疗，建议行淋巴结切除活检。综上所述，考虑患者腹腔出血，脾脏来源可能性大，有手术治疗指征，我科积极补液、输RBC及PLT，为手术创造条件，并向家属交代病情。家属经慎重考虑后，最终拒绝手术，要求转回当地医院。

复习该病例，首先大家需要了解EBV感染。EBV流行病学显示，在全球范围内，初次EBV感染大多数表现为亚临床和隐性感染。在所有人群中均证实存在EBV抗体，呈全球性分布；90%～95%的成年人为EBV血清阳性。而原发性EB病毒感染后，病毒进入潜伏感染状态，机体保持健康或亚临床状态。在少数无明显免疫缺陷的个体，EB病毒感染的T细胞、NK细胞或B细胞克隆性增生，临床表现为发热、肝功能异常、脾大和淋巴结大等传染性单核细胞增多症样症状持续存在或退而复现，伴随EB病毒抗体的异常改变和外周血高EBV-DNA载量，称为慢性活动性EB病毒感染。其预后差，可并发噬血细胞综合征、淋巴瘤、弥散性血管内凝血和肝衰竭等危及生命的并发症。成年人慢性活动性EBV感染预后更差。同时EBV感染常伴脾大，脾破裂是一种罕见且可能危及生命的EBV感染的并发症，估计每1000例患者中有1～2例，几乎所有病例均为男性。

到这里，我们基本上可以把这个病例理顺了。患者基础可能伴有CAEBV，同时伴脾大，昨日夜间腹痛＋按摩，导致脾破裂（脾先破裂然后再按摩，还是按摩

协/和/急/诊/总/值/班/纪/实

329

导致的脾破裂不得而知，腹痛与脾破裂的关系不得而知），随后导致腹腔出血，出血性休克，次日出现头晕、血压降低来诊，同时腹腔引流呈血性（腹腔引流既往为淡黄色）。有人可能会问，为什么引流液没有增多，带着疑问仔细核对患者的增强 CT，发现腹腔引流管的位置刚好位于积血少的那一侧，局部液量不多，这也是血红蛋白下降到 60g/L，腹腔引流管内引流量仍不多的原因。

临床中，常常出现一个个偶然，偶然连成片就变成必然，越来越觉得，临床医生跟侦探有很大的相同点，多找一些偶然的证据，积攒呈必然的结果。

"一元论原则"

2020 年 8 月 17 日　李妍

"一元论"是疾病诊治过程中的重要原则，所谓医学"一元论原则"就是尽可能用一种疾病解释患者的全部症状、异常体征及辅助检查。

患者是一名 39 岁的青年女性，因"多饮、多尿、腹痛 1 周，加重伴嗜睡 1 天"来诊。外院化验检查提示糖尿病酮症酸中毒（DKA），予补液、降糖、纠酸等治疗，患者在就诊过程中突发抽搐、意识丧失，故对症处理后转诊至我院。因"DKA、意识障碍"收入抢救室。入室完善血常规：WBC 14.32×10^9/L，N% 89.3%；CRP 56mg/L；血气分析：pH 7.00，pO_2 124mmHg，pCO_2 10mmHg，K^+ 3.1mmol/L，Lac 1.0mmol/L（鼻导管 2L/min）；尿常规：pH 5.0，KET ≥ 7.8mmol/L，Glu ≥ 55mmol/L；肝肾功能、心肌酶（−）。患者 DKA 诊断明确，追问病史，患者起病前 1 周左右出现咳嗽、咳痰，结合查体及肺部影像学，考虑存在肺部感染。因患者嗜睡，GCS 评分 E3V5M6，完善头 CT 检查（图 1），提示右侧基底节区高密度影。难道患者合并脑出血？

对于急诊科医生，一定要先救命。经过积极纠正 DKA、抗感染、脱水降颅压等治疗，患者神志转清，查体无异常发现，各项化验指标趋于正常。命保住了，就得好好治病了，DKA 跟"脑出血"之间究竟有什么联系呢？患者在入院 2 天后，自述左侧肢体不自主抽动，呈持续性，入睡后消失，查体：四肢肌力、肌张力正常，病理征（−）。评估生命体征平稳，完善头 MRI 检查（图 2），发现 T_1 相右侧基底节区及尾状核头异常信号，不规则短 T_1 信号，T_2 相无明显信号改变。这分明不是典型脑出血的影像改变，而符合糖尿病偏侧舞蹈症。患者头 CT 高密度病灶得以解释，患者的疾病也可通过一元论解释。

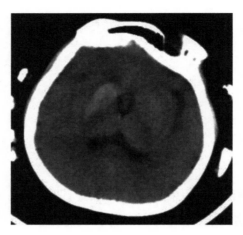

图 1　头部 CT 平扫

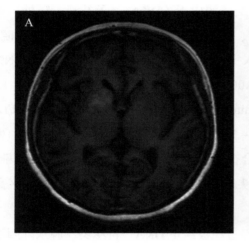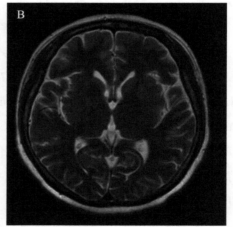

图 2　头部 MRI
A. T₁ 相；B. T₂ 相。

　　舞蹈症是以肌张力减低 – 动作过多为主要表现的临床综合征。高血糖所致的偏侧舞蹈症是一组由基底核损伤（豆状核、尾状核）引起的对侧肢体运动障碍，表现为单侧肢体快速连续、不自主和不规则的运动。病理生理机制不明，可能与高血糖后代谢紊乱、血脑屏障功能障碍相关。一旦血糖控制，舞蹈病在随后的几天或几周内会有所改善，部分异常动作可能会持续 1 年以上。

破裂性动脉瘤

2020 年 8 月 24 日　宋晓

急诊的患者有时候像商量好一样，在某一时间段常会出现某种疾病的聚集性病例，前段时间的 1 套班，接连遇到了几例动脉瘤的患者，其中不乏少见又有意思的病例，与大家一同分享。

病例 1

初评估：男，73 岁，下腹痛 15 小时，向双下肢放射，伴大汗、头晕，外院血压低至 70/50mmHg，行腹盆 CT 平扫（图 1）见髂动脉瘤，不除外动脉瘤破裂，静点多巴胺来诊。

处置：入室动脉血气乳酸 10mmol/L，患者烦躁伴生命体征不稳定，予气管插管、深静脉穿刺置管，完善主动脉 CT 血管造影（CTA）（图 2），考虑双侧髂总动脉、髂内动脉瘤，左侧伴破裂。血管外科急诊手术。

预后：麻醉过程中因循环不稳定，家属放弃。

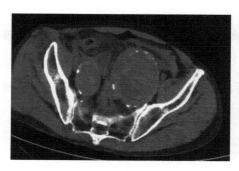
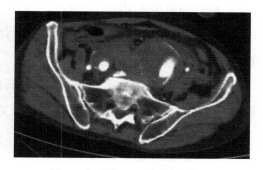

图 1　腹盆 CT 平扫（病例 1）　　　　图 2　主动脉 CTA（病例 1）

病例 2

初评估：男，74 岁，腹痛 10 小时，为剑突下及右中腹持续疼痛，外院腹部 CT 平扫（图 3）考虑腹主动脉瘤可能，来诊时神清。既往高血压、冠心病支架植入病史。

处置：完善主动脉 CTA（图 4），考虑腹主动脉瘤，血管外科限期手术。

预后：手术成功。

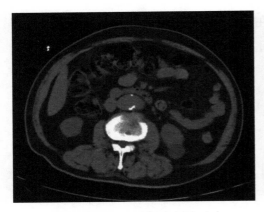 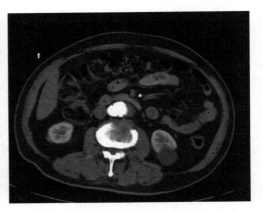

图 3　腹部 CT 平扫（病例 2）　　　　　图 4　主动脉 CTA（病例 2）

病例 3

初评估：男，52 岁，反复发热 3 个月余，发现腹主动脉瘤 2 个月余，腹痛 1 天。既往高血压病史。

处置：完善主动脉 CTA（图 5），结合病史，考虑感染性腹主动脉瘤，先兆破裂/破裂可能。

预后：家属不愿手术，保守治疗好转后出院。治疗期间外周血厌氧瓶 15 小时报警 G⁻ 杆菌，后鉴定为 ESBL（−）肺炎克雷伯菌。

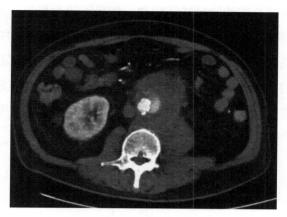

图 5 主动脉 CTA（病例 3）

病例 4

初评估：男，36 岁，突发右颈部疼痛伴包块形成 10 小时。既往高血压、右侧甲状腺上动脉瘤栓塞术后。查体：右颈部前方中下部可及 6cm×4cm 大小包块，无明显搏动。

处置：完善头颈 CTA（图 6），甲状腺右叶见类圆形混杂密度影（5.6cm×4.5cm），增强强化欠均，其内可见多发不规则小片状造影剂外溢。考虑右甲状腺上动脉分支动脉瘤破裂。血管外科行急诊局麻下右甲状腺上动脉瘤栓塞术。

预后：手术成功。

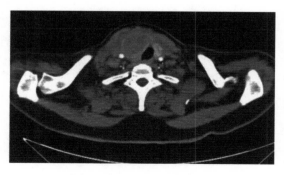

图 6 头颈 CTA（病例 4）

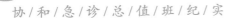
　　动脉瘤，尤其破裂性动脉瘤往往致命，如果不进行修复，通常在破裂后数小时死亡。因此，当确诊破裂性动脉瘤后，应尽可能紧急修复。尽快确诊更为重要，除患者的高血压基础病、既往动脉瘤史等临床信息外，相应部位的新发症状和体征往往会有较高的提示，但像髂动脉瘤、甲状腺动脉瘤等少见动脉瘤破裂常常容易误诊或漏诊，需提高警惕。但一些患者因为基础病或合并症等所致手术风险过高时，也可采取舒缓治疗。

如果肾静脉以下全堵了，会怎样呢？

2020 年 9 月 2 日　付阳阳

天气依然炎热，本该淡季的急诊今年没有出现，抢救室又满了，接班时抢救室患者 22 个（加床 1 个），晚上重症患者的诊疗压力非常大。在这里分享一个相对少见的病例。

下午 18：59，天津 120 送来一个 37 岁男性患者，主诉腰痛伴血尿 2 日来诊，8 月 26 日患者出现腹痛，肉眼血尿消失，自觉尿少，伴恶心就诊外院，HR 108 次 / 分，BP 105/67mmHg，Hb 88g/L，TBIL 31.7μmm/L，DBIL 27.4μmm/L，Cr 208μmol/L，超声提示：右侧腹部约平脐水平下方腹膜后（右肾内侧、下腔静脉前方）可见一不均质低回声包块，范围约 16.3cm×6.5cm，内部回声不均匀，其内有不规则无回声，未见明显血流。CT 提示存在腹膜后占位，双下肢超声提示：右侧股总静脉延至右侧髂外静脉血栓形成，右肾周少量积液，右肾结石。给予补液、消炎、镇痛治疗，症状无缓解。为求进一步诊治，就诊于我院急诊。复查：Hb 83g/L，Cr 185μmol/L，PT 13.7s，Fbg 2.75g/L，APTT 24.7s，D–Dimer 13.18mg/L FEU。急诊超声：右腹部脐水平下方腹膜后不均质低回声包块，血肿可能。血管超声提示：双侧股总、股浅、腘静脉及双侧大隐静脉近心段管腔内可见低回声，考虑双下肢多发静脉血栓形成。追问病史：2016 年参加运动会左下肢小腿肌肉拉伤后继发深静脉血栓形成（DVT），放置下腔静脉滤器（永久型），抗凝 1 年后自行停药。完善腹盆增强 CT（图 1）：肾静脉以下下腔静脉未见造影剂充盈，血栓形成可能。动脉期未见造影剂外溢，无明确活动性出血证据。患者一般情况尚可，除双下肢肿胀，张力增高，活动受限外，无其他不适主诉。

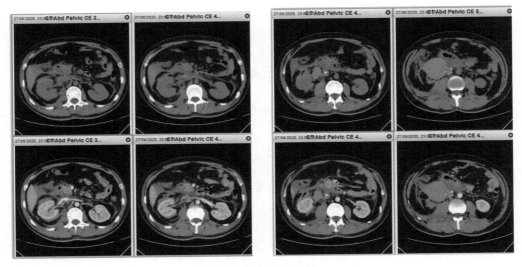

图 1　腹盆增强 CT

泌尿外科：右肾中下紧邻下腔静脉旁可疑血肿形成，肾包膜毛糙，右肾形态尚可。追问患者及家属，患者否认肾错构瘤等肾脏占位病史，综合患者病史、体征及 CT 表现，血肿来源泌尿外科可能性小，血尿为泌尿系受累所引发症状可能，需进一步明确腹膜后血肿原因。

血管外科：①下肢深静脉血栓诊断明确，D-Dimer 水平高，不除外新发血栓，有抗凝治疗指征；②患者滤器未见明显移位，纺锤形滤器穿破静脉风险较低，目前滤器穿破静脉至腹膜后血肿证据不足；③建议相关科室会诊评估腹膜后占位性质及是否存在抗凝禁忌，如除外禁忌建议尽快抗凝治疗，可使用普通肝素，维持 APTT 50 ～ 60s；④充分交代抗凝出血、血栓进展、肺栓塞风险。

介入科会诊意见：下腔静脉血栓、腹膜后血肿较明确；未见明确对比剂外溢征象；无急诊血管造影指征。

目前腹膜后血肿的手术探查指征尚不十分统一，如果没有其他需要手术干预的地方，且生命体征平稳，可采用保守治疗，该患者复查 2 次 CT，血肿未见明显增大，所以采取保守治疗。另一问题，是否需要抗凝，血管外科意见很明确，需要抗凝，但血肿出血风险极大，是否需要抗凝，需与家属协商，在接受风险的前提下，谨慎抗凝。还好家属比较好沟通，在充分交代抗凝受益与风险后，家属选择抗凝治疗。抗凝后血红蛋白值逐渐降低，Hb 74–77–71–67–66–66–64–66g/L（8月31日），最终血红蛋白稳定住了，腹膜后血肿没有再增大。其实治疗仅仅是一个开始，后续还有腹膜后血肿来源问题、静脉血栓是否可机化再通等需要解决，患者转到留观继续抗凝治疗2天，下肢肿胀腰痛不适症状改善，我们会继续跟踪后续的治疗及进展。

为了活下去，生命的顽强会创造一个个奇迹，我们期待这些奇迹（下接346页）。

惊心动魄的穿刺

2020 年 9 月 7 日　李妍

　　白班，总值班电话响起，是分诊台的电话，说是外院转诊一心肌梗死患者，泵着去甲肾上腺素，让我去评估。患者是位中老年男性，极度喘憋，烦躁不安。简单问了一下病史，患者 5 天前因为急性心肌梗死放了支架，1 天前开始出现喘憋，进行性加重，当地医院胸部 CT 平扫提示心包积液，血压也维持不住，让转到上级医院。心包填塞！患者的症状和生命体征都提示这一致命的诊断，故立即将患者转入抢救室。

　　仔细询问病史，患者 6 天前无明显诱因出现胸闷、憋气，伴上腹部不适，否认心悸、胸痛、腹痛、呕吐、发热等不适，未诊治。5 天前就诊于当地医院，考虑急性心肌梗死，予急诊经皮冠脉介入治疗（PCI），置入支架 1 枚（具体不详），术后予阿司匹林＋氯吡格雷、肝素、单硝酸异山梨酯、美托洛尔、他汀等药物治疗。患者仍有胸闷、憋气，进行性加重，昨日查 CT 示新发心包积液，因血压下降，予去甲肾上腺素维持循环，建议转院。既往血压偏高，具体不详。否认吸烟史。

　　入室后，患者喘憋明显、呼吸困难、烦躁不安，立即予气管插管呼吸机辅助通气。同时继续予去甲肾上腺素维持血压。患者心包积液原因未明，因既往高血压病史，当地冠脉造影情况不详，需除外主动脉夹层、心脏破裂、冠脉破裂等致命的紧急情况。但患者循环不稳定，出室检查风险极高，在向患者家属交代检查途中猝死风险及造影剂肾病风险后，患者家属当机立断，迅速做出决定，得以立即完善了主动脉 CTA，还好没有看到主动脉夹层或者造影剂外溢表现，让我们稍微松了口气。然而，患者的循环在我们眼皮子底下迅速变差，接近极量的去甲肾上腺素维持下血压只有 50$^+$/40$^+$mmHg。而此时，患者的化验结果尚未回报。因患者 PCI 术后，用着双联抗血小板药物及抗凝治疗，同时因急性心包填塞，患者急性肝衰竭，以致凝血功能异常、血小板功能障碍。患者的腹部及上肢抽血部位全是瘀斑，入室扎血气时桡动脉眼看鼓起个血肿，在这种情况下，进行心包穿刺操作出血风险是极高的。更要命的是，尽管患者有急性心包填塞，右室完全张不开，但患者的心包积液量并不多，最深处只有 1.5cm 左右，而且穿刺窗口极窄。患者循环已接近崩溃，寻求介入科帮助已来不及。患者凝血差，积液少，穿刺过程中一旦碰到心脏和大血管，后果不堪设想。

此时，我们和家属面临两难的抉择。不进行心包穿刺，患者循环迅速崩溃，必死无疑；进行心包穿刺，风险极高，极有可能加速患者死亡。然而患者家属的一句话让我们下定了决心，决定行心包穿刺。家属说："医生，我们相信您。好了我们就继续治，死了我们立马拉回老家，救护车已经等在门口了。""健康所系，性命相托"，患者家属已把患者性命交由我们手中，我们有何理由退缩。在查房教授、抢救室主管等指导下，我们立即对患者进行心包穿刺引流。积液一经引流，患者循环迅速改善。患者家属得知这一消息后放声大哭，跪地感谢。此时，我们医者的兴奋与感动丝毫不亚于家属。

我们要感谢其他科室的鼎力支持，输血科在患者刚刚入室血型还没报告的情况下启动紧急输血程序，在 O 型血源极度紧张的情况下立马给我们血浆和血小板；放射科在接到我们电话后立刻安排增强 CT 检查，放射科总值班在完成检查后当即报告 CT 情况。当然，我们最要感谢的是这些家属，能对我们如此信任，与我们携手同行，给予我们前进的动力与勇气。

没有当过总值班的医学生涯是不完整的

2020 年 9 月 15 日　宋晓

急诊总值班同时也是二线医生，在忙碌的急诊科，随时可能上演惊心动魄的生死时速，绝大多数的大场面都会出现总值班的身影。我最怕上节假日的班了。

果不其然，一接班，抢救室加 6 床，已经没有什么进新患者的空间，而外面的流水还有一些重患者，病情随时可能会进一步加重需要进抢救室。患者多，意味着相应的处置就增多，不仅仅是开医嘱那么简单，咯血的需要放双腔气管插管做介入栓塞，脑水肿、急性肾衰竭的患者需要床旁血滤脱水，脑血管畸形的未成年人需要通过医务处联系专科医院评估能否转院，等等。再加上对患者的密切监测、评估、谈话，工作量数倍上涨，而医护人数和护工人数却没有相应增多，如果再来一两场多科会诊那简直是雪上加霜。所有的这一切都意味着，医疗风险骤增。

周末想要分流走老患者比工作日更困难。先捋了一圈患者，从可能分流走的患者开始谈话、联系出路，给外面的重患者腾几张床出来。规划很丰满，现实很骨感，周末送患者来的救护车多、重患者多，总值班的电话就多，需要外出评估患者的情况就多，想完整地谈完一段病情需要运气、技巧和耐心，既要把患者的病情和治疗难点、诊疗计划交代清楚，解释为什么不能收住院，还要简短而又精准。这一天下来，转出 11 人，新入 7 人，抢救室的所有医护人员已经苦不堪言，然而一整天的努力，也并没有给夜班创造出足够的发挥空间。直到夜班总值班付大夫来接我班，我才有时间谈完所有患者的谈话。

总值班的工作充满挑战，它的魅力就在于需要我们全身心、毫无杂念地投入其中，稍有不慎可能就漏诊、误诊，导致无法挽回的后果；它的魅力还在于不断突破自我的极限、自我的认知。杨婧师姐卸任总值班后在抢救室做主班，曾对我说，当过总值班后对总值班往抢救室收患者就更理解了。王师姐对我说，排班一个月排一次，一次排一个月；刚上总值班时说话很温柔，后面就泼辣了。不管是哪个科室的总值班，似乎都有一个共同的感受，"老总日子不好过"，可是，对我来说，没有经过总值班这一阶段的千锤百炼，医学生涯可是不完整的。总值班时光已过半，且行且珍惜。

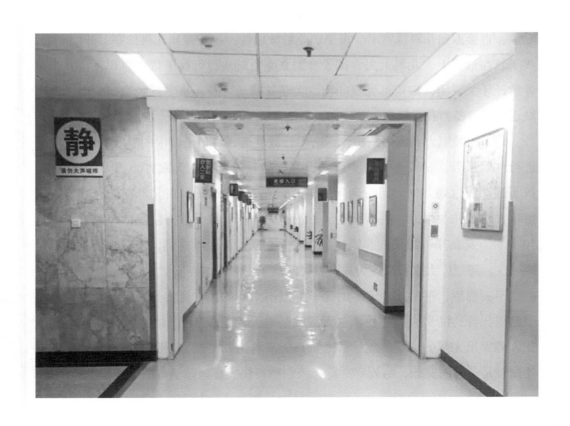

抢　救

2020 年 9 月 21 日　李妍

"抢救"对于急诊科医生来说是司空见惯的事，然而，总有那么些人，那么些事，让人久久难以平静。

9 月 16 日是协和 99 岁生日，作为急诊科医生，下午负责"北京协和医院建院 100 周年倒计时一周年活动"医疗保障任务。晚上接班不久，我从外科诊室看完患者出来，刚好经过分诊台，分诊台护士把我叫住，说刚刚有个小孩子，吃东西呛了，直接抱到儿科诊室了。出于职业的敏感性，我狂奔到儿科诊室。开门一看，孩子躺在诊床上，儿科大夫尝试了海姆立克急救法，可孩子依然意识不清，口唇青紫，牙关紧闭，口角可见呕吐物，大动脉搏动可及，自主呼吸微弱。由于诊室缺乏抢救设备，我立马抱起孩子向抢救室冲去。

到了抢救室，大家团队协作，医生开放气道，将孩子口中的呕吐物清理干净，进行气管插管；护士连接监护设备，开放静脉通路。在大家齐心协力的努力下，孩子逐渐缓过劲儿来。回头询问病史，6 岁多的男孩儿，跟父母在王府井步行街游玩，吃了几个果冻，突然就呛了，爸爸立马抱着孩子往医院跑，路上大概用了 10 分钟。又是果冻酿成的悲剧！虽然之前在新闻里经常看到，亲身经历这还真是第一次。还望广大家长以此为戒，看护好孩子。

回头想想，平时连 4 岁多的儿子都抱不太动的我，竟然抱着一个快 7 岁的孩子跑得比身边的男大夫还快，这大概就是"医者仁心"吧！在紧要关头，总是能让人爆发出无尽的力量。急诊科时刻在上演着生死时速，而我们急诊人的责任与使命就是与时间赛跑，与死神赛跑。我们跑得快一些，孩子存活的希望就大一些；

跑得快一些，孩子神经功能恢复的可能性就高一些；跑得快一些，一个家庭未来的生活就会好一些。急诊人将以更快的反应速度、更高的临床技能、更强的学科力量和更优的服务质量为协和百年华诞献礼。

如果肾静脉以下全堵了，会怎样呢？（续）

2020 年 9 月 28 日　付阳阳

（上接 339 页）双节将至，酝酿着暴风雨前的宁静，夜间收入抢救室 6 个患者。在这里继续分享上次那个病例：37 岁男性患者，诊断：腹膜后血肿、深静脉血栓（累及肾静脉以下所有静脉）、下腔静脉滤器植入术后（滤器血栓）。

抗凝序贯治疗情况：8 月 28 日至 9 月 1 日给予肝素钠静脉泵入抗凝，9 月 1 日后序贯为低分子量肝素 8000U q12h 皮下注射抗凝治疗，9 月 11 日开始重叠并加用华法林，并逐渐调整华法林用量，9 月 17 日 INR 达标后停用低分子量肝素，单用华法林（2 片 qd）抗凝，患者血红蛋白在 9 月 1 日最低为 61g/L，随后血红蛋白稳定后逐步回升，在 9 月 19 日出院时血红蛋白值升高到 96g/L，长期华法林抗凝治疗（全程定期监测 INR，稳定前 3 天 1 次，稳定后逐渐延长，1 周、2 周、1 月 1 次）。出院时患者已正常行走，下肢胀痛感消失，无水肿，无腰痛。

腹膜后血肿变化问题：9 月 17 日复查腹盆增强 CT（图 1）：下腔静脉（约 L1下缘 ~ L3 下缘）水平支架置入，大致同前；下腔静脉邻近右前侧团片状稍高密度影，腹盆腔多发絮状稍高密度渗出影，腹膜后血肿可能，较前稍饱满，密度较前减低；下腔静脉双肾静脉水平以远门脉期及延迟期未见造影剂充盈，血栓所致可能，较前平扫显示清晰；右肾周筋膜增厚伴周围渗出，腹盆腔多发渗出及积液，较前减少。

血栓病因问题：

血液科会诊：建议进一步筛查 HCY 及 MPN 相关检查（血涂片、骨髓涂片、活检、MPN 基因），必要时筛查易栓症基因，均无明显阳性发现。

骨髓穿刺活检病理诊断:(髂后上棘)少许骨及骨髓组织,骨髓组织中造血组织比例减少,脂肪比例升高;造血组织中粒系比例减少为著;巨核细胞少见。

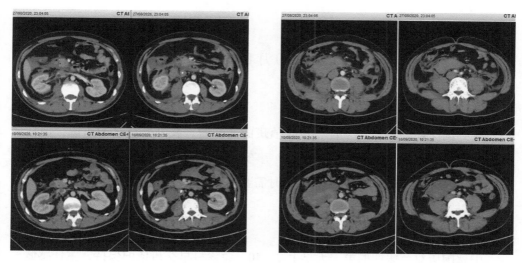

图 1　腹盆增强 CT

生命的顽强仍在继续,后续将每月随访一下该患者,希望患者能最终血管再通,开启人生新篇章。

国庆值班有感

2020 年 10 月 8 日　王亚

接到国庆期间要再次上任急诊总值班的通知时，我开始莫名的焦虑，但估计流水和抢救室的同事们更加焦虑吧？！事实证明，人的预感往往有那么一点点是正确的。国庆期间我一共有两个 24 小时需要值班，那记录也分成两部分吧。

但愿人长久，千里共婵娟

中秋国庆双节假期的第一天早上 7：40，急诊科早交班依旧保持，主任感慨道别人过节，我们急诊过关！但似乎与天安门的人潮拥挤不同，一大清早的急诊大厅人群稀疏，秩序井然，这种情况一直持续到午饭之后；到了下午，可能夜班之神提前上岗了，救护车纷至沓来，节奏把控得特别好，分诊台既不会拥挤又不会有丝毫空闲的机会，重症患者实在是太多。让我在过了一周时间依旧记忆犹新的是一位中年大姐，主要是因为憋气去当地医院就诊，胸部 CT 提示大量心包积液，由救护车转诊至我院，当时正好有另外一个救护车患者刚刚评估完，院前急救的医护在旁边默默地等待上一辆救护车人员经过分诊台，当我抬头看到大姐的时候，心中一惊，默默地想，这脸色也太差了，面色灰白，口唇发绀，于是主动上前问了病史，更加证实了心包填塞的判断，梗阻性休克，于是和家属飞快地交代了病情之后患者被推入了抢救室。

抢救室的小伙伴看到略显烦躁、面色灰白的患者之后也在默默地加紧步伐，签署抢救同意书，准备心包穿刺引流相关事物，护士在床旁建立静脉通路，我只能推着床旁超声插空评估心脏情况，同时定位穿刺点；在护士静脉通路建立好的同时我的穿刺前准备过程也完成了，消毒、铺巾、局部麻醉，"心率 140 次 / 分，血压还在往下走",旁边辅助我的师妹略显焦急地向我汇报着患者实时的生命体征。与此同时,我也完成了局部麻醉及试穿,拿起穿刺针准备穿刺,不得不加快手上的动作,穿刺、放置导丝、置管,哪怕仅仅 10ml 的心包积液也让大姐的心脏得到了舒展,随着心包积液的引流,患者的心率逐渐下降至 100 次 / 分左右,血压回升,脸色也慢慢红润,而我在初秋的下午已经汗流浃背,旁边的师妹和我一样也满头是汗,但那个时候的我们心里都舒了一口气,也有了一点职业成就感。这只是我们双节一个小小的缩影。等到肚子咕咕作响想起吃晚饭的时候,窗外已经是浓浓夜色,只剩十五的圆月高挂天上,然而我们并没有时间欣赏中秋的月光,因为患者接踵而至。其后的抢救室依旧是忙忙碌碌,急性心肌梗死、心包积液、多发伤、脑出血、感染性休克等,患者不断涌入,本就负荷不小的抢救室开始显得愈发拥挤,急诊医生、各个专科的会诊医生、护士甚至护理员都步履匆匆穿梭于各个床位之间,大家都在为每一个患者更好的预后努力着。在上述忙碌的节奏下,我渡过了博士后的第一个中秋节及国庆节,并在暗暗庆幸过节值班还好还好,起码我还睡了 2 个小时,安安静静地吃了一顿早餐,顺顺利利交了班。于是开始天真地以为后面的 24 小时也会如上个 24 小时一样,虽然忙碌但不至于手忙脚乱。事实证明作为第一年的博士后我还是太年轻,我凭着自己信念接了将近满载的抢救室,开始了新的一天,新的 24 小时的神奇"历险"。

溪云初起日沉阁,山雨欲来风满楼

10 月 5 日第二个 24 小时来到的时候,同样是一早急诊大厅,人与人之间就剩下安全距离了,分诊台早早地开始了排队,更别说各个诊室的门口了,大家经历了双节的前几天,胰腺炎、胆结石、心绞痛等都成了急诊就诊的主要原因,当然还有很多非急诊患者来诊。但真正的"疯狂"来得总是猝不及防。下午 4 点左右,一辆外地救护车到来,一位老年女性患者因为反复上消化道出血,外院消化内镜下治疗效果不好选择转诊至我院,患者来诊时意识状态欠佳,患者家属说患者刚刚 1 个小时前有过呕血,量为 300 ~ 400ml,向家属交代了病情后患者紧接着转到抢救室,紧接着总值班铃声再次响起,又一个消化道出血,同样是反复治疗效果不佳。在我还没来得及看到这个患者的时候，我在分诊台旁边看到了一位面色痛苦、捂着胸口默不作声的中年大叔，由2位人陪伴而来，半个小时前没有诱因出现胸痛，自己吃了硝酸甘油不缓解所以赶紧来了医院，我也赶紧搀着患者去诊室做了心电图提示下壁ST段抬高心肌梗死，于是赶紧把患者转入抢救室，联系内科总值班、心内科三线、流感三线、放射科总值班、导管室等，仿佛是烽火台的狼烟升起，大家都在默默地加快脚步，患者最终被送入导管室做介入治疗。紧接着各种插管的重症患者如潮涌般进入抢救室，大家也都经历着最高强度的工作强度，谁都不敢放松，因为患者都太重，哪怕手里慢一点都会在与死神的拔河中输掉。

在这24小时中，抢救室一共进了21个患者，其中最让我印象深刻的是一位中年大叔，原因是其有着135千克的巨大体重，来的时候带着气管插管，极度烦躁，但患者只有右侧肢体活动，左侧肢体一直没有自主活动，外院的CT提示可能存在主动脉夹层，但因为没有完善增强CT无法确诊于是转诊到我院。患者来诊之后通过床旁超声也不除外主动脉夹层，而且患者的心包积液也逐渐增加，进一步出现梗阻性休克症状，患者的升压药也在逐渐加量，于是在相对平稳的间隙我们多个医护人员以及家属的配合下我们以最快的速度完善了主动脉CTA。CT结果证实了我们的猜测，患者是主动脉壁间血肿，累及范围很广，于是心外科在和家属交代了患者预后以后积极手术治疗，目前患者已经在ICU继续治疗中，期待后续治疗顺利。仅文字还是不能还原当时的震撼场景，诊断和手术难度之大可想而知，转运和搬运患者的难度也是可想而知，但这个患者让我再次意识到了医生和患者家属之间的关系是统一的，我们又一次从死神手里争取了一个延后报道的机会。

那些花儿

2020 年 10 月 12 日　宋晓

凌晨 1 点多，我还沉浸在五味杂陈的情绪里，无法平复。

深夜，凌晨零 3 分，120 送来一位 33 岁男性，头痛 2 小时，分诊台当班的是非常有经验的护士，生命体征还没测完就给我打了电话，说"他"来了。

这是一位我院的"老患者"，2018 年底诊断急性粒细胞白血病部分分化型（AML-M2），并在我院血液科打过一程化疗，然而他只打了一程化疗就没有再继续治疗。我们对他熟悉是因为他从 2020 年 8 月开始频繁就诊急诊科，病情复杂、严重，治疗困难、有风险。例如，他的胸腔积液增多导致低氧加重，可是血小板值极低，穿刺风险极高，在血源如此紧张的特殊时期，我们也是为他争取到了血小板输注后，与他和他母亲反复交代出血风险、利与弊后，留置了胸腔引流管，也确实帮到了他，他的喘憋症状和指氧饱和度都见好了。

他的困难还体现在医患沟通。现在回想起来，这些困难或许有一部分是由他的经济原因所致。在我们科，如果一周内有 5 天来就诊，三线医生需要去评估滞留急诊的原因，戴佳原领导也老早就注意到了他，跟他本人和他母亲交流过几次，我也曾与他和他母亲打过交道。我问他为什么只打了一程化疗，他说："当时打完化疗我觉得舒服了一些，我确实抱有侥幸心理，想着会越来越好，我也没有什么钱，所以就一直拖到了现在。"我第一次见到他也是在深夜，患者很多，已经在排长队，可是我还是和他聊了很久，慢慢地，他对我说出了很多他的想法。"我没有钱，我想先挂血液科门诊号，去找基金，帮助我治病"，那时的他，还抱着再试一次的想法。

然而，他并没有去看血液科门诊，白血病的并发症逐渐加重，如高白细胞血症，可是他拒绝进抢救室，治疗完还是依旧回他的住处，母亲一直听从儿子的任何决定。不过，与他母亲沟通过程中，我感觉，这位母亲似乎并没有意识到他儿子剩余的时间不多了。

听到他的名字，我马上奔到分诊台，看着他苍白的面庞，还能自主睁眼，可是说话已经不利索。问了几个问题，他只能回答出他现在"在协和"，虽然瞳孔还好，可是结合之前我对他病情的了解，我判断他病情不妙，可能是高白细胞血症导致了急性脑梗死或者血小板值低导致了颅内出血。无须问既往史，无须调阅老病历，我即刻建议他进抢救室。可惜，虽经多方建议，他母亲依然拒绝。即使四五个大夫围着她，告诉她人可能马上会死。而在这沟通的几分钟里，患者的意识快速变差，几乎已经叫不醒了。

我只能全程陪同，迅速开了头 CT，马上推着他去做，感谢科学的发展，做的当时就可以在电脑上看片子，明确的大面积颅内出血（小脑实质及蛛网膜下腔出血）。于是我们飞奔到输液室，护士留置输液针，我去药房借了一袋甘露醇赶紧给他输上，跟她交代患者很快就会不好，需要抢救，是否同意抢救，她仍然坚决地签了拒绝所有抢救。他的大动脉搏动越来越弱、越来越慢。终于，甘露醇还没完全输完时他已经双侧瞳孔散大了，零点 44 分，心电图变成直线，宣告临床死亡。

逝者长已矣，生者如斯夫。在急诊，我们频繁地接受生离死别的洗礼，可是每一个鲜活生命的逝去总是能触动我，背后总是有一个悲伤的故事，特别是那些年轻人。人活一世，我们总被教导做更好的自己，殊不知，努力过好生活、保持健康、与人为善，就已经是一个成功的人。祝大家身体健康，身心愉悦。

期待更好的自己

2020 年 10 月 20 日　李妍

1 年，365 天，120 多个惊心动魄的白天，120 多个不眠不休的夜晚，再加 120 多个困到脑子不转的下夜班的日子，从鼠疫疫情到流感防治，再到新冠肺炎疫情，每一天每一夜都是对心理、生理的极限挑战，总值班过程的磨炼为我未来的行医之路打下了坚实的基础。

纵然有"偏执型"家属要求心肺复苏持续七八个小时的要求，有"疑虑型"家属指责我们给患者治病是为了赚他钱的不理解，有"冲动型"家属一言不合就动手的暴力行为，在总值班的岗位上，我感受到更多的是拼尽全力后患者活下来的欣慰，是与家属一同努力的信任，是患者性命相托的责任。

离别之际，非常感谢各位领导、同事的支持和帮助。接下来的行医生涯里，我将继续不忘初心，砥砺前行。

总值班，再见，期待更好的明天，期待更好的自己！

不寻常的高血压

2020 年 10 月 27 日　付阳阳

周末的急诊，繁忙如初。常规在抢救室交完班，巡视急诊各区域，着重关注病情复杂和危重的患者。恰巧又碰到了前段时间进过抢救室的一个 33 岁小伙子，觉得有一些值得我们学习的地方，与大家一起分享一下。

患者因反复血压升高 5 年、头痛 1.5 小时来诊。其在 2015 首次劳累后出现头痛、腹痛，血压 210/140mmHg，腹部 CT 示右侧肾上腺占位，诊断为嗜铬细胞瘤，并行右侧嗜铬细胞瘤手术。2019 年 12 月再次出现一次嗜铬危象，经保守治疗好转，检查提示嗜铬细胞瘤复发。2020 年 8 月 19 日在全身麻醉下行腹腔镜左侧嗜铬细胞瘤切除术。术后无头痛、高血压等。今日 1.5 小时前睡眠过程中突感剧烈头痛，自测血压 202/110mmHg，自服酚苄明 20mg 后症状无缓解，来院后心电图示显著心动过缓（HR 40/ 分左右），房室交界区心律，考虑嗜铬危象，收入抢救室。

第一个需要学习的地方就是交界区逸搏和心律：房室交界区组织在正常情况下不表现出自律性，称为潜在起搏点。下列情况时，潜在起搏点可变为主导起搏点：由于窦房结发放冲动频率变慢，低于上述潜在起搏点的固有频率；由于窦房或房室传导障碍，窦房结冲动不能下传，房室交界区潜在起搏点除极产生逸搏。患者有心悸的症状，严重心动过缓时可伴有头晕、眼黑的症状。房室交界区逸搏的频率通常为 40 ~ 60 次 / 分。心电图表现为在长于正常 PP 间期的间歇后出现一个正常的 QRS 波群，P 波消失，或逆行 P 波位于 QRS 波之前或之后，此外亦可见到未下传至心室的窦性 P 波。房室交界区心律指房室交齐区性逸搏连续发生形成的节律。心电图显示正常下传 QRS 波，频率为 40 ~ 60 次 / 分。可有逆行 P 波或房室分离。房室交界区逸搏心律的出现，与迷走神经张力增高、显著地窦性心动过缓或房室传导阻滞有关，并作为心室停搏的生理保护机制。房室交界区逸搏或心律属于被动出现的心律失常，治疗应主要针对原发病因（如严重窦性心动过缓、窦房阻滞或房室阻滞），必要时可予以起搏治疗（图1）。

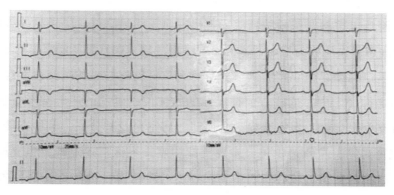

图1　心电图（房室交界性心律）

对于该患者的交界区心律，第一时间反应是由高血压反射性引起迷走神经亢进导致的，首先尝试给予控制血压是否可恢复窦性心律。同时请内分泌、内科协助治疗。幸运的是，在血压逐渐控制住后心律逐渐转为窦性心律（图2），内科会诊的意见与此大致相同，暂不考虑植入起搏器。

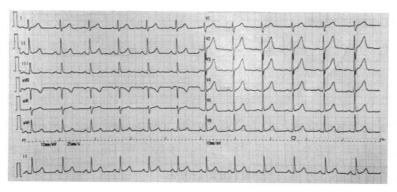

图1　心电图（窦性心律）

调阅患者 2020 年 12 月 18 日心电图，发现也曾出现交界区心律，保守治疗后好转。

而关于嗜铬危象方面，遵内分泌会诊意见，患者服药酚苄明 20mg 后症状缓解，血压水平较前明显下降，暂不予静脉 α 受体阻滞剂。可加用长期酚苄明 10mg bid 口服。若血压水平再次升高 ± 头痛、心悸、大汗等发作表现，可予酚妥拉明或亚宁定降压、控制儿茶酚胺释放。若出现血压明显降低，应予晶体或胶体积极扩容。夜间患者血压较为稳定，未再出现嗜铬危象，次日患者要求出抢救室。

有关迷走神经对于心脏的调节分享给大家：支配心脏的副交感神经节前纤维行走于迷走神经干中，这些节前神经元的胞体位于延髓的迷走神经背核和疑核。节后纤维支配窦房结、房室交界、心房肌、房室束及其分支，其中右侧迷走神经主要支配窦房结，左侧迷走神经主要支配房室交界区，迷走神经也支配心室肌，但其纤维末梢的数量远较心房肌中少。心迷走神经节后纤维末梢释放的乙酰胆碱作用于心肌细胞膜上的 M 型胆碱能受体后可引起心率减慢（即负性频率作用）、房室结传导减慢（即负性传导作用）、心房肌收缩力减弱（即负性肌力作用），对心室肌也具有直接抑制作用，但心房肌对乙酰胆碱的反应较心室更加敏感。此外，迷走神经纤维末梢释放的乙酰胆碱与血管平滑肌的 M 型胆碱能受体结合，导致一氧化氮释放，引起血管舒张。主动脉弓压力感受器的传入神经纤维行走于迷走神经干内，进入延髓到达孤束核，当动脉血压升高时压力感受器传入冲动增多，通过相关的心血管中枢整合作用，使心迷走紧张、心交感和交感缩血管紧张降低，其效应为心率减慢、心输出量减少、外周血管阻力降低、动脉血压下降，从而对动脉血压进行快速调节。主动脉体内化学感受器的感觉信号也经迷走神经传入孤束核，在低氧、窒息、失血、动脉血压过低和酸中毒时使心血管活动发生改变。

对于嗜铬细胞瘤或者嗜铬危象方面，酚苄明该如何给药，简单说明一下。确诊嗜铬细胞瘤后，酚苄明逐渐滴定加量：予酚苄明 5mg tid → 10mg bid → 10mg tid，术前准备约 15 天，血压维持 110 ~ 120/80 ~ 90mmHg。而对于考虑嗜铬细胞瘤危象，可予酚妥拉明、亚宁定控制血压，但需警惕突发低血压，逐渐过渡至口服酚苄明、哌唑嗪、硝苯地平等。

最后要恭喜李妍师姐顺利圆满完成为期一年的总值班工作，感谢师姐一年的辛苦付出，做过总值班的都知道，真的很累。希望师姐整理心情，踏上新的征程。同时我们也期待新接任的总值班与我们见面。

发热的孕妇

2020 年 11 月 2 日　宋晓

又是周末了，最怕周末，最怕有孕妇的周末。

29 岁女性，宫内孕约 8^+ 周，胚胎停育，来诊时发热已 1 周，伴左侧持续性胸部闷痛，当地医院查感染指标升高，血小板减低，血涂片可见中毒颗粒，心脏彩超：二尖瓣前叶及三尖瓣后叶赘生物。患者来诊时未见血培养等结果，但根据手头的这些资料，看起来感染性发热基本是明确的，感染性心内膜炎的可能性最大。患者又是个孕妇，虽已胚胎停育，循环尚稳定，还是要给予最大关注，夜班二线直接把患者收入抢救室，并在夜间组织了多科会诊。多科会诊时，心外科建议先完善超声心动图及增强 CT 检查，明确瓣膜形态及功能状态，是否存在远处栓塞。内科总值班请示了感染科给出了抗感染方案，又联系了心内科教授周末加做心脏超声。

接班后，我们马不停蹄地完善了多科会诊时所需的检查，心脏超声发现二尖瓣前叶赘生物、三尖瓣瓣环占位、重度三尖瓣关闭不全，增强 CT 发现右肾后唇中部低强化影，不能除外缺血。结合患者左手中指指腹可见痛性色紫的小瘀斑样皮疹，我们仍强烈怀疑感染性心内膜炎并已发生远处栓塞。再次组织多科会诊，在多科会诊开始前，微生物室打来了危急值电话：患者外周血厌氧瓶培养：8h、9h 革兰阳性球菌；外周血需氧瓶 9h 革兰阳性球菌。多科会诊过程中，大家一致认为诊断 IE 较明确，但仍存在不能解释的问题，如患者血小板计数进行性降低到 20×10^9/L，除重症感染所致外，是否存在其他尚未明确的基础病？再者，患者的三尖瓣占位又如何解释。多科会诊讨论了 2 个小时，患者病情复杂，涉及妇产科、心外科、感染科、免疫科、血液科等多个科室，而患者未用过规律的抗感染治疗方案，最终决定继续保守治疗，若患者出现病情加重再随时组织多科会诊。

又过了一晚，果然，周日一大早，抢救室的查房教授和主管医生再次组织了高级别多科会诊，拟定了当日妇产科先行清宫术，心外科再行急诊手术的方案，术中发现患者二尖瓣瓣环受累极重，瓣周脓肿形成，传导系统受累，三尖瓣瓣环占位考虑为二尖瓣瓣周脓肿延续。患者术后转入 ICU 病房，脱机拔管后转入心外科病房，接下来已拟定转入感染科病房继续诊疗。患者术前外周血培养及术中赘生物培养＋药敏结果均显示甲氧西林敏感的金黄色葡萄球菌，根据此结果予阿莫西林克拉维酸＋阿米卡星＋达托霉素抗感染治疗。

回过头来看这位患者，存在几个问题导致诊疗过程较为棘手：①患者是孕妇，虽然已胚胎停育，但仍需处理，患者血小板计数极低，清宫术的手术时机如何抉择，与心外科的手术先后顺序是否有影响。②血小板计数极低，除重症感染所致外，患者为年轻女性，是否有可能存在系统性红斑狼疮、抗磷脂抗体综合征等基础病，但患者已经存在远处栓塞表现，即使合并，也仍有手术指征。另外，血小板计数低会导致围术期的出血风险极高。③患者自入院来，未发现感染性心内膜炎的诱因或高危因素，但追问病史，患者病初胎心良好，似不能解释为宫腔感染所致，且血培养为革兰阳性菌，并非宫腔感染的常见致病菌。

协和医院每天会接诊很多外地或北京外院转来的患者，其实有相当一部分患者的疾病当地也是有能力诊治的，可能忌惮于较高的医疗风险转诊我院；另外一部分患者确实是诊断或治疗较疑难，涉及多个科室的问题，协和医院的各学科能力强、多学科协作、多科会诊制度的优势此时发挥得更淋漓尽致。

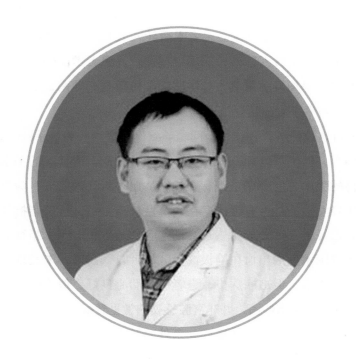

宗良
温文尔雅、沉着、冷静的宗总上任总值班！

你好，总值班！

2020 年 11 月 11 日　宗良

"你好，我是急诊总值班。"接电话讲出这句话时，已经是接过沉甸甸的 31991 手机，开始总值班的日子了。大家好，我是宗良，新任急诊总值班，未来一年要在这里和大家见面了。

所谓总值班，顾名思义就是总是值班，总值班作息实行三人倒班，每个 24 小时都有两位总值班上班，看起来似乎天天在值班。

总值班是每个急诊住院医的必经之路，也是对住院医的终极考核。在为期一年的总值班生涯中，我既要评估危重患者，确保患者安全，又要协调科室床位，保证患者来去顺畅，可谓是对智商和情商的双重考验。

总值班是住院医向主治医的过渡阶段，工作习惯需要从执行命令向作出决策转变，同时还要训练出强大的抗压能力、多线处理问题的能力。总值班不再像住院医一样管好分管的患者，更要把握全局，还要能四处"灭火"。

当然，总值班也不是一个人在战斗，后面有强大的科室领导、各区域主管作为后盾，有问题无论多晚，请示领导总能耐心解答，在繁忙的工作中也增加了对领导业务能力和处事方式的敬佩。

最后想说，你好，总值班，愿总值班之路一帆风顺。

不寻常的阿司匹林

2020 年 11 月 17 日　付阳阳

　　步入初冬，天气开始变凉。又到了周末的急诊，大厅依然火热。夜班交完班后，巡视急诊各区域，处理流水新到的急危重症患者。今夜貌似又不太平静，凌晨已过了，抢救室已收了 5 个患者，流水还有 1 个消化道出血拟进抢救室。

　　此时 120 又送来一个孕妇，家属慌张地说："和她老公吵架，吃了二三十片阿司匹林"，外院已给予催吐，吐出来约 5 片阿司匹林（肉眼看），考虑到孕 8 个月，外院拒绝给予洗胃来诊。

　　脑海里闪现出"水杨酸中毒""孕妇孕妇无小事"，立刻把患者收进抢救室。追问病史，还好阿司匹林是小剂量（每片 25mg），为肠溶片。摄入治疗剂量的标准剂型阿司匹林后，药物在胃中被快速吸收，并通常在一个小时内到达峰值血药浓度。摄入肠溶剂型的药物时，其吸收和峰值浓度出现的时间都会延迟。治疗剂量时，90% 的阿司匹林与蛋白质相结合，因此被局限于血管内。阿司匹林在肝脏中被代谢，半衰期为 2 ~ 4 小时。患者口服阿司匹林的时间约为夜间 22：00，到达我院的时间约为凌晨 1：30，时间过去 3.5 个小时，患者之前给予大量饮水后催吐，理论上阿司匹林大部分已进入肠道，此时洗胃受益未知，与家属充分交代病情后，考虑到孕妇的风险，家属签字拒绝洗胃。

　　急性阿司匹林中毒的早期症状包括耳鸣、眩晕、恶心、呕吐和腹泻；预示着更严重中毒的后续症状包括：精神状态改变（从激越到嗜睡）、高热、非心源性肺水肿和昏迷。早期症状通常在单次急性摄入后的 1 ~ 2 小时内出现，但许多因素可影响症状的发作，如多次摄入阿司匹林、摄入肠溶剂型以及共同摄入物。目前患者生命体征平稳，上述中毒症状都没有出现。暂时无须对气道、呼吸和循环进行干预。主要治疗包括：减少药物吸收（口服大剂量活性炭吸附＋促进排便），碱化血浆和尿液（静脉输注碳酸氢钠，使尿液 pH 在 7.5～8.0 之间，同时补钾治疗），同时完善相关生化检查，每 2 小时复查血气、及血药浓度，直至达峰。评估血液透析指征，必要时血透。

此时拿出笔开始计算，假设按最多吃 30 片计算，共计服用 750mg 阿司匹林，而临床中常规心肌梗死的负荷量阿司匹林为 300mg，加上吐出部分，该孕妇相当于吃了负荷量约 2 倍的阿司匹林，理论上药物过量不算太大。用简单的数学模型初步估算可能最大的血药浓度，患者体重约 75kg，按标准体重 60kg 计算，正常人血液总量占体重的 7%～8%，其血液量为 4200～4800ml，取最小值 4200ml，患者红细胞压积约 40%，那共约有血浆 2500ml，患者血药浓度初步计算为 750mg÷2.5L=300mg/L，即 300mg/L、300μg/ml，也就是假设 30 片阿司匹林完全吸收入血，最大血药浓度才 300mg/L。查阅文献阿司匹林的治疗剂量为 100～300mg/L，而高于 400mg/L 则可能发生中毒，顿时松了一口气，但最终的结果仍需要毒物监测来进行确认。

但考虑到患者为孕 34 周孕妇，阿司匹林对胎儿影响未知。说明书中提到，在妊娠后期 3 个月长期大量应用该品可使妊娠期延长，有增加过期产综合征及产前出血的危险。应尽可能地降低阿司匹林血药浓度，向家属交代相关风险后，顾虑到胎儿，家属拒绝透析、高强度的导泻等方式，此后的治疗稳步进行，最想知道的毒检结果，因为需要外送，迟迟未归。

早晨 7 点半左右，第一个凌晨 1 点半左右送检的血水杨酸浓度出来了，36.5μg/ml，凌晨 4 点血水杨酸浓度 15.6μg/ml，患者最终安全出院，希望这场风波，不会对肚子里的"小家伙"产生影响，愿母子平安。

离奇的出血

2020 年 11 月 24 日　宋晓

又是一个忙碌的夜班，前半夜就已经进了 8 个患者，抢救室主班杨婧师姐似乎也已经做好了一夜不睡的准备。

凌晨 2 点左右，分诊台护士和杨婧师姐几乎同时给我打了一个电话："进了一个带气管插管的患者，外院考虑异位妊娠。"我弹射般地冲回抢救室。

34 岁女性，患者已镇静镇痛状态，外院气管插管入室，病史均只能从父亲口中或外院的病历摘要得知。"停经 45 天，阴道不规则流血 4 天，下腹痛 15 小时"，这个主诉看上去就像异位妊娠的描述，可是，患者就诊当地的两家医院，血压仅 60/40mmHg 左右，分别检测的尿 HCG 是阴性的 ×1 次，尿试纸阳性 ×1 次，Hb 61g/L，腹部超声未见宫内妊娠，腹盆腔偏右侧巨大囊实性回声团，腹盆腔积液，而妇科查体可及异位妊娠的体征。我想，大概是因为这些证据，疑诊了"异位妊娠"。外院积极上台手术，剖腹探查却发现，除右侧输卵管是黑紫色的，还查到右侧盆腹腔可见巨大腹膜后血肿并活动性出血，留置 5 块纱布垫、3 块纱布腹腔压迫止血后关腹，积极输注了 14U 红细胞等急转我院。

这样看来，并不能诊断异位妊娠。但患者在转院途中，血压持续偏低，入我院前即已测不出血压，当务之急是先稳定生命体征，留置中心静脉置管、加急血检（尤其是血 β–HCG）及紧急配血，为完善增强 CT 及后续诊疗争取时间。

入室第一份化验结果：Hb 36g/L，血 β–HCG 阴性，复核并复检后仍为阴性。虽予极量的去甲肾上腺素持续泵入，积极液体复苏，患者血压依然仅维持在动脉血压 70/30mmHg 左右，这个生命体征出门做增强 CT，猝死风险极高；可是患者仍在活动性出血，再不处理，只能越来越差。情急之下，我与患者父亲再次交流，他同意立刻去完善增强 CT。

我们冒着患者在检查途中猝死的风险，迅速完成了增强 CT，可见右肾周间隙、腹膜后间隙巨大血肿，遗憾的是，仅见到点状强化，并没有看到造影剂外溢。在院总值班的帮助下，我们 10 分钟后就进行了全院的多科会诊。大家一致认为患者存在急诊手术指征，并与患者家属交代病情。然而，此时患者已经出现瞳孔不等大，并有继续增大的趋势，再次完善头 CT 未见明显异常，考虑患者可能出现缺血缺氧性脑病。家属反复讨论、商议后，最终放弃了手术，返回当地。

患者在抢救室只停留了 5 个小时，我们的心情如过山车般起伏，多科会诊时手术医生并无推诿，在当时的情况下已算积极推动，当时我燃起一丝希望，可惜最终破灭了。我很能理解家属的选择，因为患者离异后还带着一个 4 岁的孩子，患者的母亲患主动脉夹层反复手术治疗，家庭的经济压力很大，而且即使手术成功，也有可能出现神经系统及手术相关的并发症。

带着沉痛的心情整理患者的整个就诊过程，感觉患者确实诊疗难度极大，后腹膜出血部位很难确定，且出血量大，手术难度大，虽然当地医院及时手术或许动用多科力量仍未能有条件止血，予紧急转院，但途中维持不住患者血压，致休克时间过长失去最佳就治机会。患者临床症状确实和异位妊娠相似，如果能查血 β-HCG 是可以鉴别的，或许当地医院没有条件查未可知。即使是异位妊娠大出血救治也是分秒必争的，及时手术是最主要的手段，未及时手术的患者死亡率高。

屋漏偏逢连夜雨

2020 年 12 月 3 日　宗良

　　不知不觉上任总值班已经有一个月时间，几乎天天能遇到棘手病例，其中绝大多数是外院诊断不明、无法处理或效果不佳而转入我院，急诊是这些患者来到协和医院的第一站。

　　11 月下旬一天刚接班，就接到分诊台电话，有一位肠系膜动脉血栓患者从北京另一家三甲医院转来。肠系膜动脉栓塞不算罕见，但会造成严重肠缺血，随缺血时间延长，会引起肠坏死、腹腔感染、感染性休克等并发症，如果血栓位置接近起始段，可能引起大面积肠坏死，即使手术治疗，术后可能因为切除肠管过多而引起短肠综合征，严重降低术后生存质量。因此，对于诊断明确的肠系膜动脉栓塞应尽早进行手术。于是，我赶紧到分诊台看患者。

　　患者是一位 40 多岁男性，一般情况比较弱，蜷缩在担架车上，生命体征尚平稳。询问病史，腹痛已经有半天时间，外院 CTA 明确肠系膜上动脉栓塞。然而进一步查看病历，发现患者的病远没有那么简单。患者来自邻省，因为反复喘憋 4 年来京看病，在前一家医院诊断高血压性心脏病、慢性心功能不全、心功能 IV 级（NYHA 分级）、房颤，ECHO 提示 LVEF 仅有 26%，几乎是正常下限的一半，同时还合并左心房内血栓，这样的心脏情况放在平时都会有猝死风险，更不要说还有可能要经历一次大手术。真是屋漏偏逢连夜雨，这就是患者转诊我院的原因。

　　血管外科大夫第一时间赶来看患者，经过充分研究患者外院的主动脉 CTA 光盘（图 1），我们发现血管病变远远没有那么简单。

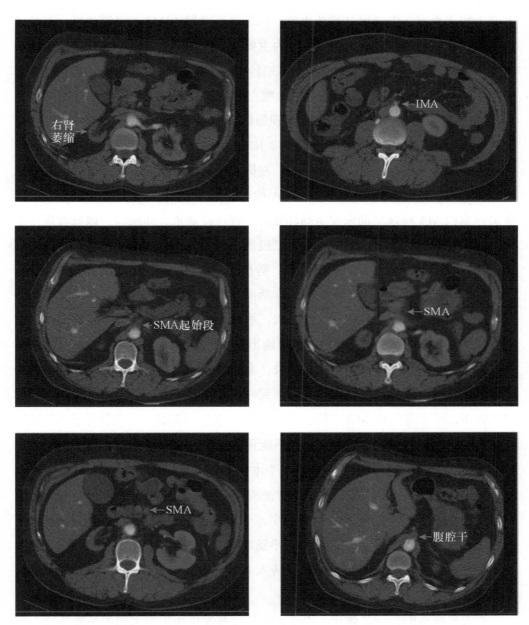

图 1　主动脉 CTA

主动脉 CTA 显示患者腹腔干起始部、肠系膜上动脉（SMA）起始部闭塞，肠系膜上段无血流，中断可见稀疏血流，肠系膜下动脉（IMA）血流尚可，右肾动脉未显影，右肾萎缩。可见患者腹腔内主要血管分支多发栓塞，考虑与左房血栓有关，右肾已萎缩，所以右肾动脉是陈旧栓塞，那么腹腔干与 SMA 的栓塞是否是陈旧的呢？腹痛能否用 SMA 栓塞解释呢？心功能如此糟糕，能否耐受手术呢？SMA 起始处栓塞，是否已经发生大面积肠坏死？为此，患者收入抢救室，立即邀请血管外科、基本外科、内科、麻醉科、ICU 进行多科会诊。

多科医生会诊后认为，患者房颤、左房血栓明确，新发腹痛，查体上腹部压痛、肌紧张，反跳痛可疑，可以用 SMA 栓塞解释，有可能在慢性栓塞基础上出现新鲜栓塞；SMA 栓塞早期未发生肠坏死时，往往症状重、体征轻，该患者现已出现上腹部腹膜炎体征，提示极有可能已经出现肠坏死，手术指征明确。然而，手术风险巨大：第一，患者心功能极差，等待手术期间、手术麻醉过程中、术中、术后均有很大猝死风险，围术期能否存活尚不可知；第二，现可能已经发生肠坏死，结合栓塞部位，考虑肠坏死面积大，术后出现短肠综合征可能性极大，可能需要长期静脉营养，生活质量差，还可能出现难以控制的腹腔感染、感染性休克，并发症多；第三，左房血栓暂无法解决，术后仍可能出现新发栓塞，若发生大面积脑栓塞等重要脏器栓塞则危及生命，到时可能没有手术治疗机会；第四，术后并发症多，可能需要 ECMO 支持、长期呼吸机支持、CRRT、长期静脉营养等脏器支持，ICU 住院时间长，花费巨大且不能预期。向患者家属充分交代病情后，患者家属要求手术治疗，遂马上安排急诊手术。

术中可见小肠苍白，蠕动消失，探查 SMA 无搏动，切开取出新鲜血栓，但远端搏动仍差，造影后发现 SMA 局部狭窄，予支架置入、球囊扩张后恢复搏动，小肠颜色略恢复，蠕动恢复，未见明确小肠坏死，遂关腹。缝皮时患者出现室颤，予胸外按压、除颤后恢复自主循环，转入 ICU 治疗。目前患者尚未脱离呼吸机，血管活性药逐渐减量。

患者是幸运的，一是耐受了手术，二是没有发生预想的大面积小肠坏死，但未来的治疗仍然漫长，还有重重关卡，祝愿他顺利康复。

2020 仅剩 1 个月

2020 年 12 月 9　付阳阳

天气变得冷起来了，心肺和消化系统相关的疾病明显增多，急诊继续忙碌着。偶然间，看到一篇文章《2020 仅剩 1 个月：别纠缠，别回头，好好走》，开头一段借来与大家分享。

不知是时光太瘦，还是指缝太宽，转眼间，2020 只剩下最后的一个月。

也许你还有许多未完的心愿，还有些许的遗憾留在心间。

也许你还没来得及好好地生活，岁末的钟声就已经在门外等候。

可无论有多么的不舍，人生却只能向前，无法退后。

与其感伤，不如洒脱地告别过往。

调整好心情，在最后的一个月里，用心地坚守。

晚上 8 点 44 分，抬头看见一个家属扶着一个孕妇从急诊大门口走进来，边走边喊救命。我快步走上去，其主诉剧烈胸背痛半小时，疼痛难以忍受，患者满身大汗，无法配合测量生命体征。紧急查看了一下产检报告，37 岁女性，我院规律产检，基础有系统性红斑狼疮、狼疮肾炎。根据症状，脑海中最先闪过的是主动脉夹层，其次是心肌梗死、穿孔、结石、肺栓塞等，马上送进抢救室，同时通知妇科诊室，给予胎心监护评估胎儿情况

患者送进抢救室以后，监护提示 HR 73 次 / 分（疼痛难忍心率竟然不快）、SpO_2 98%（不吸氧，指氧饱和度不低），呼吸频率 20 次 / 分，双侧血压左侧收缩压 170/110mmHg，右侧收缩压 110/70mmHg，腹部查体没有明显的压痛、反跳痛，患

369

者既往也没有结石的病史，初步做了个心电图，没有发现明显 ST 段变化。

患者心率不快，指氧饱和度不低，ECG 正常，可初步除外心力衰竭、心肌梗死、肺栓塞等，双上肢血压不对称，主动脉夹层最需要排除，但患者才 37 岁，血管壁理论上不应该硬化到可出现夹层的地步呀，但考虑到患者基础有系统性红斑狼疮、狼疮肾病，虽然控制得不错，但"一切皆有可能"。

在完善其他的常规抽血化验后，紧急联系床旁超声评估下肢静脉、腹主动脉超声，完善紧急床旁心脏超声。呼叫产科、内科、放射科，准备多科会诊，评估主动脉 CTA 对母亲和胎儿的风险及受益。

在等待多科的过程中，给予患者哌替啶肌注镇痛，同时床旁胎心监测提示胎儿无明显异常。床旁超声迅速到位，双下肢静脉无血栓，腹主动脉因怀孕探测不清。床旁心脏超声初步评价心脏，右心不大，无 D 字征，主动脉根部增宽 4cm，不除外夹层。向患者家属初步交代病情及增强 CT 的风险及受益。

9：45，第一轮多科开始，主要解决的问题在于，诊断是不是强烈支持主动脉夹层、主动脉 CTA 是否必须做，参与的科室以放射科、产科、心外科为主。考虑到患者症状较为典型，主动脉夹层可能性较大，经多科讨论后主动脉 CTA 不可避免，但向家属交代造影剂对孕妇及患儿的风险及受益，最终家属同意，马上完善主动脉 CTA。

10：30，主动脉 CTA 放射科口头阅片：升主动脉起始段至腹主动脉腹腔干发出水平可见偏心附壁低密度影，壁内血肿可能（可为夹层早期征象），大动脉炎不除外。左侧颈总、锁骨下动脉起始段血管内欠规则，似可见线样低密度影。胸主动脉穿透性溃疡可能。马上联系儿科、产科、内科、血管外科、心外科、麻醉科、ICU、手术室、输血科、医务处，再次申请多科会诊，此次讨论主要以是否需要行手术治疗及术式，是否需要立刻终止妊娠，各科需要如何配合。

11：30，各科室会诊医生均看完病历及患者，第二次多科开始。过程不再赘述，最终结论主动脉夹层诊断明确，有手术指征，心外科上台行手术治疗，产科配合行剖宫产手术终止妊娠，儿科负责早产儿，术后回 ICU，麻醉、输血科、内科协助完善术前评估及准备。患者既往系统性红斑狼疮，血肌酐值明显升高，长期口服阿司匹林，手术风险大，围术期出血风险明显增多，术后有大出血、子宫动脉栓塞、子宫切除可能，有危及生命风险，手术时间长，死亡风险高。多科共同向家属充分交代病情，并签署知情同意书。

01：41，患者完善术前准备，进入手术室。

妇产科手术过程相对顺利，03：09娩出一男婴，新生儿保温箱转至儿科。心外科接台，在低温体外循环全身麻醉下行升主动脉＋全主动脉弓替换，降主动脉象鼻支架置入术，术中所见：探查升主动脉，可见主动脉夹层形成，破口位于前壁近主动脉窦，向根部延伸至无冠窦及右冠窦，假腔内血肿形成，右冠开口二分之一周径撕裂，缝合将无冠窦、右冠窦假腔闭合。解剖主动脉弓部，探查左颈总动脉与左锁骨下动脉之间可见破口，破口大小约0.5cm。升主动脉至主动脉弓全程可见主动脉夹层形成，术后返回ICU。

写到这里，不知道是否该"佩服"这位"勇敢"的母亲，高龄，还有严重的基础病，怀孕生子确实是难关，有性命之忧，但还是坚持到孩子降生，母亲还有很艰难的路要走，我们希望母子平安。

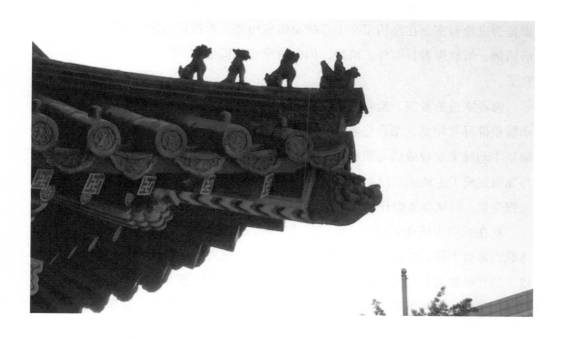

凶险的夹层

12 月 16 日　宋晓

　　总值班的日常感受虽然是"度日如年"，但回首总结时发现，时光依然如白驹过隙，在经历了初上总值班时的恐惧、焦虑，到逐渐处理自如、依然谨慎，总值班任期已过大半，感受最深的还是"如临深渊""如履薄冰"。

　　救护车送来一位 50 多岁的中年女性，在开会过程中出现胸闷，既往高血压病史，自述控制较好，心电图提示多导联 ST 段压低，120 医生考虑 ACS，院前予负荷量双抗。来诊时，患者神志清楚，生命体征良好，但仍有胸闷主诉，且精神较弱。

　　这要是放在以前，我可能就让患者继续流水就诊了，待血检出来以后再考虑是否进抢救室。在经历了 9 个月的总值班历练，看过那么多病情迅速变化的鲜活病例，虽然患者目前神志清楚，但仍持续有胸闷症状，我还是让她直接进抢救室了。

　　患者刚进抢救室，抢救室主管史迪大夫就把超声机推到床旁，发现患者的主动脉根部异常增宽，结合患者既往高血压病史，考虑主动脉夹层可能性极大。如果是主动脉夹层导致的心肌梗死，那必然是 A 型夹层，病情凶险，于是抢救室快马加鞭完成了主动脉 CTA。果不其然，主动脉 CTA 回报 A 型主动脉夹层，主动脉全程受累，冠状动脉窦开口受累，主动脉弓上静脉受累，大量血性心包积液。

　　就在我们为迅速明确诊断而暗暗庆幸时，发现患者出现了嘴角歪斜、左侧肢体肌力显著下降。这意味着患者极有可能在主动脉夹层导致 ACS 的基础上，还导致了急性脑梗死！伴随着患者意识变差、低氧，我们积极进行了气管插管与机械通气。然而，就在患者入室仅 2 个小时后，她出现了心脏停搏，复苏 16 分钟后自主循环恢复（ROSC）。我们分析心脏停搏的原因很有可能是心包填塞。此时，我们陷入了进退两难的境地：既然考虑心包填塞，应当积极穿刺引流，可是患者的心包填塞是因主动脉夹层出血所致，一旦心包积液引流，很有可能演变为失血性休克。朱华栋主任、心外科及心内科会诊医生，以及抢救室的查房教授刘医生、EICU 杨副教授，在床旁进行了激烈讨论，最终行床旁超声引导下心包积液穿刺引流，只抽出不到 10ml 血性积液后，患者的生命体征即刻得到改善。

从明确主动脉夹层的那一刻起，心外科医生就表示建议手术治疗，然而由于各种原因，患者最终没有在我院行手术治疗，后来随访得知患者当天下午就在外院去世了。这是我从医以来，见过的最凶险、进展最快的主动脉夹层。从患者发病到死亡，仅仅 7 个小时，即使及时救护车赶到现场、及时入抢救室、及时诊断、及时抢救，但仍没有挽救患者的生命。这不由得让我想起来前一段时间相似的病例，以"STEMI"入室，但很快诊断为 A 型主动脉夹层，并进行了手术，可惜也发生了大面积脑梗死，虽然这位患者扛到了上手术，保住了命，但最终是带着气管切开出院，神经功能恢复不佳，预计预后仍然不佳。

虽然这 2 个案例比较少见，略显极端，但真真切切地提醒了我们，对待疾病，要严谨、谨慎，不仅要争取时间快速诊断，还要力保准确，才能为后续的治疗争取宝贵时间，毕竟，对于患者来说，时间就是生命。

缩略语表

ABEc   实际碱剩余

ACS   急性冠脉综合征

AGK_c^+ 阴离子间隙（含钾）

ALT   丙氨酸氨基转移酶

AMY   淀粉酶

ANA   抗核抗体

ANCA   抗中性粒细胞胞浆抗体

AnionGapc   阴离子间隙（不含钾）

APTT   活化部分凝血活酶时间

ARDS   急性呼吸窘迫综合征

BE   碱剩余

BP   血压

CCU   冠心病重症监护病房

$cHCO_3^-$（P）c   血浆碳酸氢根浓度

$cHCO_3^-$（P, st）c   标准血浆碳酸氢根

CK   肌酸激酶

CK-MB   肌酸激酶同工酶

cLac   血浆乳酸浓度

Cr   肌酐

Cr（E）   血肌酐

CRP   C反应蛋白

CRRT   连续肾脏替代治疗

CTA   CT动脉血管造影

cTnI   心肌肌钙蛋白I

CTPA   计算机断层扫描肺动脉造影

D-Dimer   D-二聚体

DIC   弥散性血管内凝血

DKA   糖尿病酮症酸中毒

ECHO   超声心动检查

ECMO   体外膜肺氧合

EICU   急诊重症监护病房

F   皮质醇

FBG   空腹血糖

Fbg   纤维蛋白原

GCS   格拉斯哥昏迷指数

Glu   血糖

Hb   血红蛋白

HR   心率

INR   国际标准化比值

ITP   特发性血小板减少性紫癜

Lac   乳酸

LIP   脂肪酶

LVEF　左心射血分数

LY%　淋巴细胞百分比

MICU　内科重症监护病房

NEUT%　中性粒细胞百分比

NT-proBNP　氨基末端 B 型脑钠肽前体

PCI　经皮冠状动脉介入治疗

pCO$_2$　二氧化碳分压

PCT　降钙素原

PICC　经外周静脉穿刺中心静脉置管

PLT　血小板

pO$_2$　氧分压

Pro　蛋白质

PT　血浆凝血酶原时间

RBC　红细胞

ROSC　自主循环恢复

RR　呼吸频率

SAP　重症胰腺炎

SBEc　标准碱剩余

SIADH　抗利尿激素异常分泌综合征

SpO$_2$　经皮动脉血氧饱和度（指氧饱和度）

STEMI　ST 段抬高心肌梗死

TT　凝血酶时间

Urea　尿素

WBC　白细胞